Panorama de la santé

Les indicateurs de l'OCDE

2005

OCDE
ORGANISATION DE COOPÉRATION ET DE DÉVELOPPEMENT ÉCONOMIQUES

ORGANISATION DE COOPÉRATION ET DE DÉVELOPPEMENT ÉCONOMIQUES

L'OCDE est un forum unique en son genre où les gouvernements de 30 démocraties œuvrent ensemble pour relever les défis économiques, sociaux et environnementaux, que pose la mondialisation. L'OCDE est aussi à l'avant-garde des efforts entrepris pour comprendre les évolutions du monde actuel et les préoccupations qu'elles font naître. Elle aide les gouvernements à faire face à des situations nouvelles en examinant des thèmes tels que le gouvernement d'entreprise, l'économie de l'information et les défis posés par le vieillissement de la population. L'Organisation offre aux gouvernements un cadre leur permettant de comparer leurs expériences en matière de politiques, de chercher des réponses à des problèmes communs, d'identifier les bonnes pratiques et de travailler à la coordination des politiques nationales et internationales.

Les pays membres de l'OCDE sont : l'Allemagne, l'Australie, l'Autriche, la Belgique, le Canada, la Corée, le Danemark, l'Espagne, les États-Unis, la Finlande, la France, la Grèce, la Hongrie, l'Irlande, l'Islande, l'Italie, le Japon, le Luxembourg, le Mexique, la Norvège, la Nouvelle-Zélande, les Pays-Bas, la Pologne, le Portugal, la République slovaque, la République tchèque, le Royaume-Uni, la Suède, la Suisse et la Turquie. La Commission des Communautés européennes participe aux travaux de l'OCDE.

Les Éditions OCDE assurent une large diffusion aux travaux de l'Organisation. Ces derniers comprennent les résultats de l'activité de collecte de statistiques, les travaux de recherche menés sur des questions économiques, sociales et environnementales, ainsi que les conventions, les principes directeurs et les modèles développés par les pays membres.

Also available in English under the title:
Health at a Glance
OECD Indicators
2005

Avant-propos

Les dépenses de santé représentent aujourd'hui près de 9 % en moyenne du PIB des pays de l'OCDE, contre à peine plus de 5 % en 1970. Plus de 70 % de ces coûts sont financés par des fonds publics. Dans ce contexte, il n'est pas surprenant que les ministres de la Santé de l'OCDE, réunis pour la première fois en mai 2004, aient convenu que les systèmes de santé de l'ensemble des pays membres sont confrontés à des défis majeurs en termes d'efficience et de viabilité financière. Les ministres ont également convenus qu'il est dans le plus grand intérêt des pays de continuer d'expérimenter de nouveaux moyens pour optimiser l'utilisation des ressources de santé, de mesurer leurs résultats et de les comparer à ceux obtenus par d'autres pays, et de partager les enseignements.

À l'issue de la réunion, les ministres de la Santé de l'OCDE ont reconduit le mandat de l'OCDE l'enjoignant à travailler de concert avec les administrations nationales pour garantir l'actualité et l'exactitude de la base de données sur la santé de l'OCDE. Les ministres ont par ailleurs encouragé l'Organisation à poursuivre la mise en œuvre des comptes de la santé, avec pour objectif de fournir un cadre cohérent pour la présentation des données nationales communiquées à l'ensemble des organisations internationales.

Cette troisième livraison du Panorama de la santé – Les indicateurs de l'OCDE 2005 *présente une sélection d'indicateurs clés sur la santé et les systèmes de santé figurant dans* Eco-Santé OCDE 2005*. *Son ambition est de faciliter la compréhension d'un ensemble de facteurs qui affectent la santé des populations et les performances des systèmes de santé des pays de l'OCDE, en présentant l'information sous une forme facilement accessible. Cette édition actualise un certain nombre d'indicateurs clés qui figuraient dans les deux éditions précédentes et présente plusieurs nouveaux indicateurs. Elle contient notamment un éventail élargi d'indicateurs sur la promotion de la santé et la prévention des maladies, qui reflète l'importance croissante accordée à ces thèmes par les décideurs. La publication décrit les principales variations de ces indicateurs clés entre les pays et dans le temps en s'appuyant sur de nombreux graphiques. Les auteurs ont pris soin d'indiquer précisément la définition de chaque indicateur et de signaler les limites de comparabilité des données.*

*La production d'*Eco-Santé OCDE *et de cette publication n'aurait pu voir le jour sans le concours des correspondants nationaux et des spécialistes des comptes de la santé des 30 pays de l'OCDE. L'OCDE les remercie chaleureusement pour leurs efforts, consciente qu'elle leur doit la plupart des données et des informations qualitatives contenues dans cette publication. L'OCDE exprime également sa gratitude à d'autres organisations internationales, en particulier*

* Depuis maintenant plus d'une décennie, *Eco-Santé OCDE* constitue la source de statistiques la plus complète sur la santé et les systèmes de santé des pays développés. La collecte des données sur les dépenses de santé et leur financement s'appuie de plus en plus sur le manuel de l'OCDE *Système de comptes de la santé* (OCDE, 2000), ce qui contribue à améliorer la disponibilité et la comparabilité de ces données. *Eco-Santé OCDE* est une base de données électronique publiée annuellement en ligne et sur CD-ROM. Des informations supplémentaires sur la consultation d'*Eco-Santé OCDE* sont disponibles à l'adresse *www.oecd.org/sante/ecosante*.

l'Organisation mondiale de la santé et Eurostat, dont certaines données sont reprises dans cette publication.

Ce rapport a été préparé par la Division de la santé de l'OCDE et coordonné par Gaétan Lafortune et David Morgan. Eva Orosz, Gaëlle Balestat, Michael de Looper (de l'Australian Institute of Health and Welfare) et Olga van der Sloot (du ministère de la Santé, de la Protection sociale et des Sports des Pays-Bas) ont également participé à cette édition du Panorama de la santé. *Gaëlle Balestat et Noura Takrouri ont apporté leur soutien statistique. Enfin, cette publication a bénéficié des nombreux commentaires et suggestions de collègues de l'OCDE, notamment Francesca Colombo, Elizabeth Docteur, Martine Durand, Jeremy Hurst et Peter Scherer.*

PANORAMA DE LA SANTÉ : LES INDICATEURS DE L'OCDE 2005 – ISBN 92-64-01264-8 – © OCDE 2005

Table des matières

Ce livre contient des...

StatLinks

Accédez aux fichiers Excel™ à partir des livres imprimés !

En bas à droite des tableaux et graphiques de cet ouvrage, vous trouverez des Statlinks. Pour télécharger le fichier Excel™ correspondant, il vous suffit de retranscrire dans votre navigateur internet le lien commençant par : ***http://dx.doi.org***.
Si vous lisez la version PDF de l'ouvrage, et que votre ordinateur est connecté à internet, il vous suffit de cliquer sur le lien.
Les Statlinks sont de plus en plus répandus dans les publications de l'OCDE.

Note au lecteur

La publication *Panorama de la santé – Les indicateurs de l'OCDE 2005* présente des indicateurs clés de la santé sous forme de textes, de graphiques et de tableaux. Elle décrit les variations entre pays et l'évolution dans le temps des principaux indicateurs de l'état de santé, des systèmes de santé et des déterminants non médicaux de la santé et fournit des informations de référence sur le contexte démographique et économique. Elle propose par ailleurs une brève interprétation de ces données. L'annexe statistique qui clôt la publication donne des précisions supplémentaires sur ces indicateurs.

Toutes les données présentées dans cette publication se fondent sur *Eco-Santé OCDE 2005* (dernière mise à jour de septembre 2005), ce qui permet aux utilisateurs de reproduire la totalité des graphiques et tableaux. La base de données *Eco-Santé OCDE* recense des informations sur plus de 1 000 séries statistiques relatives à la santé et aux systèmes de santé des pays de l'OCDE. Elle est le résultat d'un long effort de collaboration entre la Division de la santé de l'OCDE et les instituts nationaux de statistique. La base de données s'accompagne d'une documentation fournie sur les définitions des indicateurs, les sources nationales et les méthodes d'estimation. Le *Panorama de la santé* est sensiblement organisé sur le même modèle qu'*Eco-Santé OCDE*, mais certaines parties de la base de données ont été recombinées à des fins de simplification. D'autres détails sur le contenu d'*Eco-Santé OCDE 2005* sont disponibles à l'annexe C et à l'adresse *www.oecd.org/sante/ecosante*.

Texte et graphiques

Chacun des 35 sujets abordés dans cette publication fait l'objet d'une présentation sur deux pages. Sur la première page, le lecteur trouvera un texte succinct qui résume les principales observations émanant des données ainsi qu'un encadré méthodologique donnant la définition de l'indicateur concerné et précisant les principales divergences nationales par rapport à cette définition susceptibles d'affecter la comparabilité des données. La seconde page reproduit une série de graphiques qui indiquent généralement le niveau actuel de l'indicateur, ses changements ou son évolution dans le temps. Dans certains cas, un autre graphique peut présenter la relation entre l'indicateur concerné et une autre variable. Lorsqu'un graphique fait apparaître la moyenne de l'OCDE, il s'agit d'une moyenne non pondérée des pays présentés, sauf indication contraire. Il est conseillé aux utilisateurs qui souhaitent des détails méthodologiques supplémentaires de se référer aux tableaux correspondants.

Tableaux

Tous les tableaux figurent dans l'annexe statistique (annexe A) à la fin de cette publication. Dans les cas où les données de certains pays ne sont pas disponibles pour les années retenues, les tableaux indiquent les données les plus récentes, qui portent généralement sur l'une des trois années qui précèdent ou qui suivent l'année concernée.

Les tableaux contiennent diverses données statistiques sommaires qui varient selon les indicateurs. Pour les séries non liées aux dépenses, la **moyenne cohérente** désigne la moyenne non pondérée des pays pour lesquels des données sont disponibles pour toute la période considérée, l'objectif étant de présenter des informations pour un groupe de pays constant dans le temps. Le nombre de pays inclus dans la **moyenne cohérente** est noté entre parenthèses, et les pays qui n'y figurent pas sont cités directement sous le tableau. Dans la plupart des cas, la moyenne cohérente s'accompagne de la **moyenne la plus récente**, qui porte uniquement sur la dernière année disponible et couvre le plus grand nombre de pays possible. Sauf indication contraire, cette moyenne correspond à la moyenne indiquée dans le graphique à barres correspondant. Enfin, les tableaux présentent les valeurs **médianes**. Par définition, la moitié des pays ont des valeurs supérieures à la médiane et l'autre moitié des valeurs inférieures à la médiane. En comparaison des moyennes, les médianes minimisent l'influence des extrêmes (c'est-à-dire des pays qui affichent des valeurs beaucoup plus élevées ou beaucoup plus faibles que les autres). Il est à noter que les médianes portent sur le groupe de pays pour lequel des données sont disponibles; ce groupe variant d'une année sur l'autre, les médianes ne sont pas comparables dans le temps.

Les tableaux de dépenses présentent les **moyennes non pondérées** d'un groupe de pays à différentes périodes (moyennes cohérentes). Lorsque c'est utile, ils indiquent également une **moyenne pondérée** tenant compte de la taille de chaque pays en termes de population ou de PIB.

Sauf indication contraire, les données sur les dépenses sont exprimées en parités de pouvoir d'achat (en dollars américains) de manière à neutraliser l'effet des différences de prix entre pays. Pour les taux de croissance, les dépenses nominales sont déflatées à l'aide des indices de prix appropriés. En l'absence d'indices des prix de la santé fiables et disponibles pour un grand nombre de pays, c'est l'indice des prix de l'économie entière (PIB) qui est utilisé dans cette publication (voir l'annexe B pour de plus amples informations sur l'utilisation des parités de pouvoir d'achat et des taux de croissance réels).

Les données non disponibles sont signalées par le signe « **..** » et les bris dans les séries par un signe « **|** » entre les colonnes. Les autres remarques méthodologiques pertinentes apparaissent directement sous le tableau.

Limites des données

Les limites concernant la comparabilité des données sont indiquées dans le texte (à la rubrique « Définition et écarts ») ainsi que dans les notes de bas de page des tableaux et graphiques. Il convient de noter que les données tendancielles concernant l'Allemagne doivent être interprétées avec une prudence particulière. En effet, les données recueillies pour ce pays se rapportent généralement à l'Allemagne de l'Ouest jusqu'en 1990 et à l'Allemagne réunifiée à partir de 1991.

Les lecteurs qui souhaiteraient utiliser les données présentées dans cette publication pour des analyses et des recherches plus approfondies sont invités à consulter la documentation complète sur les définitions, les sources et les méthodes d'*Eco-Santé OCDE 2005*. *Eco-Santé OCDE 2005* peut être commandé en ligne auprès de SourceOCDE (*www.sourceOCDE.org*) ou de la librairie en ligne de l'OCDE (*www.oecd.org/bookshop*).

Statlink

Cette publication s'accompagne du service de l'OCDE **Statlink**, une fonctionnalité unique qui permet au lecteur de télécharger les versions exactes des tableaux et graphiques figurant dans le *Panorama de la santé* au format Excel™. Imprimée au bas de chaque tableau et graphique, l'adresse **Statlink** s'utilise exactement comme une adresse Internet. Il suffit à l'utilisateur de saisir ou recopier l'adresse **Statlink** dans son navigateur Internet pour obtenir les données correspondantes au format Excel™ et pouvoir ensuite les exploiter à d'autres fins d'analyse et de manipulation. Des détails supplémentaires sur le service **Statlink** sont disponibles à l'adresse *www.oecd.org/statistics/statlink*.

PANORAMA DE LA SANTÉ : LES INDICATEURS DE L'OCDE 2005 – ISBN 92-64-01264-8 – © OCDE 2005

ISBN 92-64-01264-8
Panorama de la santé : Les indicateurs de l'OCDE 2005

Résumé

Les systèmes de santé des pays de l'OCDE revêtent une ampleur et une importance croissantes. Les progrès accomplis dans le domaine des soins de santé et l'apparition sur le marché de nouveaux médicaments ont contribué à l'amélioration régulière de l'état de santé de la population des pays de l'OCDE au cours des dernières décennies. Parallèlement, les dépenses de santé n'ont jamais été aussi élevées et absorbent une part croissante du revenu national.

La santé recouvre de nombreuses dimensions qui sont loin de se limiter aux soins et aux dépenses de santé. Un large corpus de données montre que la santé des populations des pays développés est influencée davantage par les déterminants socio-économiques et les modes de vie que par les soins eux-mêmes. Des systèmes de santé publique adroitement conçus peuvent contribuer à la prévention des maladies et alléger une partie des pressions sur les soins de santé. Par ailleurs, les facteurs de risque sanitaire évoluent. Par exemple, alors que de nombreux pays de l'OCDE ont accompli des progrès remarquables en matière de réduction de la consommation de tabac au cours des dernières décennies, les taux d'obésité ont augmenté dans tous les pays de l'OCDE, conséquence de l'évolution des habitudes alimentaires et de la sédentarisation des modes de vie.

La publication *Panorama de la santé – Les indicateurs de l'OCDE 2005* présente une série d'indicateurs récents et comparables décrivant différents aspects des performances des systèmes de santé. Elle s'appuie sur la base de données *Eco-Santé OCDE 2005*, qui recense des informations sur plus de 1 000 séries statistiques relatives à la santé et aux systèmes de santé des pays de l'OCDE. Cette troisième édition du *Panorama de la santé* s'intéresse non seulement aux ressources et activités des systèmes de santé mais aussi à la promotion de la santé et à la prévention des maladies, des sujets auxquels elle consacre un éventail d'indicateurs élargi. Ainsi, le chapitre consacré à l'état de santé intègre davantage d'informations sur la santé des enfants, y compris leur santé dentaire. Dans le chapitre sur les facteurs de risque, les indicateurs liés à la consommation de tabac, à la consommation d'alcool et à la surcharge pondérale et l'obésité ont été complétés par des indicateurs sur la nutrition. Un indicateur de vaccination des personnes âgées contre la grippe a été ajouté aux indicateurs traditionnels de vaccination des enfants, pour offrir un exemple supplémentaire de service de santé préventif susceptible de réduire les problèmes de santé et la demande de soins qui en est le corollaire. Enfin, les dépenses de santé sont maintenant décomposées de manière à faire apparaître la part consacrée aux programmes de santé publique organisés dans différents pays de l'OCDE.

Cette publication illustre clairement les fortes variations concernant l'état de santé de la population et les risques sanitaires, ainsi que les coûts, l'affectation des ressources et les activités des systèmes de santé entre les 30 pays membres de l'OCDE. Si plusieurs indicateurs font l'objet d'une décomposition élémentaire par sexe et par âge, la ventilation n'a généralement pas été étendue à d'autres dimensions telles que les différences régionales, par catégorie socio-économique ou selon l'appartenance ethnique ou raciale. Le lecteur doit donc garder à l'esprit que pour de nombreux indicateurs de cette

 PANORAMA DE LA SANTÉ : LES INDICATEURS DE L'OCDE 2005 – ISBN 92-64-01264-8 – © OCDE 2005

publication, les variations *au sein* des pays peuvent être aussi importantes que les variations *entre* pays.

Les paragraphes qui suivent récapitulent certaines des principales observations de cette publication concernant les performances des systèmes de santé.

L'état de santé s'est considérablement amélioré dans les pays de l'OCDE

- **L'espérance de vie à la naissance a fortement augmenté dans les pays de l'OCDE durant les dernières décennies** à la faveur de l'amélioration des niveaux de vie, de l'hygiène de vie et du niveau d'éducation, ainsi que des progrès de l'accès aux soins et de l'efficacité de la médecine. Dans la zone OCDE, l'espérance de vie moyenne à la naissance était de 77.8 ans en 2003, contre 68.5 ans en 1960. Le pays qui affichait l'espérance de vie à la naissance la plus longue en 2003 était le Japon (81.8 ans pour l'ensemble de la population), suivi de l'Islande, l'Espagne, la Suisse, l'Australie et la Suède (graphique 1.1).
- Il est difficile d'estimer la contribution relative des nombreux facteurs médicaux et non médicaux qui peuvent affecter les variations de l'espérance de vie entre les pays et au fil du temps. **Dans les pays de l'OCDE, un revenu national supérieur est généralement associé à une espérance de vie à la naissance plus longue**, même si la relation est moins étroite dans les pays à revenu élevé. Par ailleurs, on note des différences d'espérance de vie notables entre des pays de l'OCDE qui ont le même revenu par habitant. Le Japon et l'Espagne ont des espérances de vie plus élevées que ne le laisse supposer leur seul PIB par habitant. Aux États-Unis, en Hongrie et en Turquie, c'est l'inverse (graphique 1.3).
- **L'espérance de vie à 65 ans dans les pays de l'OCDE a aussi considérablement augmenté durant les dernières décennies**. En 2003, elle s'établissait en moyenne à 19.3 ans pour les femmes et à 15.9 ans pour les hommes dans la zone OCDE. Cela représente un gain de plus de trois ans pour les deux sexes depuis 1970. C'est encore une fois le Japon qui détenait en 2003 le record de l'espérance de vie à 65 ans la plus longue (graphique 1.5). **L'espérance de vie à 65 ans devrait continuer à croître dans les prochaines décennies**. Selon les projections de l'OCDE, d'ici 2040, elle devrait atteindre en moyenne 21.6 ans pour les femmes et 18.1 ans pour les hommes dans la zone OCDE.
- Au cours des dernières décennies, **les taux de mortalité infantile ont remarquablement diminué** dans tous les pays de l'OCDE grâce à l'amélioration des conditions économiques et sociales ainsi que des progrès des services de soins postnataux, notamment l'accès à la vaccination des enfants. Le Portugal a vu son taux de mortalité infantile diminuer de plus de 90 % depuis 1970. Après avoir été le pays européen à la mortalité infantile la plus élevée, c'est devenu en 2003 l'un des pays de l'OCDE où ce taux est le plus bas. Le Mexique, la Turquie et certains autres pays d'Europe du Sud tels que l'Italie, l'Espagne et la Grèce ont également enregistré un recul significatif de la mortalité infantile. En 2003, le Japon et plusieurs pays nordiques se prévalaient des taux de mortalité infantile les plus bas de la zone OCDE (graphique 1.20).

Les pays de l'OCDE sont confrontés à une hausse des coûts de santé

- Si la longévité dans les pays de l'OCDE a fait un bond prodigieux au cours des dernières décennies, les coûts de santé ont également augmenté de manière considérable et dans la plupart des pays, les dépenses de santé ont progressé à un rythme plus rapide que la croissance économique générale. **En 2003, les pays de l'OCDE ont consacré en moyenne 8.8 % de leur PIB aux dépenses de santé, contre 7.1 % en 1990 et un peu plus de 5 % en 1970**. La fraction du PIB allouée aux dépenses de santé varie fortement entre les pays, allant de 15 % aux États-Unis à moins de 6 % en République slovaque et en Corée. Les pays affichant les dépenses de santé les plus élevées en pourcentage du PIB en 2003 étaient, après les États-Unis, la Suisse et l'Allemagne, qui ont alloué 11.5 % et 11.1 % respectivement de leur PIB aux dépenses de santé (graphique 3.7).
- **La croissance des dépenses de santé peut être attribuée à plusieurs facteurs. En général, dans les pays de l'OCDE, un PIB par habitant élevé va de paire avec des dépenses de santé par habitant élevées** (graphique 3.10). Cependant, les variations entre pays sont significatives, ce qui pourrait s'expliquer en partie par des choix différents de la part des décideurs quant au niveau de dépenses approprié, des différences dans les structures organisationnelles et de financement des systèmes de santé et des divergences quant à la valeur accordée respectivement à l'achat de services de santé supplémentaires et à l'achat d'autres biens et services. **Les progrès de la médecine en matière de prévention, de diagnostic et de traitement des maladies sont un déterminant majeur de la croissance des coûts de santé.** L'élaboration de nouvelles technologies médicales et de nouveaux médicaments et leur diffusion sont influencées par plusieurs facteurs, y compris le processus décisionnel concernant le financement des nouveaux équipements, traitements et médicaments. **Le vieillissement démographique contribue également à la croissance des dépenses de santé.** Le pourcentage de la population âgée de 65 ans et plus a augmenté dans tous les pays de l'OCDE (graphique 5.3) et la tendance devrait se poursuivre dans les années et les décennies à venir, accentuée par le vieillissement de la génération du « baby-boom » (qui commencera à atteindre les 65 ans à partir de 2010). Dans la mesure où les personnes âgées nécessitent généralement davantage de soins de santé et de soins de longue durée, le vieillissement démographique devrait se traduire par une augmentation des dépenses publiques dans ces secteurs.

Les coûts de santé grèvent les budgets publics

- Dans la mesure où l'assurance-maladie publique (ou les soins directement financés par l'État) est prédominante dans la majorité des pays de l'OCDE, le secteur public finance la plus grande part des dépenses de santé dans tous les pays, à l'exception des États-Unis, du Mexique et de la Corée (graphique 3.17). Même aux États-Unis, où le secteur privé joue un rôle particulièrement important dans le financement de la santé, les dépenses de santé publiques représentent 6.6 % du PIB, ce qui est comparable à la moyenne de l'OCDE.
- L'évolution des dépenses de santé publiques dans les pays de l'OCDE au cours de la dernière décennie peut être découpée approximativement en deux phases. Entre 1992

PANORAMA DE LA SANTÉ : LES INDICATEURS DE L'OCDE 2005 – ISBN 92-64-01264-8 – © OCDE 2005

et 1997, la croissance économique s'est accompagnée d'une croissance équivalente ou plus lente des dépenses de santé publiques. Ces dernières années, en revanche, **les dépenses ont crû à un rythme plus rapide que la croissance économique dans tous les pays de l'OCDE**. Dans certains pays comme le Royaume-Uni et le Canada, la hausse récente des dépenses de santé publiques correspond à une politique délibérée visant à alléger les pressions de la demande induites par les mesures de maîtrise des coûts du milieu des années 90 (graphique 3.6).

- La hausse rapide des dépenses pharmaceutiques observée depuis quelques années (plus de 5 % par an en moyenne depuis 1997) a largement contribué à l'augmentation des dépenses de santé totales. En fait, **dans la plupart des pays de l'OCDE, la croissance des dépenses pharmaceutiques a excédé la croissance des dépenses de santé totales** au cours de cette période. Aux États-Unis et en Australie, les dépenses pharmaceutiques ont augmenté plus de deux fois plus vite que les dépenses de santé. L'Irlande et la Corée ont également enregistré un taux de croissance significatif, même si les deux pays partaient d'un niveau de dépenses par habitant relativement bas au début de la période. Le taux de croissance a été beaucoup plus modéré au Japon (graphique 3.16).
- Dans les pays de l'OCDE, **60 % des dépenses pharmaceutiques en moyenne sont financées par les fonds publics, le solde étant pris en charge, pour l'essentiel, par les patients et, dans une moindre mesure, par l'assurance privée**. Néanmoins, cette moyenne masque de très fortes variations, la part du financement public allant de 11 % au Mexique et 21 % aux États-Unis à 86 % en Irlande. L'une des raisons de ces variations réside dans le degré de couverture des produits pharmaceutiques (si tant est qu'ils soient couverts) par les programmes de santé nationaux et l'assurance publique (tableau A.3.11).
- En 2003, **c'est aux États-Unis que les dépenses pharmaceutiques par habitant étaient les plus élevées (plus de 700 USD par personne). Venaient ensuite la France (un peu plus de 600 USD), le Canada et l'Italie (environ 500 USD)**. Le niveau de dépenses le plus faible (un peu plus de 100 USD) était enregistré au Mexique et en Turquie. Les variations des dépenses pharmaceutiques entre pays reflètent des différences de volume, de structure de la consommation et de niveau de prix. Les écarts de revenu entre les pays ont également une incidence sur les dépenses consacrées aux médicaments (graphique 3.14).

Certains pays sont confrontés à une pénurie de ressources dans le secteur des soins de santé

- **Le manque perçu de médecins est une préoccupation importante dans de nombreux pays**. Les effectifs, la répartition et la composition de la population de médecins en activité dépendent de plusieurs facteurs liés à l'offre, en particulier les *numerus clausus* de la profession médicale, le choix de la spécialité, la rémunération, d'autres aspects des conditions de travail et les migrations. **En 2003, le nombre de médecins en activité par habitant présentait de fortes variations entre les pays de l'OCDE, allant de plus de 4 pour 1 000 habitants en Italie et Grèce à moins de 2 pour 1 000 en Turquie, au Mexique et en Corée.** Le nombre de médecins par habitant était relativement faible également au Japon, au Canada, au Royaume-Uni et en Nouvelle-Zélande, où les admissions dans les écoles de médecine ont traditionnellement été contingentées.

- **Les médecins formés à l'étranger représentent une part croissante des effectifs de médecins dans certains pays**. En 2000, cette part dépassait 20 % de l'ensemble des médecins en activité dans les pays anglophones tels que la Nouvelle-Zélande, l'Angleterre, les États-Unis et le Canada. La part des médecins formés à l'étranger était en revanche nettement inférieure au Japon, en Autriche et en France (graphique 2.4). Les migrations internationales peuvent contribuer à assouplir le marché du travail pour les médecins et autres professionnels de santé dans les pays d'accueil. Cependant, il existe un risque sérieux de « fuite des cerveaux » dès lors que ces migrations correspondent à des flux nets à long terme des pays à faible revenu vers les pays à revenu élevé.
- Cette troisième livraison du *Panorama de la santé – Les indicateurs de l'OCDE* 2005 présente de nouvelles données sur la **rémunération des médecins** généralistes et spécialistes (répartis en médecins salariés et médecins libéraux). Par rapport au revenu national moyen, le revenu des médecins est très variable d'un pays à l'autre. **Par exemple, le revenu des spécialistes libéraux est relativement élevé aux Pays-Bas, aux États-Unis, en Belgique et au Canada.** En revanche, les spécialistes en Hongrie et en République tchèque (salariés et libéraux) gagnent comparativement moins que dans les autres pays par rapport au revenu national par habitant (graphique 2.9).
- **Les pénuries d'infirmiers représentent une autre préoccupation majeure dans presque tous les pays de l'OCDE. Comme dans le cas des médecins, les effectifs du personnel infirmier sont très variables dans la zone OCDE**, même si la comparabilité des données est limitée par la diversité des catégories de personnel prises en compte. L'Irlande, l'Islande et les Pays-Bas sont les pays qui déclarent le nombre d'infirmiers par habitant le plus élevé – avec environ ou plus de 13 infirmiers pour 1 000 habitants en 2003. À l'autre extrême, il y avait moins de quatre infirmiers pour 1 000 habitants en Turquie, en Corée, au Mexique et en Grèce (graphique 2.5). Si l'on examine les tendances dans le temps, entre 1990 et 2003, le nombre d'infirmiers par habitant a continué à augmenter au moins légèrement dans la plupart des pays, mais il a commencé à décliner en Australie, au Canada, en Nouvelle-Zélande et en Pologne (graphique 2.6).
- Les données sur la **rémunération des infirmiers** portent exclusivement sur les infirmiers salariés du secteur hospitalier. Sur la base des données de 12 pays, c'est au Portugal, suivi de l'Australie et de la Nouvelle-Zélande, que le revenu relatif des infirmiers (par rapport au PIB par habitant) est le plus élevé. Les revenus relatifs les plus bas sont enregistrés en République tchèque et en Hongrie, ainsi qu'en Norvège (graphique 2.11).
- Par ailleurs, on observe dans certains pays un manque préoccupant d'équipements thérapeutiques et de diagnostic, qui peut compromettre la possibilité pour les patients d'accéder rapidement aux technologies de pointe. **La disponibilité des technologies de diagnostic telles que la tomodensitométrie et l'imagerie par résonance magnétique (IRM) a augmenté dans tous les pays de l'OCDE ces dix dernières années**. Le nombre d'unités d'IRM, dont la conception s'appuie sur une technologie plus récente que la tomodensitométrie, a augmenté d'autant plus rapidement depuis 1990 (tableau A.2.8). Cependant, la diffusion de ces technologies médicales reste très inégale au sein de la zone OCDE. Le Japon est de loin le pays qui possède le nombre le plus élevé de tomodensitomètres et d'appareils d'IRM par habitant. Compte tenu du coût élevé des appareils d'IRM, il n'est pas surprenant de trouver, à l'autre extrémité de l'échelle, le

Mexique, suivi de la Pologne, la République slovaque et la République tchèque (graphiques 2.13 et 2.14).

Une attention croissante portée à la prévention pourrait entraîner des améliorations de l'état de santé et atténuer les pressions qui pèsent sur les systèmes de soins

- On reproche parfois aux systèmes de santé de mettre excessivement l'accent sur les soins aux malades et de ne pas accorder une attention suffisante à la prévention des maladies. **En fait, à l'heure actuelle, environ 3 % seulement en moyenne des dépenses de santé sont consacrés aux programmes de prévention et de santé publique dans les pays de l'OCDE** (graphique 3.12).
- Il est démontré que la vaccination des enfants est l'une des mesures préventives les plus efficaces pour réduire l'incidence des maladies et la mortalité chez les enfants. **Dans deux tiers environ des pays de l'OCDE, le taux de couverture pour la vaccination contre la diphtérie, le tétanos et la coqueluche atteint 95 % ou plus, soit le niveau requis pour assurer l'immunisation complète de la population. S'agissant de la rougeole, la moitié environ des pays de l'OCDE déclarent le même niveau de couverture.** Certains des pays de l'OCDE les plus riches en termes de PIB par habitant, tels que l'Irlande, la Norvège et l'Autriche, ont toutefois une couverture vaccinale inférieure à la moyenne pour la diphtérie et la rougeole (graphique 2.21).
- La vaccination des personnes âgées contre la grippe s'est progressivement développée dans les pays de l'OCDE au cours de la dernière décennie. Pour ce groupe de population, chez qui la grippe entraîne un risque accrû de complications graves, la vaccination est un moyen d'éviter la maladie, l'hospitalisation et la mortalité. **En 2003, le taux de vaccination des personnes âgées contre la grippe s'échelonnait entre moins de 40 % en République tchèque, en République slovaque et en Hongrie et plus de 75 % en Australie, en Corée et aux Pays-Bas.** Le taux de vaccination contre la grippe chez les personnes de 65 ans et plus dépassait les 60 % dans la plupart des pays du G7, à l'exception de l'Allemagne et du Japon où moins de 50 % de la population âgée déclarait en 2003 avoir été vaccinée contre la grippe (graphique 2.23).

Les facteurs de risque sanitaire évoluent

- **De nombreux pays de l'OCDE ont accompli des progrès remarquables sur le plan de la réduction de la consommation de tabac au cours des deux dernières décennies,** même s'il s'agit encore d'une cause majeure de mortalité prématurée. Cette baisse peut être attribuée pour une large part aux politiques mises en œuvre pour réduire la consommation de tabac par des campagnes de sensibilisation du public, une interdiction de la publicité sur le tabac et une augmentation des taxes. La proportion de fumeurs quotidiens dans la population adulte est maintenant inférieure à 20 % en Australie, au Canada, aux États-Unis et en Suède, contre plus de 33 % à la fin des années 70. À l'autre extrémité, plus de 33 % des adultes en Grèce, en Hongrie et au Luxembourg continuent de fumer quotidiennement (graphique 4.1).

- **La consommation d'alcool moyenne par adulte a baissé progressivement dans de nombreux pays de l'OCDE durant les deux dernières décennies.** La limitation de la publicité, les restrictions de ventes et la fiscalité ont été autant de mesures efficaces pour réduire la consommation d'alcool. Les pays producteurs traditionnels de vin comme l'Italie et la France ont vu leur consommation d'alcool par habitant chuter considérablement depuis 1980. En revanche, en Irlande, la consommation d'alcool par habitant a augmenté de plus de 40 % (graphiques 4.6 et 4.7).
- Dans de nombreux pays de l'OCDE, **l'accroissement des cas de surcharge pondérale et d'obésité parmi les enfants et les adultes est rapidement en train de devenir un grave problème de santé publique.** L'obésité est un facteur de risque connu pour plusieurs problèmes de santé, dont l'hypertension, le cholestérol, le diabète, les maladies cardio-vasculaires, les problèmes respiratoires (l'asthme), l'arthrite et certaines formes de cancer. **Plus de 50 % des adultes sont désormais définis comme étant en situation de surcharge pondérale ou d'obésité dans 10 pays de l'OCDE** : les États-Unis, le Mexique, le Royaume-Uni, l'Australie, la République slovaque, la Grèce, la Nouvelle-Zélande, la Hongrie, le Luxembourg et la République tchèque.
- Si l'on se concentre sur l'obésité (qui présente des risques plus grands pour la santé que la simple surcharge pondérale), **la prévalence de l'obésité parmi les adultes varie entre 3 % au Japon et en Corée et 31 % aux États-Unis**. Il convient toutefois de noter que dans la plupart des pays, les estimations de la proportion de personnes en situation de surcharge pondérale et d'obésité reposent sur des données *autodéclarées*, ce qui n'est pas le cas pour les États-Unis, l'Australie, la Nouvelle-Zélande et le Royaume-Uni où les estimations reposent sur la *mesure effective* de la taille et du poids des personnes. Or, les données autodéclarées sur la taille et le poids ne sont pas aussi fiables que les mesures effectives, en raison généralement d'une sous-estimation du poids. Cela signifie que **les estimations actuelles des taux d'obésité dans de nombreux pays de l'OCDE *sous-estiment* la prévalence réelle** (graphiques 4.12 et 4.13).
- **Parce que l'obésité est associée à des risques plus élevés de maladies chroniques, elle est liée à une majoration importante des dépenses de santé**. Des estimations en provenance des États-Unis indiquent que le coût des services de santé et le coût des médicaments pour des personnes obèses sont respectivement supérieurs de 36 % et de 77 % par rapport à ces mêmes coûts pour des personnes d'un poids normal (Sturm, 2002). On observe un décalage de plusieurs années entre l'apparition de l'obésité et les problèmes de santé connexes, ce qui donne à penser que l'accroissement de l'obésité observé sur les vingt dernières années dans la plupart des pays de l'OCDE génèrera dans les années à venir des coûts de santé plus élevés.

 PANORAMA DE LA SANTÉ : LES INDICATEURS DE L'OCDE 2005 – ISBN 92-64-01264-8 – © OCDE 2005

ISBN 92-64-01264-8
Panorama de la santé : Les indicateurs de l'OCDE 2005

PARTIE I

État de santé

I.1. ESPÉRANCE DE VIE À LA NAISSANCE

L'espérance de vie à la naissance a considérablement augmenté dans les pays de l'OCDE au cours des dernières décennies (graphique 1.1). Ces gains de longévité s'expliquent par plusieurs facteurs importants qui affectent les taux de mortalité à différents âges, notamment l'augmentation des niveaux de vie, l'amélioration de l'hygiène de vie et du niveau d'éducation ainsi que les progrès accomplis sur le plan de l'accès aux soins et de l'efficacité de la médecine. D'autres facteurs, tels que l'amélioration de l'alimentation, des conditions sanitaires et du logement, ont également joué un rôle, en particulier dans les pays dont l'économie est en phase de développement (OCDE, 2004a).

En 2003, le pays qui affichait l'espérance de vie la plus élevée était le Japon – avec une moyenne de 81.8 ans pour l'ensemble de la population – suivi par l'Islande, l'Espagne, la Suisse, l'Australie et la Suède, où l'espérance de vie était supérieure ou égale à 80 ans (graphique 1.1). À l'échelle de la zone OCDE, l'espérance de vie à la naissance pour l'ensemble de la population s'élevait à 77.8 ans en moyenne en 2003, contre 68.5 ans en 1960.

Dans la plupart des pays, la progression de l'espérance de vie a été régulière au cours des quatre décennies écoulées : 1.8 année en moyenne dans les années 60, puis 2.3 années dans les années 70, 80 et 90 (tableau A.1.1). Les gains ont été particulièrement marqués dans les pays qui partaient de niveaux relativement bas et qui, de ce fait, disposaient d'une marge de progression accrue. En Turquie, l'espérance de vie à la naissance a augmenté de plus de 20 ans entre 1960 et 2003, d'où un rattrapage rapide sur la moyenne de l'OCDE. De même, au Mexique, l'espérance de vie a augmenté de plus de 17 ans depuis 1960. Ces gains sont en partie imputables à la baisse significative de la mortalité infantile (voir l'indicateur « Mortalité infantile »).

Dans la zone OCDE, l'écart d'espérance de vie entre les sexes s'élevait à 5.8 ans en moyenne en 2003, avec une espérance de vie de 74.9 ans pour les hommes et de 80.7 ans pour les femmes (graphique 1.2). Entre 1960 et 2003, cet écart a augmenté de moins d'une année en moyenne dans l'ensemble des pays (tableaux A.1.2 et A.1.3). Cette évolution masque cependant des variations entre les premières et les dernières décennies de cette période. Dans de nombreux pays, l'écart d'espérance de vie entre les sexes a fortement augmenté dans les années 60 et 70. Au cours des deux dernières décennies, l'écart s'est progressivement refermé, l'espérance de vie des hommes progressant plus vite que celle des femmes dans plusieurs pays de l'OCDE. Ce phénomène de convergence observé dans de nombreux pays durant les deux dernières décennies a été attribué en partie à la diminution des écarts entre les sexes au niveau des comportements à risque (tels que la consommation de tabac), ainsi qu'à la baisse des taux de mortalité liés aux maladies cardio-vasculaires chez les hommes (Max Planck Institute, 1999; Statistique Pays-Bas, 2004).

Il est difficile d'estimer la contribution relative des différents facteurs médicaux et non médicaux aux variations de l'espérance de vie au fil du temps et entre les pays. Dans les pays de l'OCDE, un revenu national (mesuré par le PIB par habitant) supérieur est généralement associé à une espérance de vie à la naissance plus longue, même si la relation est moins étroite dans les pays à revenu élevé (graphique 1.3). Par ailleurs, on note des différences d'espérance de vie notables entre des pays de l'OCDE qui ont le même revenu par habitant. Le Japon et l'Espagne ont des espérances de vie plus élevées que ne le laisse supposer leur seul PIB par habitant. Aux États-Unis, en Hongrie et en Turquie, c'est l'inverse.

Le graphique 1.4 indique la relation entre l'espérance de vie à la naissance et les dépenses de santé par habitant dans les pays de l'OCDE. Comme dans le cas du PIB par habitant, des dépenses de santé par habitant plus élevées sont généralement associées à une espérance de vie à la naissance plus longue, même si cette relation est moins nette dans les pays où les dépenses de santé par habitant sont élevées. Encore une fois, rapportées à leur niveau de dépenses de santé, le Japon et l'Espagne affichent des espérances de vie relativement élevées, et les États-Unis, la Hongrie et la Turquie des espérances de vie relativement basses.

Ces corrélations simples sont intéressantes mais méritent une analyse plus approfondie. Les variations du PIB par habitant peuvent influencer *à la fois* l'espérance de vie et les dépenses de santé par habitant. Pour expliquer les variations de l'espérance de vie entre pays, il faut aussi prendre en compte de nombreux facteurs autres que le revenu national et les dépenses de santé totales.

Définition et écarts

L'espérance de vie est le nombre moyen d'années qu'une personne ayant atteint un âge donné peut espérer vivre, calculé sur la base d'un ensemble *donné* de taux de mortalité par âge. Cependant, les taux de mortalité par âge *effectifs* des différentes cohortes de naissance ne peuvent pas être connus à l'avance. Si les taux de mortalité par âge diminuent (comme cela a été le cas au cours des dernières décennies dans les pays de l'OCDE), la durée de vie effective des individus sera plus longue que l'espérance de vie calculée avec les taux de mortalité actuels.

Chaque pays calcule l'espérance de vie de sa population selon des méthodologies qui peuvent varier d'un pays à l'autre. Ces différences méthodologiques peuvent affecter la comparabilité des estimations notifiées par les pays, car en fonction de la méthode, l'espérance de vie calculée d'un pays peut varier d'une fraction d'année. L'espérance de vie à la naissance de l'ensemble de la population est calculée par le Secrétariat de l'OCDE pour tous les pays, sur la base de la moyenne non pondérée de l'espérance de vie des hommes et des femmes.

PANORAMA DE LA SANTÉ : LES INDICATEURS DE L'OCDE 2005 – ISBN 92-64-01264-8 – © OCDE 2005

Graphique 1.1. **Espérance de vie à la naissance, population totale, 1960 et 2003**

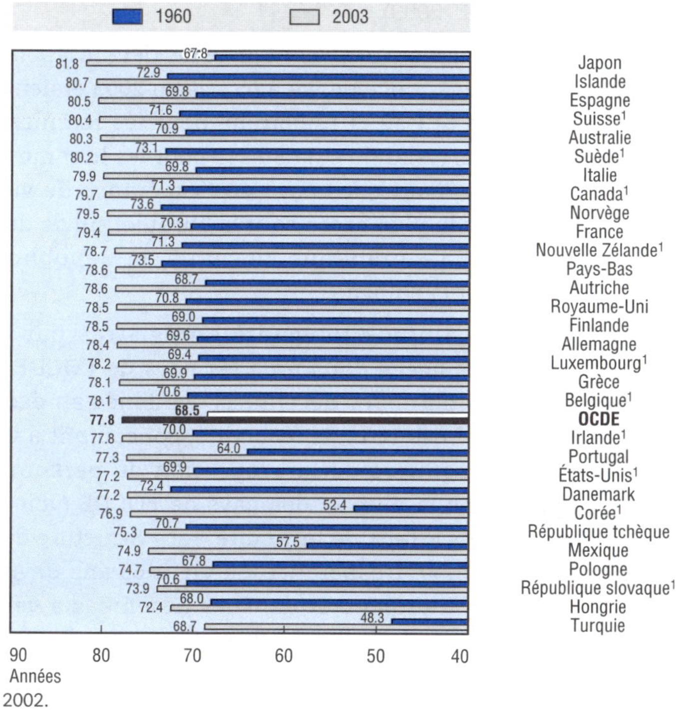

1. 2002.

Graphique 1.2. **Espérance de vie à la naissance, par sexe, 2003**

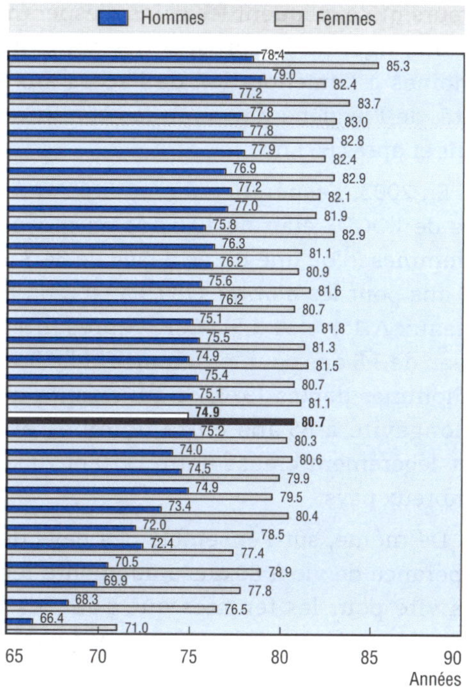

Graphique 1.3. **Espérance de vie à la naissance et PIB par habitant, 2003**

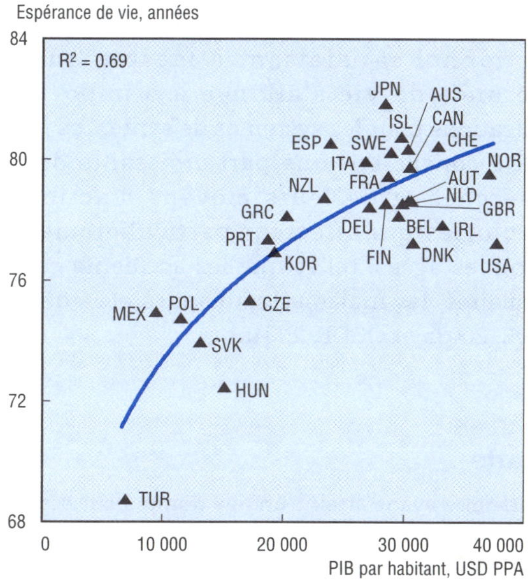

Graphique 1.4. **Espérance de vie à la naissance et dépenses de santé par habitant, 2003**

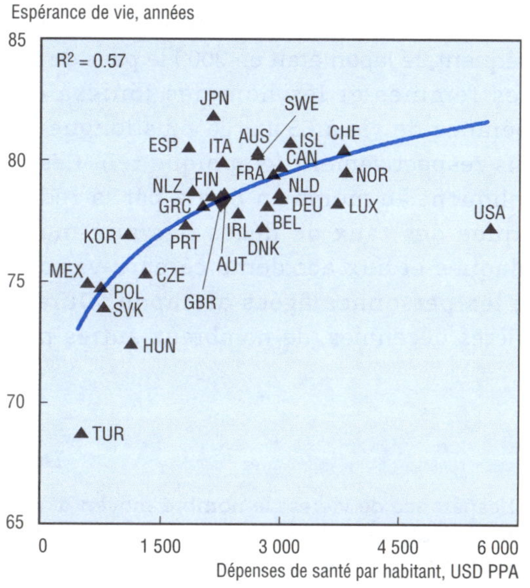

Source : Eco-Santé OCDE 2005.

StatLink : *http://dx.doi.org/10.1787/752404486520*

I.2. ESPÉRANCE DE VIE À 65 ANS

Durant les dernières décennies, l'espérance de vie à 65 ans a augmenté pour les hommes et les femmes dans tous les pays de l'OCDE. Parmi les facteurs qui expliquent les gains d'espérance de vie à 65 ans figurent les progrès des soins médicaux, combinés à l'amélioration de l'accès aux soins de santé, de l'hygiène de vie et des conditions de vie avant et après 65 ans.

En 2003, l'espérance de vie à 65 ans dans les pays de l'OCDE était de 19.3 ans en moyenne pour les femmes (d'où une durée de vie de 84.3 ans) et de 15.9 ans pour les hommes (80.9 ans) (graphique 1.5; tableaux A.1.4 et A.1.5). Cela représente un gain moyen de 3.8 ans pour les femmes et de 3.2 ans pour les hommes depuis 1970, ce qui signifie que l'écart de longévité à 65 ans entre hommes et femmes s'est légèrement creusé entre 1970 et 2003 dans de nombreux pays.

De même, sur l'ensemble des pays de l'OCDE, l'espérance de vie à 80 ans a augmenté légèrement plus vite pour les femmes que pour les hommes durant les trois dernières décennies (graphique 1.6). En 2003, l'espérance de vie à 80 ans était de 8.6 ans (6.5 ans en 1970) pour les femmes et de 7.1 ans (5.7 ans en 1970) pour les hommes.

Au cours des dernières décennies, le Japon a enregistré des gains d'espérance de vie à 65 ans particulièrement élevés : 7.7 ans pour les femmes et 5.5 ans pour les hommes entre 1970 et 2003. Par conséquent, le Japon était en 2003 le pays de l'OCDE où les femmes et les hommes jouissaient de l'espérance de vie à 65 ans la plus longue – 23 et 18 ans respectivement (graphique 1.5). Ces gains s'expliquent au moins en partie par la réduction marquée des taux de décès liés aux maladies cardiaques et aux accidents cérébro-vasculaires chez les personnes âgées au Japon. Durant les dernières décennies, de nombreux autres pays de l'OCDE ont enregistré des réductions significatives de la mortalité due à ces deux causes chez les personnes âgées (OCDE, 2003a; Moïse *et al.*, 2003; Moon *et al.*, 2003).

Les pays qui arrivaient juste derrière le Japon en terme d'espérance de vie à 65 ans en 2003 étaient la France, la Suisse et l'Australie pour les femmes et l'Australie, l'Islande et la Suisse pour les hommes. À l'autre extrémité, les pays où l'espérance de vie à 65 ans est la plus basse sont la Turquie, suivie de la Hongrie, la République slovaque, la République tchèque et la Pologne.

Les gains de longévité enregistrés par les personnes âgées dans tous les pays de l'OCDE au cours des dernières décennies, combinés au déclin tendanciel des taux de fécondité, concourent à une hausse régulière de la proportion de personnes âgées dans la plupart des pays de l'OCDE (voir les indicateurs « Taux de fécondité » et « Structure de la population »). L'espérance de vie à 65 ans devrait continuer à progresser dans les décennies à venir. Selon les calculs de l'OCDE (basés sur des projections tirées de la base de données démographique des Nations unies et de la Banque mondiale), en 2040, l'espérance de vie à 65 ans dans les pays de l'OCDE atteindra 21.6 ans pour les femmes et 18.1 ans pour les hommes en moyenne (OCDE, 2005a).

La question de savoir si les populations vieillissantes conservent un état de santé et fonctionnel satisfaisant à mesure que leur espérance de vie s'allonge a d'importantes implications pour les systèmes de santé. Les pays de l'OCDE consacrent une part croissante de leurs recherches et de leurs moyens d'action aux pathologies qui affectent particulièrement les personnes âgées, telles que les accidents cérébro-vasculaires, les maladies cardiaques et la démence (OCDE, 2003a et OCDE, 2004a).

Définition et écarts

L'espérance de vie est le nombre moyen d'années qu'une personne ayant atteint un âge donné peut espérer vivre, calculé sur la base d'un ensemble *donné* de taux de mortalité par âge. Cependant, les taux de mortalité par âge *effectifs* des différentes cohortes de naissance ne peuvent pas être connus à l'avance. Si les taux de mortalité par âge diminuent (comme cela a été le cas au cours des dernières décennies dans les pays de l'OCDE), la durée de vie effective des individus sera plus longue que l'espérance de vie calculée avec les taux de mortalité actuels.

Chaque pays calcule l'espérance de vie de sa population selon des méthodologies qui peuvent varier d'un pays à l'autre. Ces différences méthodologiques peuvent affecter la comparabilité des estimations notifiées par les pays, car en fonction de la méthode, l'espérance de vie calculée d'un pays peut varier d'une fraction d'année.

Graphique 1.5. **Espérance de vie à 65 ans, par sexe, 1970 et 2003**

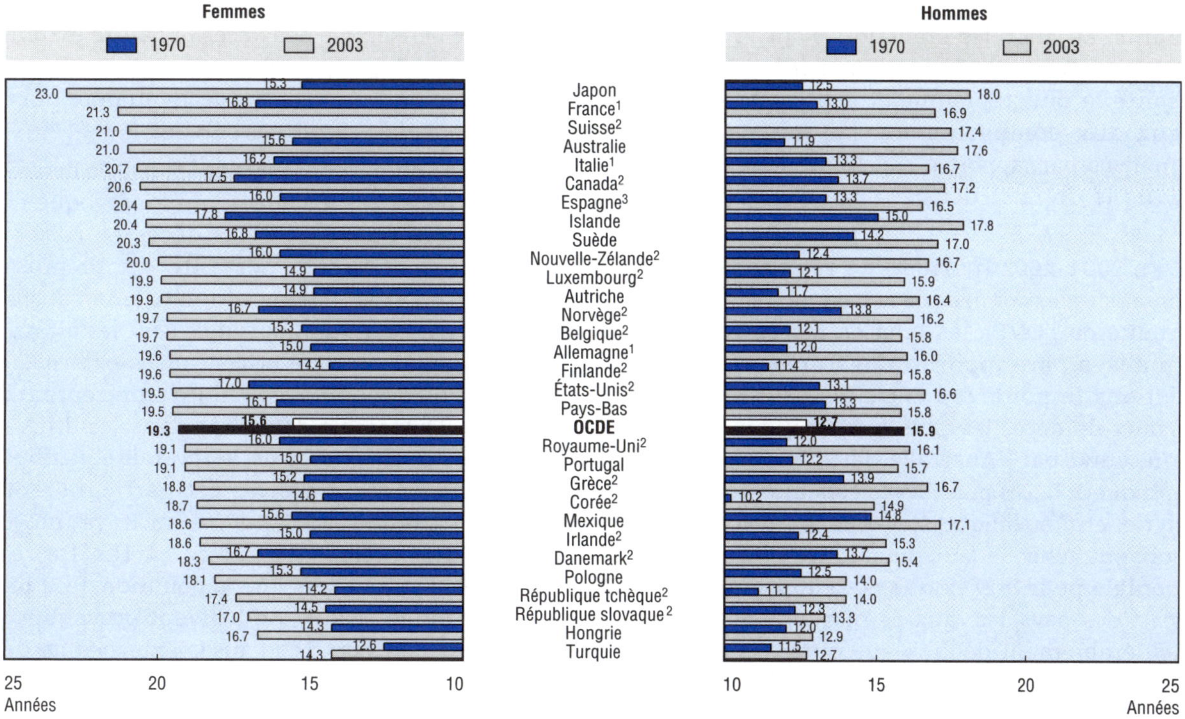

1. 2001.
2. 2002.
3. 2000.

Graphique 1.6. **Évolution de l'espérance de vie à 65 ans et à 80 ans, hommes et femmes, moyenne OCDE, 1970-2003**

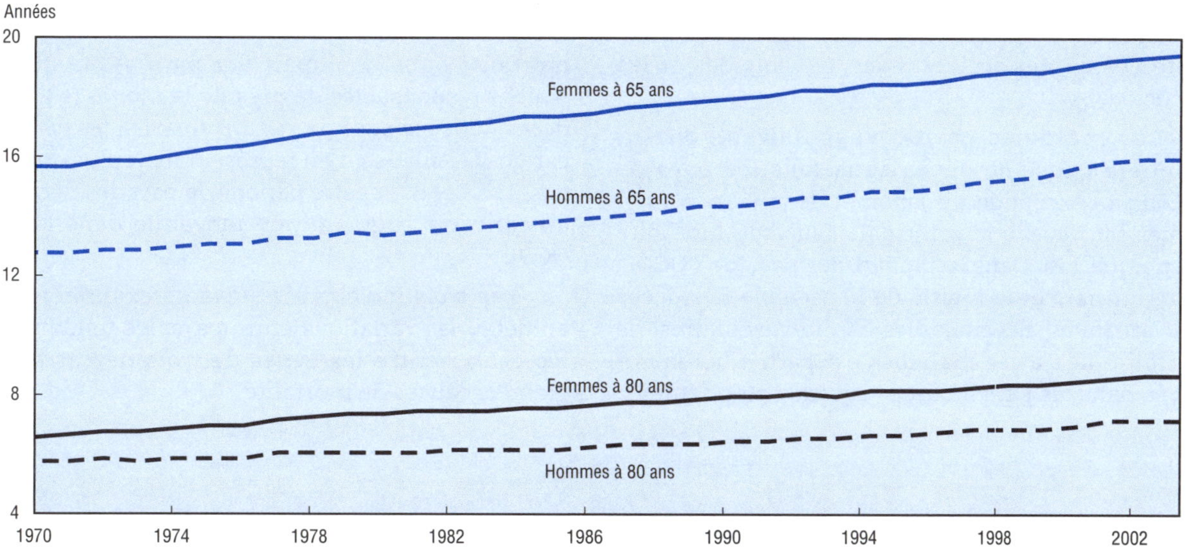

Source : Eco-Santé OCDE 2005.

StatLink : *http://dx.doi.org/10.1787/886137581526*

I.3. MORTALITÉ, TOUTES CAUSES ET PRINCIPALES CAUSES DE DÉCÈS

Paradoxalement, le taux de mortalité est la mesure de la santé d'une population la plus courante. En effet, les statistiques sur la mortalité restent la source d'informations sur les problèmes de santé la plus répandue et celle qui se prête le mieux aux comparaisons. Les taux de décès normalisés par rapport à l'âge éliminent l'effet des variations de la structure d'âge des populations entre les pays et au fil du temps.

En 2001-2002 (période de référence la plus récente pour les données de la Base de données sur la mortalité de l'OMS), les taux de mortalité globaux normalisés par rapport à l'âge présentaient des variations importantes entre les pays de l'OCDE. Les taux de décès les plus faibles étaient ceux du Japon, suivi par l'Australie, la Suisse et l'Islande (graphique 1.7). Les plus élevés étaient enregistrés en Hongrie, en République slovaque, en Pologne et en République tchèque (aucune donnée récente n'était disponible pour le Mexique et la Turquie). Dans la plupart des pays, les taux de mortalité globaux ont considérablement décliné au cours des dernières décennies. Au Japon et en Australie, ils ont diminué de plus de moitié entre 1970 et 2000 (tableau A.1.6).

En 2001-2002, les principales causes de décès dans les pays de l'OCDE étaient liées aux maladies cardio-vasculaires (telles que les crises cardiaques et les accidents cérébro-vasculaires), au cancer, aux affections du système respiratoire (telles que l'asthme, l'emphysème et la bronchite) et aux causes externes de décès (telles que les accidents de la route, les chutes accidentelles, les suicides et les homicides).

Les maladies cardio-vasculaires sont la première cause de décès dans tous les pays de l'OCDE, à l'exception du Japon et de la France où le cancer est devenu la principale cause de mortalité (graphique 1.8). Dans la plupart des pays de l'OCDE, entre un tiers et la moitié de l'ensemble des décès sont attribués aux maladies cardio-vasculaires. La mortalité liée à ces maladies est particulièrement élevée dans les pays d'Europe centrale ou orientale : en République slovaque, en République tchèque, en Hongrie et en Pologne, elle représente environ 50 % ou plus de l'ensemble des décès. À l'autre extrémité, en Corée, au Japon, en France, en Espagne et au Canada, moins d'un tiers des décès aujourd'hui sont dus aux maladies cardio-vasculaires.

Dans la plupart des pays de l'OCDE, la deuxième cause de décès est le cancer, qui a provoqué entre 22 et 33 % de l'ensemble des décès en 2002 (voir l'indicateur « Cancer, mortalité » pour plus de précisions). Les troisième et quatrième causes de mortalité par ordre d'importance sont les affections du système respiratoire et les causes externes. Les affections du système respiratoire représentent de 4 à 14 % de l'ensemble des décès dans les différents pays de l'OCDE. La part de la mortalité attribuable aux maladies respiratoires est particulièrement élevée en Irlande, au Japon et au Royaume-Uni. La consommation de tabac et les facteurs environnementaux, tels que la pollution, font partie des facteurs de risque qui peuvent provoquer une maladie respiratoire. Les causes externes de décès représentaient en 2002 entre 4 et 10 % des décès dans la zone OCDE, la Finlande et le Japon affichant les proportions les plus élevées (voir l'indicateur « Causes externes de décès »).

Si l'on examine les tendances dans le temps, la proportion de décès dus aux maladies cardio-vasculaires a considérablement diminué depuis 1980 en moyenne dans les pays de l'OCDE (graphique 1.9), même si ces maladies restent la première cause de mortalité dans la plupart des pays. Alors qu'elles étaient responsables de près de la moitié (48 %) des décès dans les pays de l'OCDE en 1980, les maladies cardio-vasculaires n'en représentaient plus que 38 % en 2002. Pendant cette période, la part des décès dus au cancer a augmenté en moyenne dans la zone OCDE.

Les trois indicateurs suivants examinent plus en détail les variations entre pays, les tendances et les écarts entre les sexes de trois de ces quatre grandes causes de mortalité.

Définition et écarts

Les taux de mortalité sont estimés à partir du nombre brut de décès dus à une sélection de causes, tels qu'ils figurent dans la *Base de données sur la mortalité de l'OMS*. L'OMS a récemment publié une évaluation générale de la couverture, du degré d'exhaustivité et de la fiabilité des données sur les causes de décès (Mathers *et al.*, 2005). Les taux de mortalité ont été normalisés par rapport à l'âge sur la base de la structure démographique des pays de l'OCDE en 1980, de manière à éliminer les variations résultant des différences de structures d'âge entre pays ou de l'évolution de ces structures dans chaque pays au fil du temps.

PANORAMA DE LA SANTÉ : LES INDICATEURS DE L'OCDE 2005 – ISBN 92-64-01264-8 – © OCDE 2005

Graphique 1.7. **Taux de mortalité pour 100 000 habitants, 2002**

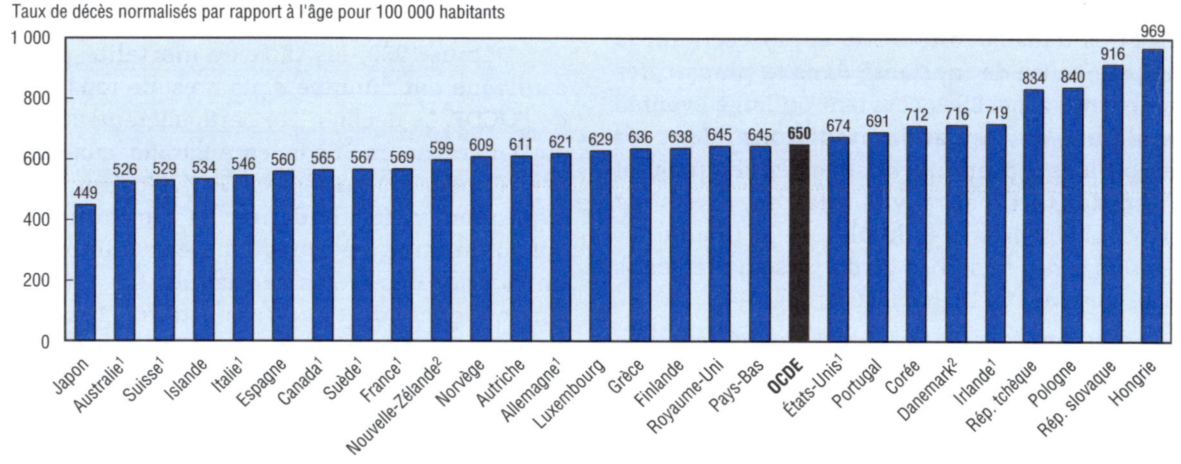

1. 2001.
2. 2000.

Graphique 1.8. **Pourcentage de la mortalité due aux principales causes de décès, 2002**

(ordonné du taux de mortalité global le plus faible au plus élevé)

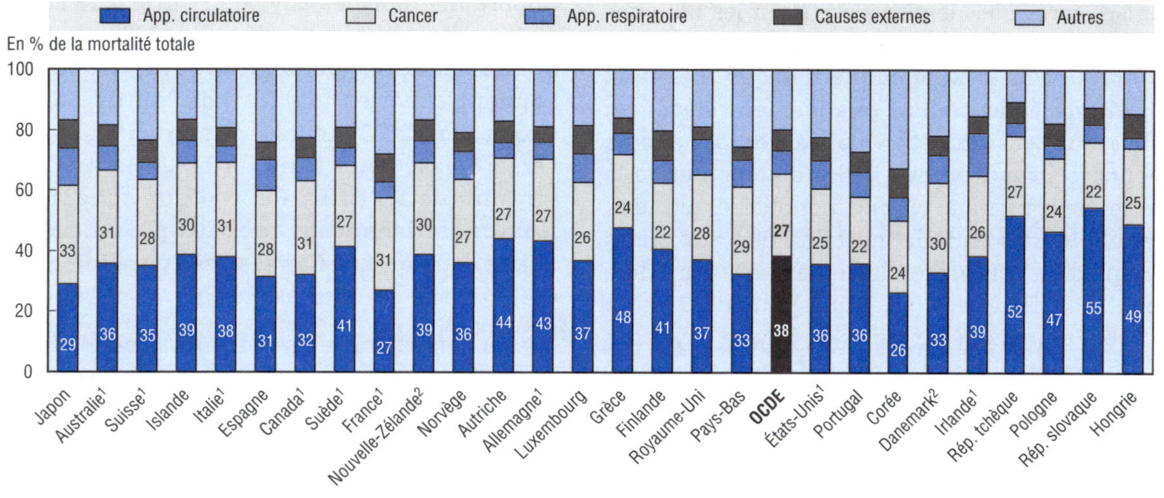

1. 2001.
2. 2000.

Graphique 1.9. **Pourcentage de la mortalité due aux principales causes de décès, moyenne OCDE, 1960-2002**

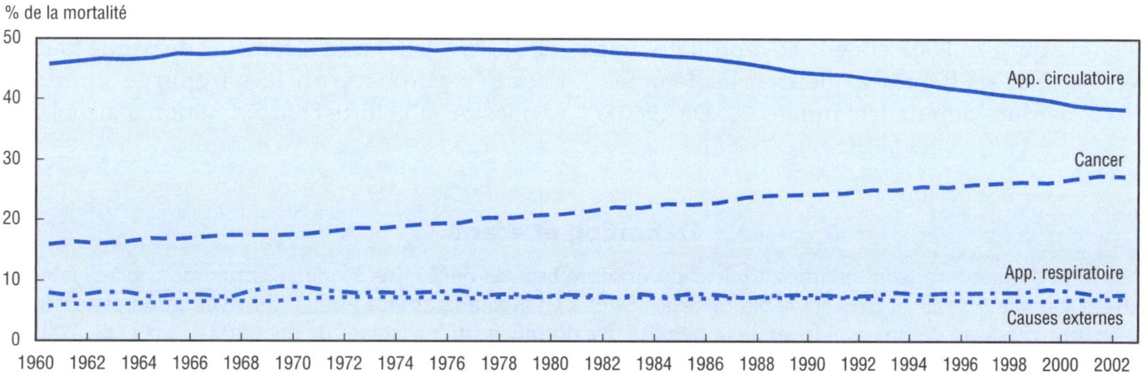

Source : Eco-Santé OCDE 2005. Les statistiques de mortalité sont extraites de la base de données sur la mortalité de l'OMS (mars 2005), et sont normalisées par rapport à l'âge en fonction de la structure de la population des pays de l'OCDE.

StatLink : *http://dx.doi.org/10.1787/408772653882*

En 2002, les maladies cardio-vasculaires ont été responsables de 38 % en moyenne des décès enregistrés dans la zone OCDE et représentent la principale cause de mortalité dans la plupart des pays de cette zone. Elles couvrent un large éventail de maladies de l'appareil circulatoire, dont les cardiopathies ischémiques (crises cardiaques) et les accidents cérébro-vasculaires, qui sont responsables, ensemble, de plus de la moitié des décès dus à des maladies cardio-vasculaires dans tous les pays de l'OCDE (tableau A.1.8).

Les crises cardiaques sont provoquées par l'accumulation de dépôts graisseux sur la paroi interne d'une artère coronaire, qui restreint le flux sanguin vers le coeur. En 2002, elles ont causé à elles seules 17 % des décès en moyenne dans les pays de l'OCDE. Cependant, la mortalité due aux crises cardiaques varie considérablement entre les pays (graphique 1.10). En 2002, le pays qui affichait le taux de mortalité dû aux crises cardiaques le plus élevé (pour les hommes et les femmes) était la République slovaque, suivie de la Hongrie et de la République tchèque. Les taux de mortalité étaient aussi relativement élevés en Finlande, aux États-Unis et en Irlande, avec des valeurs plusieurs fois supérieures à celles du Japon et de la Corée, les deux pays aux taux de mortalité les plus bas. La variabilité des taux de mortalité dus aux crises cardiaques se conforme clairement à un modèle régional. Les deux pays (asiatiques) qui affichent la plus faible mortalité sont suivis de quatre pays tous situés dans le Sud de l'Europe : France, Espagne, Portugal et Italie. Cela tend à montrer que les écarts de mortalité entre pays sont dus en partie à des facteurs de risque sous-jacents tels que l'alimentation.

On observe un écart significatif entre les sexes, la mortalité par crise cardiaque étant beaucoup plus élevée chez les hommes que chez les femmes dans tous les pays (graphique 1.10). Dans les pays de l'OCDE, en moyenne, les taux de mortalité dus aux crises cardiaques en 2002 étaient environ deux fois plus élevés chez les hommes que chez les femmes. Cet écart perdure depuis les années 60. De 1960 à 1980, il s'est accru dans de nombreux pays, puis s'est amenuisé ces dernières années (tableau A.1.9).

Depuis 1980, les taux de mortalité par crise cardiaque ont diminué dans presque tous les pays de l'OCDE. Le déclin a été particulièrement marqué au Danemark, en Suède, en Australie, aux Pays-Bas et au Canada, où il a dépassé 55 %. Plusieurs facteurs expliquent cette tendance. La diminution de la consommation de tabac a amené une baisse de l'incidence des crises cardiaques et, par voie de conséquence, du taux de mortalité. Les progrès significatifs des traitements médicaux des crises cardiaques ont également contribué à la baisse des taux de mortalité (voir l'indicateur « Chirurgies cardio-vasculaires »).

Les accidents cérébro-vasculaires, qui résultent d'une interruption de l'irrigation sanguine du cerveau, constituent une autre cause de mortalité importante dans les pays de l'OCDE – de l'ordre de 10 % de l'ensemble des décès en 2002. En plus des nombreux décès qu'ils provoquent, ils entraînent souvent chez les malades de lourds handicaps (Moon *et al.*, 2003). Le taux de mortalité par accident cérébro-vasculaire varie fortement entre les pays (graphique 1.11). La République tchèque et la Hongrie affichent les taux les plus élevés, et la Suisse, la France, le Canada, les États-Unis, l'Islande et l'Australie les taux les plus bas.

Si l'on examine les tendances dans le temps, la mortalité par accident cérébro-vasculaire a fortement décliné dans tous les pays de l'OCDE (à l'exception de la Pologne) depuis 1980 (tableau A.1.10). Comme dans le cas des crises cardiaques, cette réduction peut être attribuée au moins en partie à la diminution des facteurs de risque. La consommation de tabac et l'hypertension sont les principaux facteurs de risque modifiables pour les accidents cérébro-vasculaires (Stegmayr *et al.*, 1997). Les autres facteurs de risque (outre l'âge) sont le cholestérol, la surcharge pondérale et l'obésité, et la forte consommation d'alcool.

Définition et écarts

Les taux de mortalité sont estimés à partir du nombre brut de décès dus à une sélection de causes, tels qu'ils figurent dans la *Base de données sur la mortalité de l'OMS*. L'OMS a récemment publié une évaluation générale de la couverture, du degré d'exhaustivité et de la fiabilité des données sur les causes de décès (Mathers *et al.*, 2005). Les taux de mortalité ont été normalisés par rapport à l'âge sur la base de la structure démographique des pays de l'OCDE en 1980, de manière à éliminer les variations résultant des différences de structures d'âge entre pays ou de l'évolution de ces structures dans chaque pays au fil du temps.

Graphique 1.10. **Taux de mortalité due à une crise cardiaque, 2002**

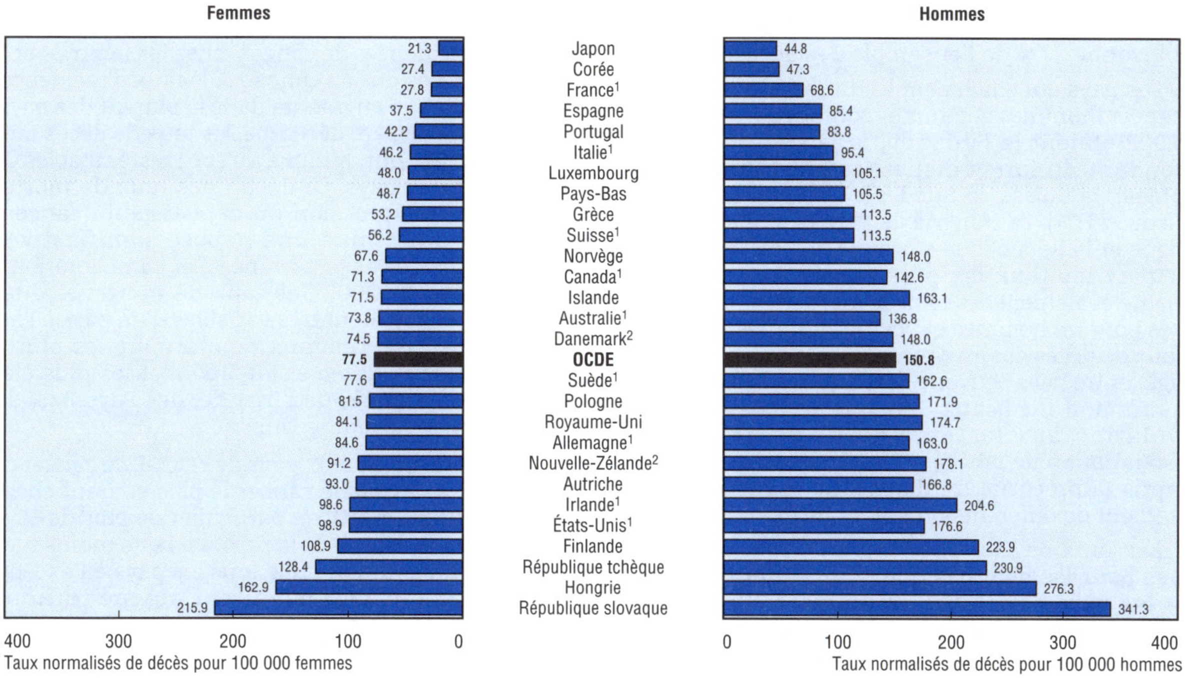

1. 2001.
2. 2000.

Graphique 1.11. **Taux de mortalité due à un accident cérébro-vasculaire, 2002**

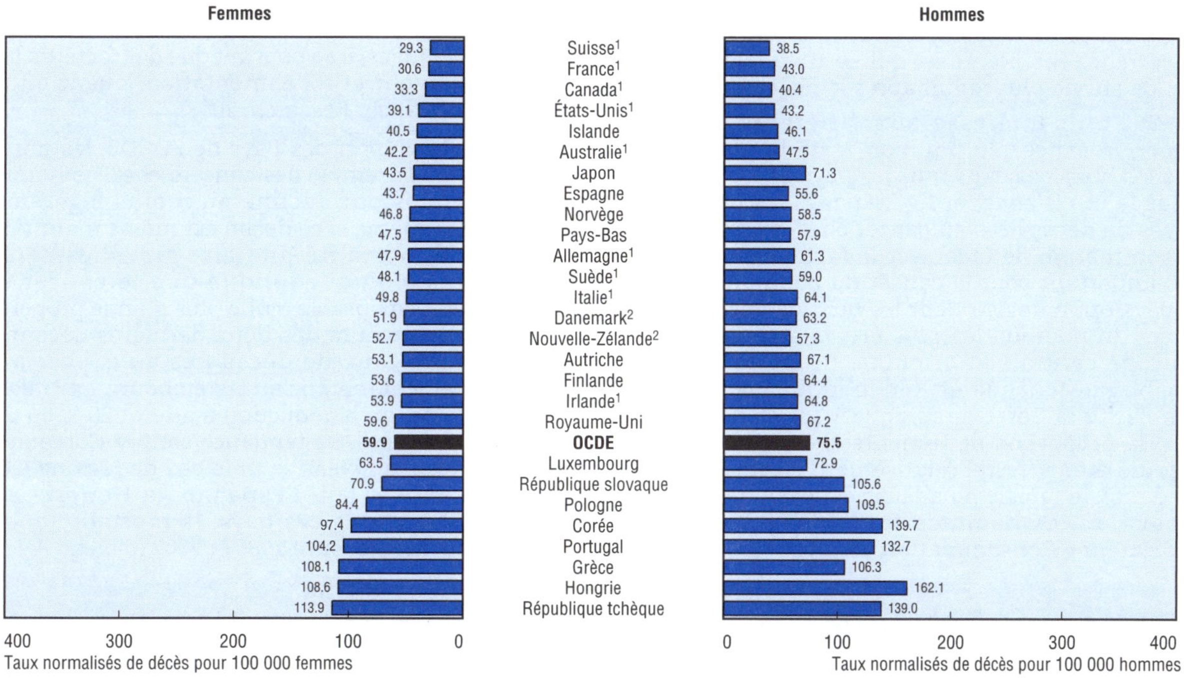

1. 2001.
2. 2000.

Source : *Eco-Santé OCDE 2005*. Les statistiques de mortalité sont extraites de la base de données sur la mortalité de l'OMS (mars 2005), et sont normalisées par rapport à l'âge en fonction de la structure de la population des pays de l'OCDE.

StatLink : *http://dx.doi.org/10.1787/704836857774*

I.5. CANCER, MORTALITÉ

Le cancer est la deuxième cause de mortalité dans la plupart des pays de l'OCDE (après les maladies cardio-vasculaires). En 2002, il a provoqué en moyenne 27 % de l'ensemble des décès.

Les pays qui affichaient les taux de mortalité dus au cancer (hommes et femmes confondus) les plus bas en 2002 étaient la Finlande, le Japon (où existent cependant de fortes disparités entre hommes et femmes), la Suisse, la Suède, le Portugal et la Grèce (tableau A.1.11). La Hongrie, la République tchèque, la Pologne et la République slovaque enregistraient pour leur part les taux les plus élevés. Le Danemark présente également des taux de mortalité relativement élevés pour les hommes et pour les femmes. Les écarts de taux de décès dus au cancer (normalisés par rapport à l'âge) entre pays peuvent s'expliquer à la fois par des facteurs non médicaux, tels que l'exposition de la population aux facteurs de risque (comme la consommation de tabac), et des facteurs médicaux, y compris la précocité du diagnostic et l'efficacité du traitement de différents types de cancer.

Les taux de mortalité dus au cancer sont plus élevés pour les hommes que pour les femmes dans tous les pays de l'OCDE (graphique 1.12). En 2002, les écarts de mortalité entre les sexes étaient particulièrement marqués au Japon, en Corée, en France, en Espagne et en République slovaque : dans tous ces pays, la mortalité due au cancer est plus de deux fois plus élevée chez les hommes que chez les femmes. Ces disparités entre les sexes s'expliquent au moins en partie par la prévalence plus élevée des facteurs de risque chez les hommes et par la disponibilité ou l'utilisation moindres des programmes de dépistage pour différents types de cancer chez les hommes, qui se traduisent par un taux de survie plus réduit après le diagnostic.

Si l'on s'intéresse aux différents types de cancer, le cancer du poumon reste le plus mortel chez les hommes dans tous les pays de l'OCDE (sauf la Suède et l'Islande) et figure parmi les principales causes de décès liées au cancer chez les femmes. La consommation de tabac est le facteur de risque le plus important pour le cancer du poumon. En 2002, les pays qui enregistraient les taux de décès dus au cancer du poumon les plus élevés étaient les pays d'Europe centrale et orientale (Hongrie, Pologne, République tchèque et République slovaque), les Pays-Bas et la Corée (graphique 1.13). Dans tous ces pays, la proportion de fumeurs chez les hommes a toujours été (et reste) relativement élevée. À l'autre extrémité, le taux le plus faible est celui de la Suède, le pays où les hommes fument le moins (voir l'indicateur « Consommation de tabac »).

Le cancer du sein est le cancer le plus fréquent chez les femmes dans tous les pays de l'OCDE (CIRC, 2004). Dans de nombreux pays, il représente 30 % ou plus des incidences de cancers chez les femmes et 15 à 20 % des décès dus au cancer. Si le taux d'incidence du cancer du sein a augmenté dans la plupart des pays au cours de la dernière décennie, les taux de décès dus au cancer du sein ont diminué ou sont restés stables dans la plupart des pays. Le déclin des taux de mortalité reflète une progression du dépistage du cancer du sein (qui a entraîné une hausse significative du pourcentage de cas peu avancés) et l'amélioration des traitements. En 2002, les taux de mortalité dus au cancer du sein étaient très variables d'un pays à l'autre (graphique 1.14). Les taux de mortalité les plus bas sont ceux de la Corée et du Japon, et les plus élevés ceux du Danemark, de l'Irlande, des Pays-Bas, de la Hongrie et du Royaume-Uni.

Dans de nombreux pays de l'OCDE, le cancer de la prostate est devenu le cancer le plus courant chez les hommes (CIRC, 2004), en particulier de plus de 65 ans. Cependant, le cancer de la prostate reste moins mortel que celui du poumon dans tous les pays à l'exception de la Suède et de l'Islande. L'augmentation de l'incidence déclarée du cancer de la prostate dans de nombreux pays pendant les années 90 est due dans une large mesure à l'utilisation plus répandue des tests de diagnostic par l'antigène spécifique de la prostate (PSA). En 2002, le taux de décès dus au cancer de la prostate allait de moins de 10 pour 100 000 hommes en Corée et au Japon à plus de 33 pour 100 000 hommes en Islande, en Norvège, en Suède et au Danemark (graphique 1.15). Les causes du cancer de la prostate sont encore mal connues. D'après certaines données, il se pourrait que des facteurs liés à l'environnement et à l'alimentation jouent un rôle (Institute of Cancer Research, 2003).

Dans la plupart des pays de l'OCDE, les taux de décès dus à l'ensemble des cancers chez les hommes et les femmes ont décliné au moins légèrement depuis 1980, même si ce déclin est moins marqué que celui de la mortalité due aux maladies cardio-vasculaires (ce qui explique que le cancer soit maintenant responsable d'une plus grande proportion des décès). Au cours des deux dernières décennies, le déclin des taux de décès liés au cancer a été particulièrement marqué au Luxembourg, en Finlande et en Autriche, où la réduction a atteint 20 % ou plus. Les exceptions à cette tendance sont la Corée (qui a démarré avec le niveau le plus bas de la zone OCDE dans les années 80), l'Espagne, la Hongrie et la Pologne : dans tous ces pays, la mortalité due au cancer a augmenté entre 1980 et 2002 (tableau A.1.11).

Définition et écarts

Les taux de mortalité sont estimés à partir du nombre brut de décès dus à une sélection de causes, tels qu'ils figurent dans la *Base de données sur la mortalité de l'OMS*. L'OMS a récemment publié une évaluation générale de la couverture, du degré d'exhaustivité et de la fiabilité des données sur les causes de décès (Mathers *et al.*, 2005). Les taux de mortalité ont été normalisés par rapport à l'âge sur la base de la structure démographique des pays de l'OCDE en 1980, de manière à éliminer les variations résultant des différences de structures d'âge entre pays ou de l'évolution de ces structures dans chaque pays au fil du temps.

Graphique 1.12. **Taux de mortalité due au cancer, hommes et femmes, 2002**

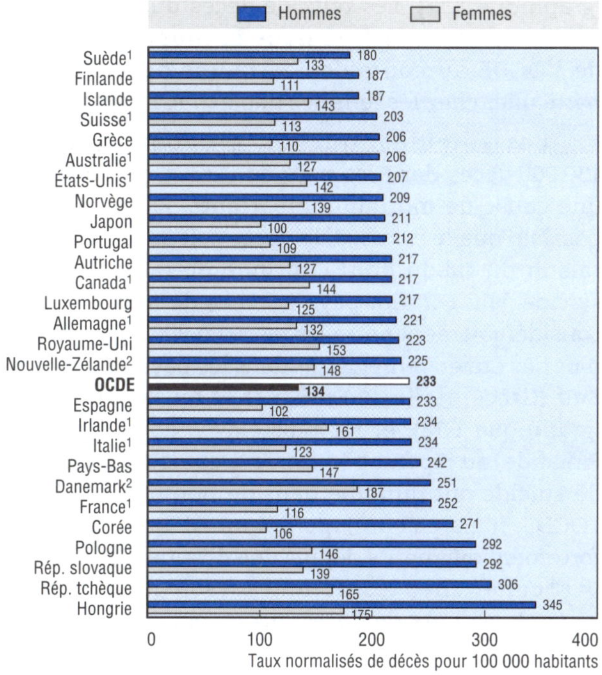

1. 2001.
2. 2000.

Graphique 1.13. **Taux de mortalité due au cancer du poumon, hommes et femmes, 2002**

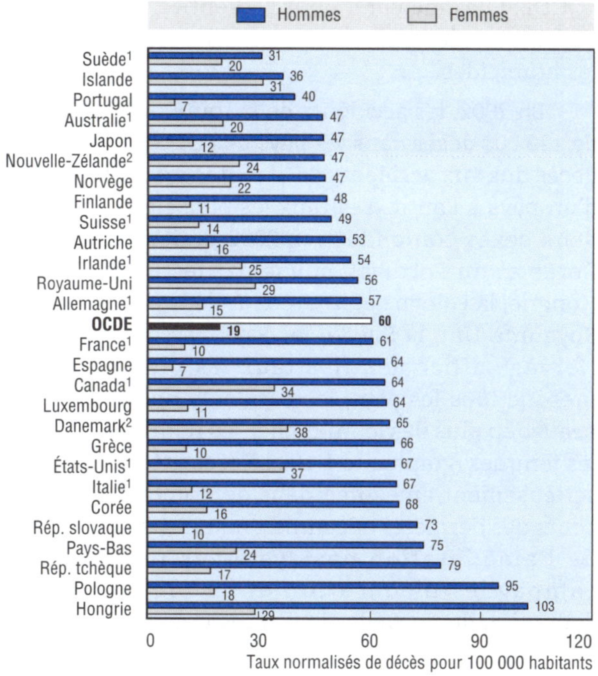

Graphique 1.14. **Taux de mortalité due au cancer du sein, femmes, 2002**

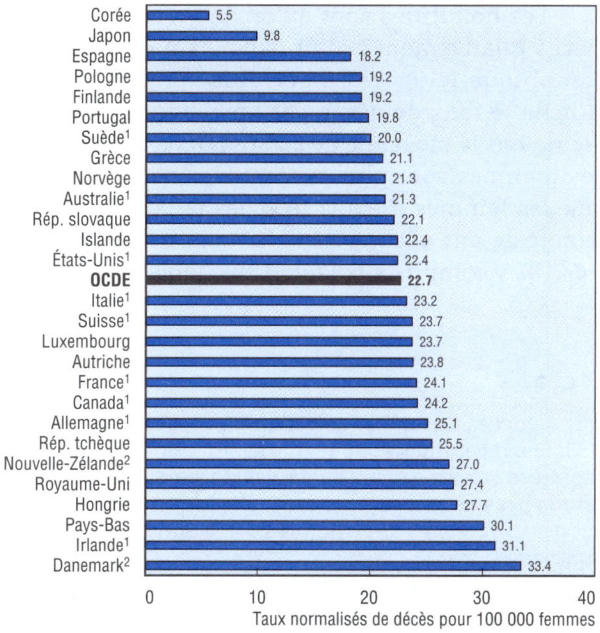

1. 2001.
2. 2000.

Graphique 1.15. **Taux de mortalité due au cancer de la prostate, hommes, 2002**

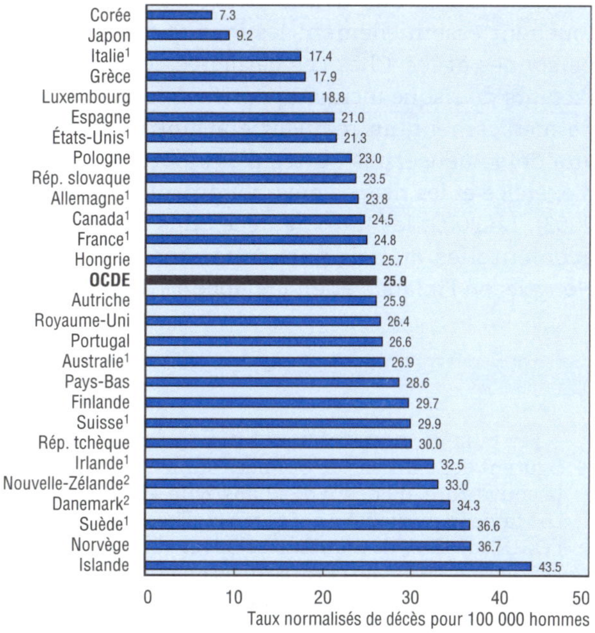

Source : *Eco-Santé OCDE 2005*. Les statistiques de mortalité sont extraites de la base de données sur la mortalité de l'OMS (mars 2005), et sont normalisées par rapport à l'âge en fonction de la structure de la population des pays de l'OCDE.

StatLink : *http://dx.doi.org/10.1787/143643184120*

I.6. CAUSES EXTERNES DE DÉCÈS

Les causes externes de décès représentent de 4 à 10 % de l'ensemble des décès dans les pays de l'OCDE. Elles incluent, pour l'essentiel, les accidents de la route, les chutes accidentelles, les suicides et les homicides.

En 2002, les accidents de la route ont causé plus de 120 000 décès dans les pays de l'OCDE. Les taux de décès dus aux accidents de la route varient fortement d'un pays à l'autre. Les taux les plus élevés (pour les deux sexes confondus) en 2002 étaient ceux de la Corée et du Portugal, suivis par les États-Unis, la Hongrie, la Pologne et la Grèce. À l'autre extrémité, le Royaume-Uni, la Suède, les Pays-Bas, le Japon et la Norvège affichaient les taux les plus bas. Dans presque tous les pays, les accidents de la route font beaucoup plus de victimes chez les hommes que chez les femmes (graphique 1.16). La sécurité routière s'est sérieusement améliorée dans de nombreux pays au cours des dernières décennies, notamment au travers de l'amélioration des systèmes routiers, des campagnes d'éducation et de prévention, de l'adoption de nouvelles lois et réglementations, et de la multiplication des contrôles routiers pour faire respecter ces lois. Aussi, depuis 1970, les taux de décès dus aux accidents de la route ont diminué de moitié en moyenne dans les pays de l'OCDE (tableau A.1.15).

Les décès dus à des chutes accidentelles touchent essentiellement les jeunes enfants et les personnes âgées. Chez ces dernières, les principaux facteurs de risque incluent la prise de certains types de médicament, un mauvais état nutritionnel, une vue défectueuse, des pertes d'équilibre, le manque d'exercice et les risques environnementaux (Bennett, 2003). En 2002, les taux de décès dus à des chutes accidentelles étaient particulièrement élevés en Hongrie, en Finlande et en République tchèque. C'est en Australie, en Espagne, au Japon, au Royaume-Uni, en Suède et aux Pays-Bas qu'ils étaient les plus bas (graphique 1.17). Les taux de décès dus aux chutes ont fortement décliné dans la plupart des pays de l'OCDE au cours des dernières décennies, en particulier chez les femmes (tableau A.1.16).

Les suicides, qui ont provoqué plus de 130 000 décès dans les pays de l'OCDE en 2002, sont une cause de mortalité importante. En outre, il est possible que le nombre de décès soit sous-estimé en raison du tabou dont continue de faire l'objet le suicide dans certains pays. Les taux de suicide varient considérablement entre les pays. En 2002, les taux les plus bas étaient enregistrés dans les pays d'Europe du Sud (Grèce, Italie et Espagne) et au Royaume-Uni (graphique 1.18), et les plus élevés en Hongrie, en Finlande, au Japon et en Corée. Depuis 1990, les taux de suicide ont diminué dans de nombreux pays de l'OCDE, mais pas au Japon ni en Irlande, où ils ont fortement augmenté depuis une dizaine d'années, en particulier chez les hommes (tableau A.1.17). En général, les taux de décès dus au suicide sont entre trois et quatre fois plus élevés chez les hommes que chez les femmes dans les pays de l'OCDE, et cet écart est relativement stable dans le temps. L'écart entre les sexes est moins marqué pour les tentatives de suicide, ce qui signifie que les femmes ont recours à des méthodes moins radicales que les hommes.

Les homicides sont à l'origine d'un nombre de décès relativement réduit dans les pays de l'OCDE (graphique 1.19). Les États-Unis sont le pays qui affiche le taux de décès par homicide le plus élevé – cinq fois la moyenne de l'OCDE. Dans tous les pays, les hommes sont plus susceptibles de se faire tuer que les femmes. Depuis 1990, les taux de décès par homicide ont décliné dans la majorité des pays de l'OCDE, y compris aux États-Unis (tableau A.1.18).

Définition et écarts

Les taux de mortalité sont estimés à partir du nombre brut de décès dus à une sélection de causes, tels qu'ils figurent dans la Base de données sur la mortalité de l'OMS. L'OMS a récemment publié une évaluation générale de la couverture, du degré d'exhaustivité et de la fiabilité des données sur les causes de décès (Mathers *et al.*, 2005). Les taux de mortalité ont été normalisés par rapport à l'âge sur la base de la structure démographique des pays de l'OCDE en 1980, de manière à éliminer les variations résultant des différences de structures d'âge entre pays ou de l'évolution de ces structures dans chaque pays au fil du temps.

La comparabilité internationale des taux de décès par suicide peut être affectée par les différences d'enregistrement entre pays. Le suicide est réprouvé dans de nombreux pays, et les personnes chargées de la notification des causes de décès peuvent être soumises à des pressions les incitant à les consigner comme « inconnues » ou d'une autre nature. On interprètera donc avec prudence les variations entre pays.

Les taux de mortalité dus aux accidents de la route au Luxembourg sont surestimés étant donné l'importance du transit routier, qui fait en sorte qu'une proportion significative de non-résidents décèdent sur les routes luxembourgeoises.

Graphique 1.16. **Taux de décès suite à un accident de la route, hommes et femmes, 2002**

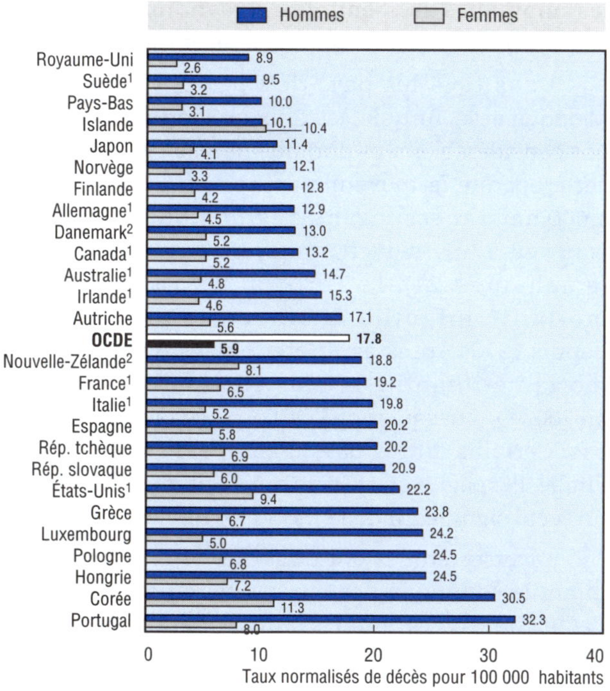

1. 2001.
2. 2000.

Graphique 1.17. **Taux de décès lié à une chute accidentelle, hommes et femmes, 2002**

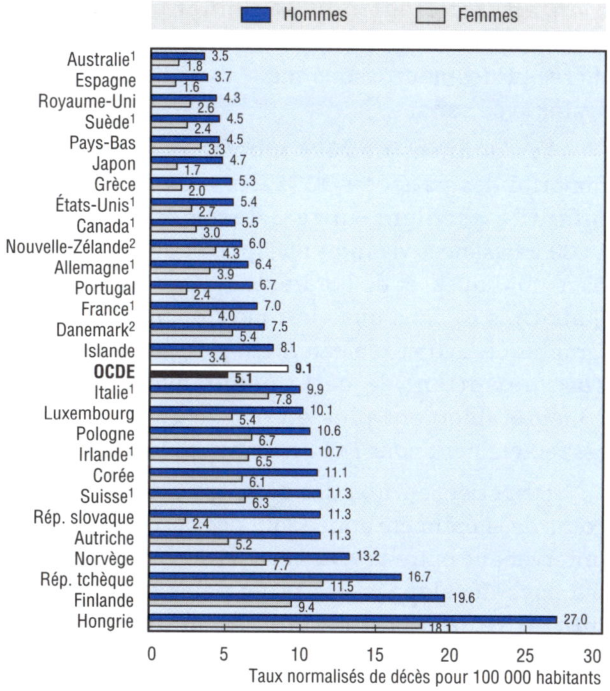

Graphique 1.18. **Taux de décès par suicide, hommes et femmes, 2002**

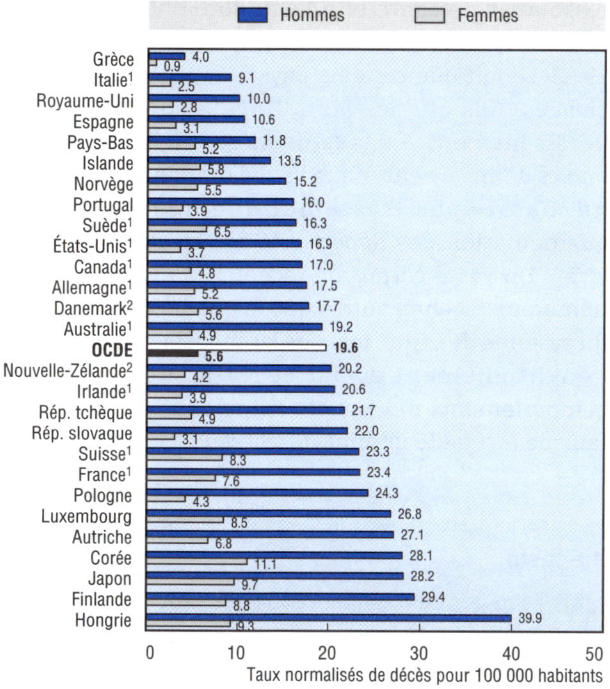

Graphique 1.19. **Taux de décès par homicide, hommes et femmes, 2002**

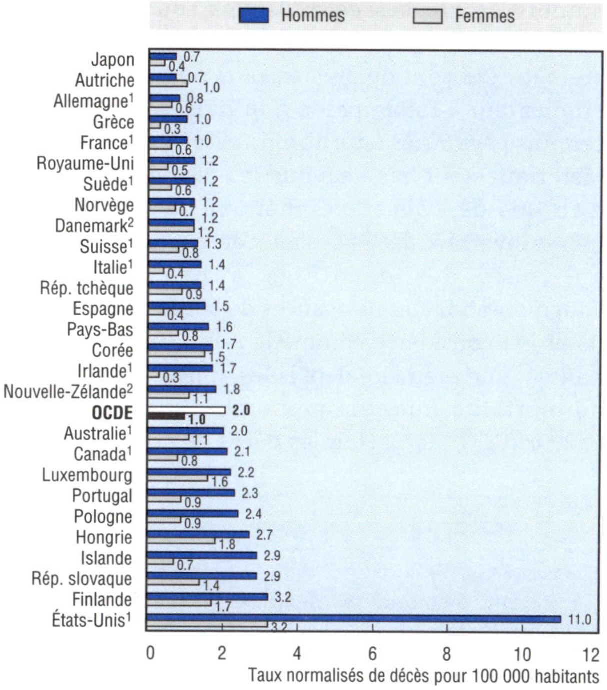

1. 2001.
2. 2000.

Source : Eco-Santé OCDE 2005. Les statistiques de mortalité sont extraites de la base de données sur la mortalité de l'OMS (mars 2005), et sont normalisées par rapport à l'âge en fonction de la structure de la population des pays de l'OCDE.

StatLink : *http://dx.doi.org/10.1787/066230600384*

I.7. MORTALITÉ INFANTILE

Les taux de mortalité infantile, qui mesurent la proportion de décès chez les nourrissons de moins d'un an, reflètent non seulement l'effet des conditions économiques et sociales sur la santé des mères et des nourrissons mais aussi l'efficacité du système de santé.

Les données de 2003 montrent que dans la majorité des pays de l'OCDE, les taux de mortalité infantile oscillent entre 3 décès environ pour 1 000 naissances vivantes au Japon et dans plusieurs pays nordiques, et de l'ordre de 7 décès ou plus aux États-Unis et dans quelques pays d'Europe de l'Est (graphique 1.20 et tableau A.1.19). Le Mexique et la Turquie sortent de cette plage, avec des taux considérablement plus élevés de 20 et 29 décès respectivement pour 1 000 naissances vivantes.

Deux tiers environ des décès qui surviennent au cours de la première année sont des décès néonataux (intervenant entre la naissance et le 28e jour). Dans les pays développés, les principales causes de la mortalité néonatale sont les malformations congénitales, un poids de naissance insuffisant (enfants prématurés) et d'autres conditions qui surviennent pendant la grossesse. Comme les femmes ont leurs enfants de plus en plus tard en moyenne, et compte tenu de l'augmentation du nombre de grossesses multiples sous l'effet des traitements contre la stérilité, les naissances prématurées sont de plus en plus nombreuses (voir l'indicateur « Faible poids à la naissance »). Dans certains pays où les taux de mortalité infantile étaient historiquement bas, tels que les pays nordiques et d'Europe de l'Ouest, ce phénomène a enrayé ou même inversé le déclin des taux de mortalité infantile au cours des dernières années. De fait, l'augmentation des naissances de bébés de très faible poids est considérée comme la raison majeure de la hausse (une première depuis les années 50) des taux de mortalité infantile aux États-Unis entre 2001 et 2002 (CDC, 2005). Pour les décès de nourrissons de plus d'un mois (mortalité post-néonatale), les causes possibles sont plus variées – les plus communes étant les anomalies congénitales, le syndrome de mort subite du nourrisson, les infections et les accidents.

Dans tous les pays de l'OCDE, y compris le Mexique et la Turquie, les taux de mortalité infantile ont considérablement diminué depuis 1970, puisqu'à cette époque la moyenne approchait 30 décès pour 1 000 naissances vivantes (graphique 1.22). Cela équivaut à une réduction moyenne de plus de 75 % (graphique 1.21). Le Portugal a vu son taux de mortalité infantile diminuer de plus de 90 % depuis 1970. Après avoir été le pays européen à la mortalité infantile la plus élevée, il est devenu en 2003 l'un des pays de l'OCDE où ce taux est le plus bas. Certains autres pays d'Europe du Sud tels que l'Italie, l'Espagne et la Grèce ont également enregistré un recul significatif de la mortalité infantile.

Diverses études ont utilisé les taux de mortalité infantile comme indicateur sanitaire pour examiner l'effet de divers déterminants médicaux et non médicaux de la santé. Bien que la plupart des analyses concluent à l'existence d'une relation négative entre la mortalité infantile et les dépenses de santé, les chercheurs attribuent davantage les différences observées entre les pays développés à l'allocation des ressources de santé et à l'équilibre entre dépenses sanitaires et non sanitaires (Babazano et Hillman, 1994). Le fait que certains pays à dépenses sanitaires élevées, tels que les États-Unis, n'obtiennent pas nécessairement des taux de mortalité infantile plus faibles donne à penser que l'amélioration des résultats ne passe pas systématiquement par une augmentation des dépenses (Retzlaff-Roberts *et al.*, 2004). Un vaste corpus de recherches montre que de nombreux facteurs autres que la qualité et l'efficience du système de santé, tels que les inégalités de revenus, l'environnement social et les modes de vie et comportements individuels ont une influence sur les taux de mortalité infantile (Kiely *et al.*, 1995).

Définition et écarts

Le taux de mortalité infantile est le nombre de décès d'enfants de moins de 1 an pour 1 000 naissances vivantes. La mortalité néonatale est le nombre de décès d'enfants de moins de 28 jours.

Certaines des variations internationales relatives au taux de mortalité infantile et néonatale peuvent s'expliquer par les différentes manières d'enregistrer les prématurés (déclarés naissances vivantes ou non). Dans plusieurs pays tels que les États-Unis, le Canada et les pays nordiques, les grands prématurés (avec relativement peu de chances de survie) sont enregistrés comme naissances vivantes, ce qui augmente les taux de mortalité, alors que dans d'autres pays, ils ne le sont pas (Sachs *et al.*, 1995).

Graphique 1.20. **Taux de mortalité infantile et néonatale, 2003**

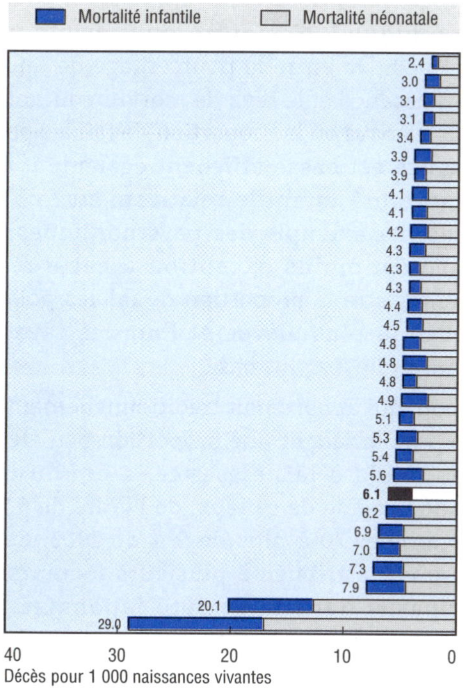

Graphique 1.21. **Déclin des taux de mortalité infantile, 1970-2003**

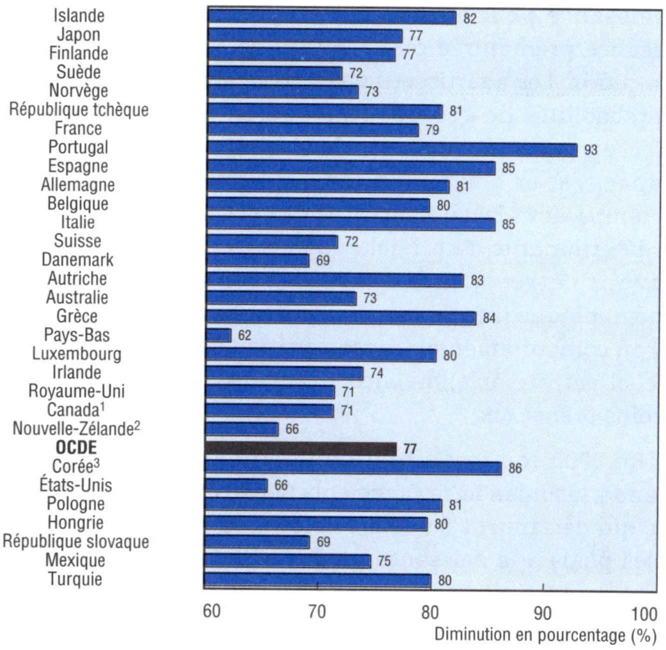

Note : Aux États-Unis, au Canada et dans certains pays nordiques, les grands prématurés avec une faible chance de survie sont enregistrés comme naissances vivantes, ce qui n'est pas le cas dans d'autres pays.

1. 2002.
2. 2001.
3. 1999.

Graphique 1.22. **Taux de mortalité infantile, 1970-2003**

Moyenne OCDE, Portugal et États-Unis

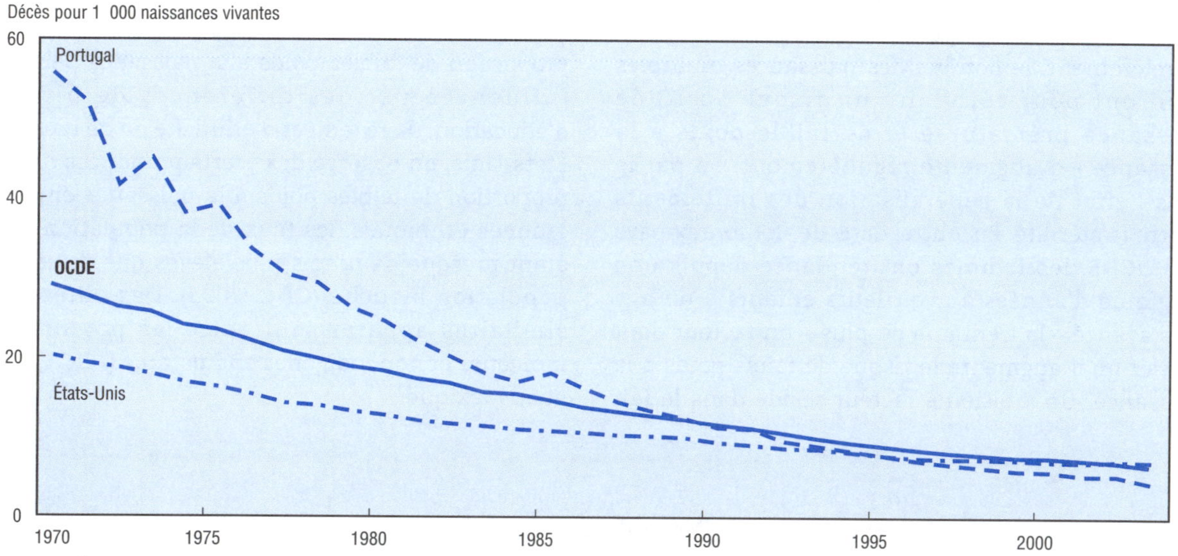

Note : Aux États-Unis, au Canada et dans certains pays nordiques, les grands prématurés avec une faible chance de survie sont enregistrés comme naissances vivantes, ce qui n'est pas le cas dans d'autres pays.

Source : *Eco-Santé OCDE 2005*.

StatLink : *http://dx.doi.org/10.1787/777857648421*

I.8. SANTÉ DU NOURRISSON : FAIBLE POIDS À LA NAISSANCE

Le faible poids à la naissance est un indicateur important de la santé du nourrisson en raison du lien qui existe entre le poids de naissance et la mortalité et la morbidité infantiles. Un faible poids à la naissance peut être dû à deux facteurs : une naissance prématurée ou un retard de croissance intra-utérin. Les nourrissons de faible poids ont plus de probabilités de décéder ou d'être en mauvaise santé et, ultérieurement, de développer des incapacités, et doivent rester hospitalisés plus longtemps après la naissance (UNICEF et OMS, 2004). Les déterminants d'un faible poids à la naissance peuvent être d'ordre socio-économique, démographique (âge de la mère, grossesse multiple, etc.) ou comportemental (consommation de tabac et d'alcool par exemple) ou encore être liés au niveau de soins prénataux.

En 2003 (ou la dernière année disponible), l'Islande, la Finlande, la Corée et la Suède étaient les pays qui déclaraient les plus faibles proportions de faibles poids à la naissance (moins de 2 500 g) – de l'ordre de 4.5 % des naissances vivantes ou moins. Le Japon, la Hongrie et la Grèce se situent à l'autre extrémité avec des taux supérieurs à 8 % (graphique 1.23). La Turquie, les États-Unis et le Royaume-Uni les suivent de près avec des taux de presque 8 %. La moyenne de l'OCDE est quant à elle de 6.5 %.

La hausse du nombre de naissances de faible poids observée dans de nombreux pays de l'OCDE depuis quelques années peut s'expliquer par plusieurs facteurs (graphique 1.24 et tableau A.1.20). Premièrement, le nombre des naissances multiples – qui ont pour corollaire un risque accrû de naissance prématurée et de faible poids à la naissance – a augmenté régulièrement, en partie sous l'effet de la généralisation des traitements contre la stérilité. En outre, dans de nombreux pays de l'OCDE, les femmes ont tendance depuis une vingtaine d'années à avoir leurs enfants à un âge plus avancé – la trentaine ou plus – un facteur dont on sait qu'il augmente le risque de faible poids à la naissance. Un troisième facteur réside dans le fait que les nouvelles technologies médicales et l'amélioration des soins prénataux accroissent la probabilité des très petits fœtus de naître en vie.

Le graphique 1.26 montre qu'il existe une corrélation positive entre le pourcentage de faibles poids à la naissance et le taux de mortalité infantile. En général, les pays où la proportion de faibles poids à la naissance est basse affichent également des taux de mortalité infantile relativement faibles. C'est le cas par exemple des pays nordiques. Le Japon fait néanmoins exception à cette règle puisqu'il enregistre la proportion de faibles poids à la naissance la plus élevée et l'un des taux de mortalité infantile les plus bas.

Le Japon, qui appartenait traditionnellement au groupe de pays affichant une proportion peu élevée de faibles poids à la naissance, a connu une augmentation rapide de ce taux, de l'ordre de 5 % à la fin des années 70 à plus de 9 % en 2003. Cette évolution a été attribuée à plusieurs facteurs de risque apparus dans la société japonaise, en particulier la prévalence croissante du tabagisme chez les jeunes Japonaises depuis les années 70, ainsi qu'une tendance marquée aux maternités plus tardives (Jeong et Hurst, 2001; et Ohmi *et al.*, 2001). D'un autre côté, les soins médicaux aux nouveaux-nés se sont révélés particulièrement efficaces au Japon en ce sens qu'ils ont permis de réduire la mortalité infantile malgré l'augmentation de la proportion de faibles poids à la naissance.

La comparaison de différents groupes de population au sein d'un même pays montre que la proportion de faibles poids à la naissance peut être influencée par des différences de niveaux d'éducation, de revenu et d'ethnicité ou de race. Aux États-Unis, on observe des écarts prononcés dans la proportion de faibles poids à la naissance entre les groupes ethniques, les taux de la population noire étant presque deux fois plus élevés que ceux de la population blanche (CDC, 2003). Des différences similaires apparaissent entre les populations indigènes et non indigènes en Australie (AIHW, 2005) et au Mexique.

Définition et écarts

La proportion de faibles poids à la naissance correspond au nombre d'enfants vivants à la naissance pesant moins de 2 500 grammes en pourcentage des naissances vivantes totales. Les données proviennent en majorité des registres des naissances, sauf pour les Pays-Bas où la source est une enquête de santé par entretien.

Graphique 1.23. **Faible poids des nourrissons à la naissance, 2003**

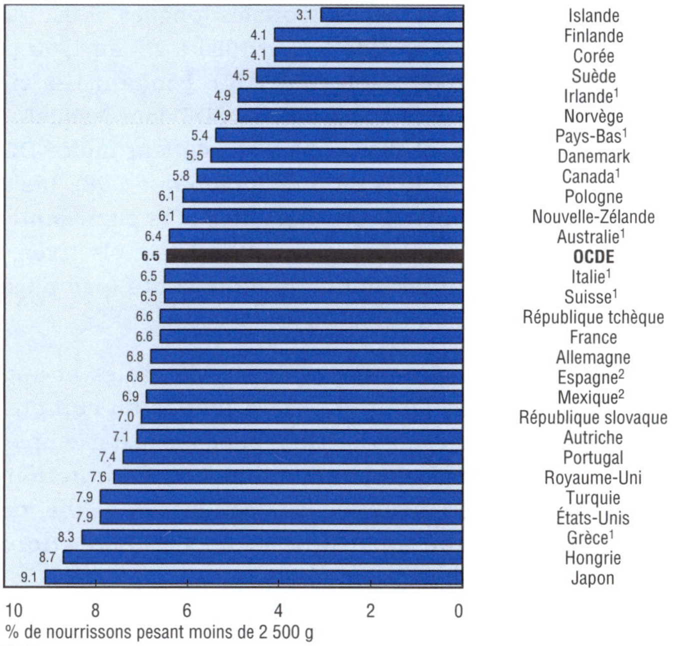

1. 2002.
2. 2001.

Graphique 1.24. **Variation de la proportion de nourrissons ayant un faible poids à la naissance, 1980 à 2003**

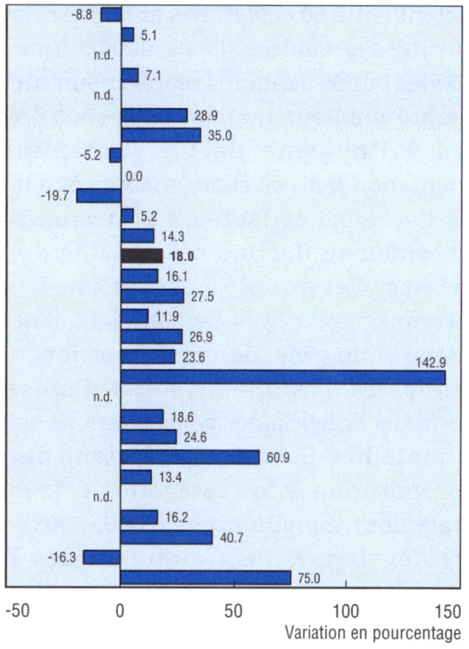

Graphique 1.25. **Tendances dans la proportion de nourrissons ayant un faible poids à la naissance, 1980-2003**

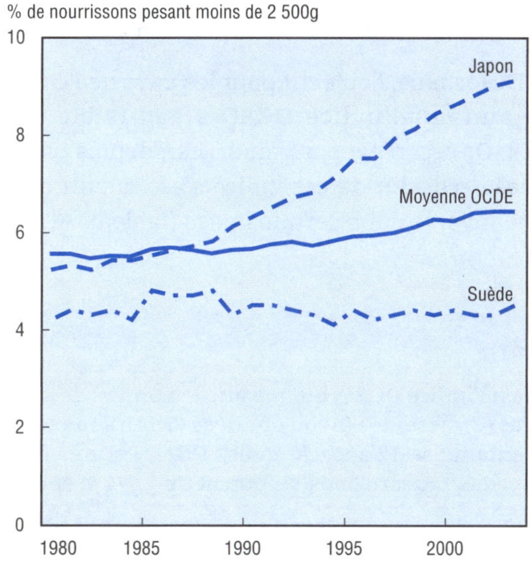

Graphique 1.26. **Faible poids à la naissance et mortalité infantile, 2003**

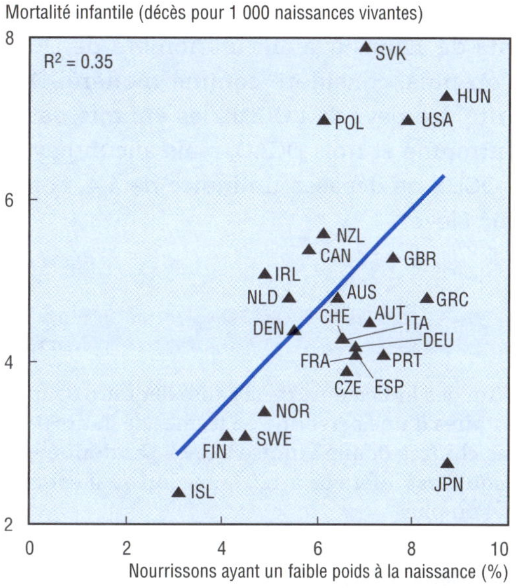

Source : Eco-Santé OCDE 2005.

StatLink : *http://dx.doi.org/10.1787/625840234336*

I.9. SANTÉ DENTAIRE DES ENFANTS

Dans les pays développés, les problèmes dentaires – qui recouvrent principalement les caries et les affections gingivales – sont courants puisqu'ils affectent entre 60 et 90 % des enfants scolarisés et la majorité des adultes (OMS, 2003). À ce titre, les maladies bucco-dentaires représentent un problème de santé publique majeur. Elles sont étroitement liées à l'hygiène de vie, notamment une alimentation riche en sucre, mais aussi à la présence ou à l'absence de facteurs protecteurs tels que l'exposition au fluorure et la qualité de l'hygiène dentaire. Les problèmes dentaires peuvent s'accompagner chez la personne de sensations de douleur et de gêne, de déficiences fonctionnelles, d'une perte d'estime de soi et d'un sentiment d'insatisfaction lié à des considérations esthétiques. Les maladies dentaires affectent de manière disproportionnée les catégories défavorisées et socialement marginalisées (OMS, 2003). Dans les pays développés, le traitement des maladies dentaires est souvent coûteux.

En 2000 (ou pour l'année disponible la plus proche), les enfants de 12 ans vivant en Australie, au Royaume-Uni et en Suisse avaient en moyenne moins d'une dent permanente cariée, absente ou obturée (DCAO) (graphique 1.27). En revanche, en Pologne, en Hongrie, en Corée, en République slovaque, en République tchèque et au Portugal, les enfants de 12 ans avaient un nombre de DCAO de trois ou plus, considéré comme modéré. Dans la majorité des pays de l'OCDE, les enfants de 12 ans ont entre une et trois DCAO, mais aucun pays de la zone OCDE ne dépasse un indice de 4.4, considéré comme élevé.

Lors des dernières décennies, le nombre de DCAO a fortement diminué dans les pays de l'OCDE. Dans un groupe stable de pays pour lesquels on dispose de séries temporelles longues, il est passé d'une moyenne de 4.7 en 1980 à 2.7 en 1990 puis à 1.5 en 2000 (tableau A.1.21). Pendant ces vingt années, 18 des 20 pays de l'OCDE pour lesquels des données sont disponibles ont vu leur indice DCAO décliner de 50 % ou plus (graphique 1.28). Il s'agit là d'un progrès considérable sur le plan sanitaire. Une majorité de pays a atteint la cible fixée par l'Organisation mondiale de la santé (pas plus de 3 DCAO) pour l'an 2000 (OMS, 2003).

Le déclin des problèmes de caries et autres problèmes dentaires est à mettre au compte de diverses mesures de santé publique (par exemple les programmes communautaires de fluoruration de l'eau), de l'évolution des conditions de vie, de la gestion thérapeutique et de l'amélioration de l'hygiène bucco-dentaire.

Le graphique 1.29 fait apparaître une corrélation négative faible entre le nombre de DCAO chez les enfants et le nombre de dentistes par habitant. Des pays qui ont le même nombre de dentistes par habitant présentent des écarts substantiels au niveau de l'indice DCAO, ce qui signifie que des facteurs autres que la disponibilité des dentistes affectent la santé dentaire.

Désormais, l'objectif pour les pays de l'OCDE est de maintenir l'indice DCAO à son faible niveau actuel. Or ceci n'est pas garanti car, depuis quelques années, le déclin de cet indice s'est ralenti ou s'est même inversé dans certains pays (tableau A.1.21).

Définition et écarts

L'un des indicateurs de la santé dentaire couramment utilisés est l'indice DCAO, qui mesure le nombre de caries dentaires d'une personne en termes de dents permanentes cariées (C), absentes (A) ou obturées (O). La somme des trois chiffres donne l'indice DCAO. Les données concernent les enfants de 12 ans. Un indice DCAO est très faible lorsqu'il est inférieur à 1.2, faible lorsqu'il est compris entre 1.2 et 2.6, modéré dans la fourchette 2.7-4.4, et élevé à 4.4 ou plus.

La Norvège calcule un indice DAO, qui ne prend pas en compte les dents cariées, et la Suède un indice DCO, qui exclut les dents absentes. En Nouvelle-Zélande, il est possible que l'âge de référence moyen soit légèrement supérieur à 12 ans, car l'enquête porte sur les enfants dans la huitième année de leur scolarité.

Graphique 1.27. **Nombre moyen de dents cariées, absentes, obturées, enfants âgés de 12 ans, 2000 ou année proche**

Graphique 1.28. **Déclin du nombre moyen de dents cariées, absentes, obturées, enfants âgés de 12 ans, 1980 à 2000**

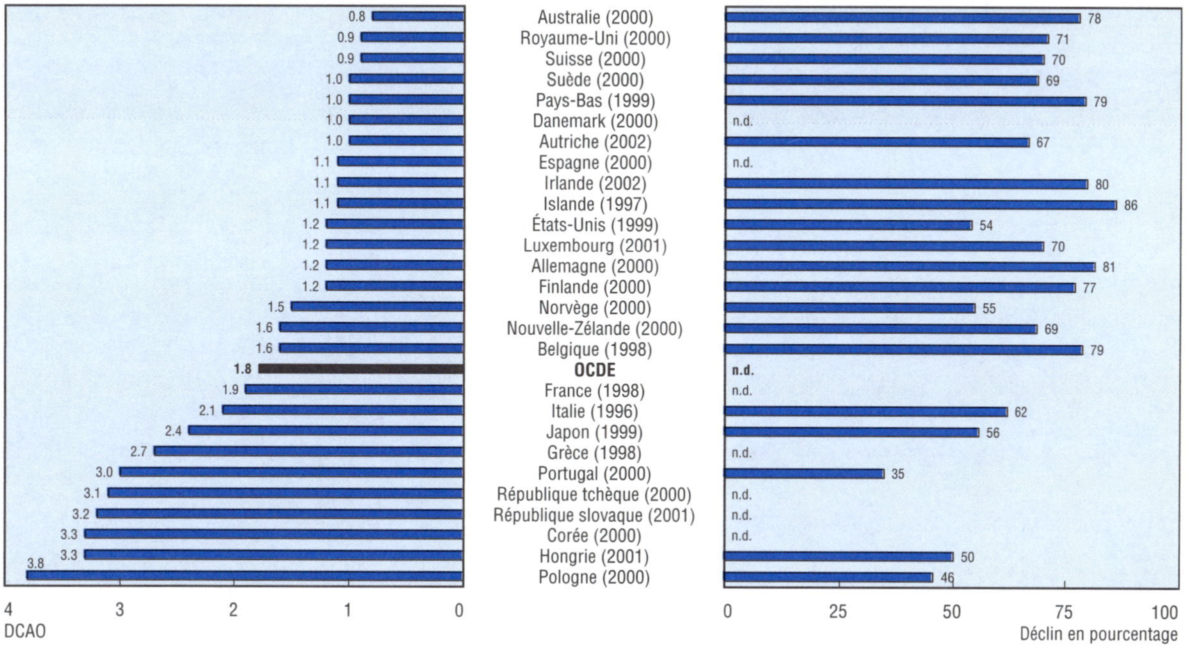

Graphique 1.29. **Nombre moyen de dents cariées, absentes, obturées chez les enfants âgés de 12 ans et nombre de dentistes pour 1 000 habitants, 2000**

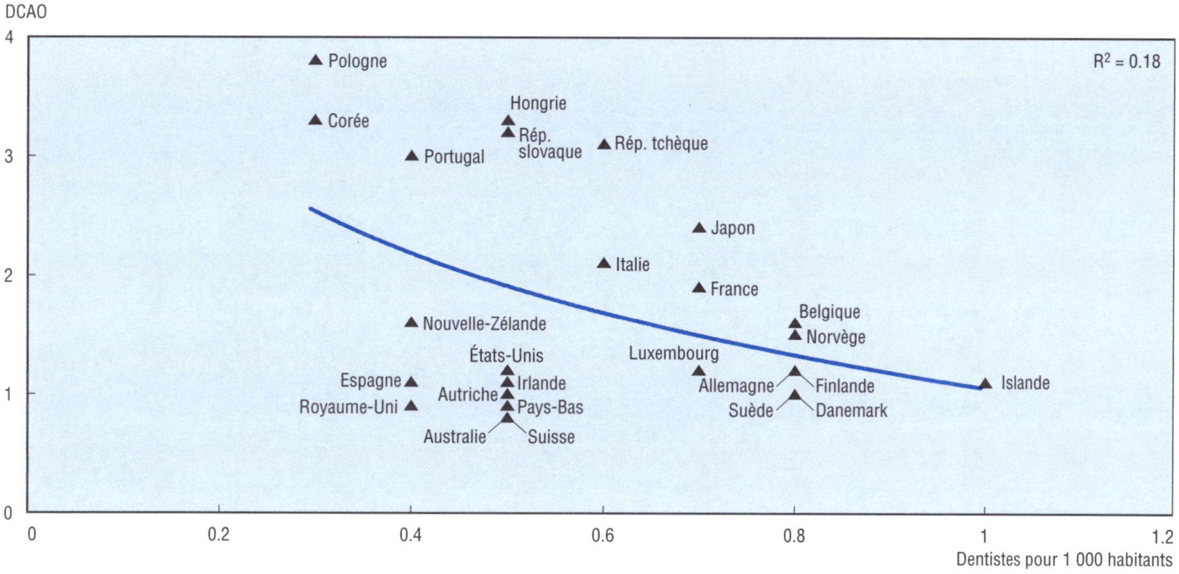

Note : DCAO : Dent permanente cariée, absente ou obturée.

Source : Eco-Santé OCDE 2005.

StatLink : *http://dx.doi.org/10.1787/668182526537*

ISBN 92-64-01264-8
Panorama de la santé : Les indicateurs de l'OCDE 2005

PARTIE II

Ressources en santé et leur utilisation

La pénurie de médecins perçue dans de nombreux pays de l'OCDE est une source de préoccupation majeure. Les effectifs, la répartition et la composition de la population de médecins en activité dépendent de plusieurs facteurs liés à l'offre, en particulier les *numerus clausus* de la profession médicale, le choix de la spécialité, les caractéristiques démographiques des praticiens (par exemple, l'âge et le sexe), la rémunération, les conditions de travail et les migrations internationales.

En 2003, le nombre de médecins en activité par habitant présentait de fortes variations entre les pays de l'OCDE, allant de plus de 4 pour 1 000 habitants en Italie et en Grèce à moins de 2 pour 1 000 en Turquie, au Mexique et en Corée (graphique 2.1). Le nombre de médecins par habitant était relativement faible également au Japon, au Canada, au Royaume-Uni et en Nouvelle-Zélande. La moyenne de l'OCDE se situait à 2.9 médecins pour 1 000 habitants.

Dans tous les pays pour lesquels des données historiques sont disponibles, le ratio médecins/population a augmenté depuis 1990, sauf au Canada où il est resté stable (graphique 2.2). La progression a été particulièrement rapide dans les pays qui partaient d'un ratio relativement bas en 1990, tels que la Corée, le Mexique et la Turquie. Le ratio de la Corée a augmenté de 5 % par an en moyenne depuis 1990 et devrait continuer à croître rapidement au cours des années à venir en raison de la création de nouvelles écoles de médecine et de l'augmentation du nombre d'étudiants en médecine (OCDE, 2003b). Au Mexique, le nombre de médecins exerçant dans le secteur public a beaucoup augmenté dans la seconde moitié des années 90, suite à l'introduction d'un programme visant à améliorer l'accès aux services de santé (OCDE, 2005c).

Dans plusieurs pays, le fait que les autorités publiques limitent le nombre de places dans les écoles de médecine ou laissent au contraire ces dernières fixer leur nombre d'étudiants chaque année a une influence considérable sur l'offre de médecins. De manière générale, la croissance du ratio médecins/population a été beaucoup plus lente dans les pays qui limitent les admissions dans les écoles de médecine (tels que le Canada, le Japon et la Nouvelle-Zélande) que dans ceux qui n'exercent pas ce contrôle (Simoens et Hurst, 2004).

Depuis quelques décennies, les femmes sont de plus en plus en plus nombreuses à embrasser la carrière médicale et constituent dans de nombreux pays de l'OCDE une source importante de nouveaux médecins. Dans tous les pays de l'OCDE, la part des femmes dans le corps médical a régulièrement augmenté au cours des deux dernières décennies. Néanmoins, en 2003, la part des femmes médecins demeurait très variable, allant de seulement 16 % au Japon et 23 % aux États-Unis à plus de 50 % en Pologne, en Finlande, en République tchèque et en Hongrie (graphique 2.3). Il est nécessaire de prendre en compte l'évolution de la participation des femmes dans le corps médical pour planifier les ressources en personnel de santé, non seulement parce que les femmes représentent une source précieuse de nouvelles recrues potentielles, mais aussi parce que leur apport au domaine médical est différent de celui des hommes. Des études effectuées en Australie et au Canada indiquent que le choix de la spécialité varie en fonction du sexe, les femmes préférant les soins primaires et certaines spécialités telles que la pédiatrie, la psychiatrie, l'obstétrique et la gynécologie (AMWAC, 1996; AIHW, 1996; et Tyrrell et Dauphinee, 1999). Par ailleurs, des données provenant de plusieurs pays européens (par exemple l'Autriche, la France, l'Allemagne et le Royaume-Uni) montrent que les femmes effectuent généralement moins d'heures de travail, en particulier lorsqu'elles élèvent des enfants (Simoens et Hurst, 2004).

Bien que les pays de l'OCDE privilégient généralement les politiques qui garantissent l'autosuffisance nationale en médecins, il n'est pas rare que ces politiques s'accompagnent de mesures à court ou à moyen terme visant à attirer des médecins de l'étranger sur une base temporaire ou permanente. Dans certains pays, les médecins formés à l'étranger représentent une part substantielle du corps médical. En 2000, cette part excédait 20 % dans plusieurs pays anglophones tels que la Nouvelle-Zélande, le Royaume-Uni (Angleterre), les États-Unis et le Canada (graphique 2.4). La part des médecins formés à l'étranger était en revanche nettement inférieure au Japon, en Autriche et en France. Les migrations internationales peuvent accroître la souplesse du marché du travail pour les professionnels de santé dans les pays d'accueil. Cependant, il existe un grand risque de « fuite des cerveaux » dès lors que ces migrations correspondent à des flux nets à long terme des pays à faible revenu vers les pays à revenu élevé.

Définition et écarts

Le nombre de médecins en activité est défini comme le nombre de médecins qui exercent effectivement la médecine dans des établissements publics et privés. Les nombres sont fondés sur les effectifs, sauf en République tchèque, au Mexique et en Norvège, qui communiquent des équivalents temps plein (d'où une légère sous-estimation). L'Irlande et les Pays-Bas communiquent le nombre de médecins *autorisés* à exercer plutôt que celui des médecins *en activité* (d'où une surestimation).

PANORAMA DE LA SANTÉ : LES INDICATEURS DE L'OCDE 2005 – ISBN 92-64-01264-8 – © OCDE 2005

Graphique 2.1. **Médecins en activité pour 1 000 habitants, 2003**

Graphique 2.2. **Taux de croissance annuel moyen du nombre de médecins pour 1 000 habitants, 1990 à 2003**

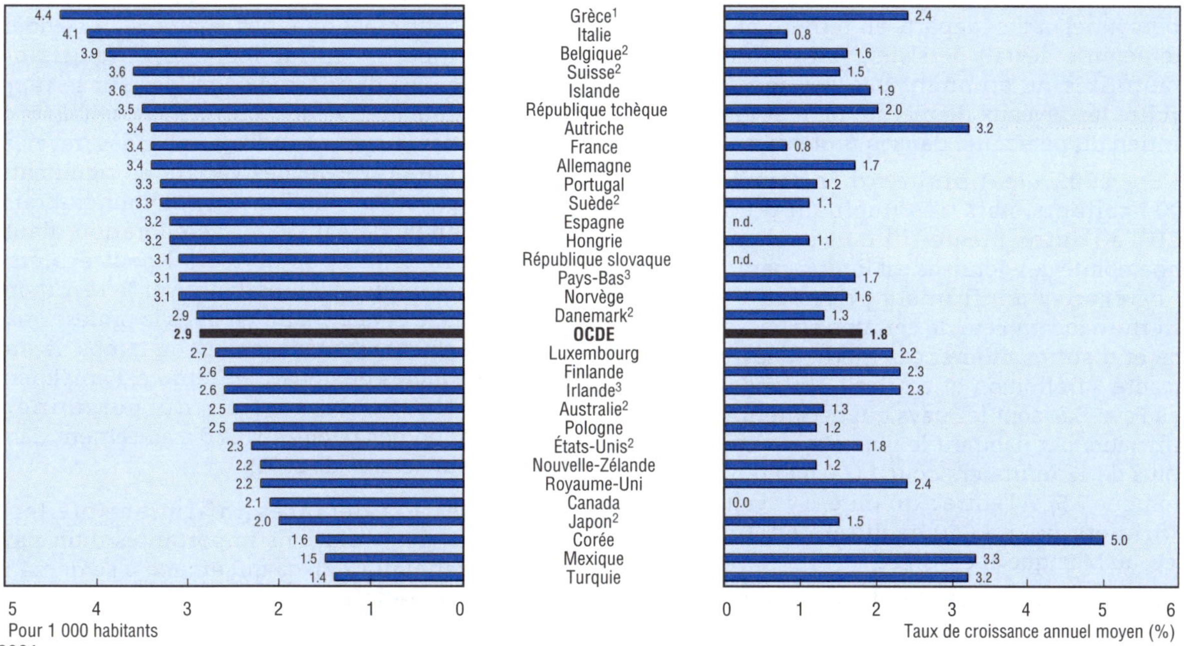

1. 2001.
2. 2002.
3. L'Irlande et les Pays-Bas communiquent le nombre de médecins autorisés à exercer plutôt que celui des médecins en activité.

Graphique 2.3. **Part des femmes médecins dans le total des médecins, 1980 et 2003**

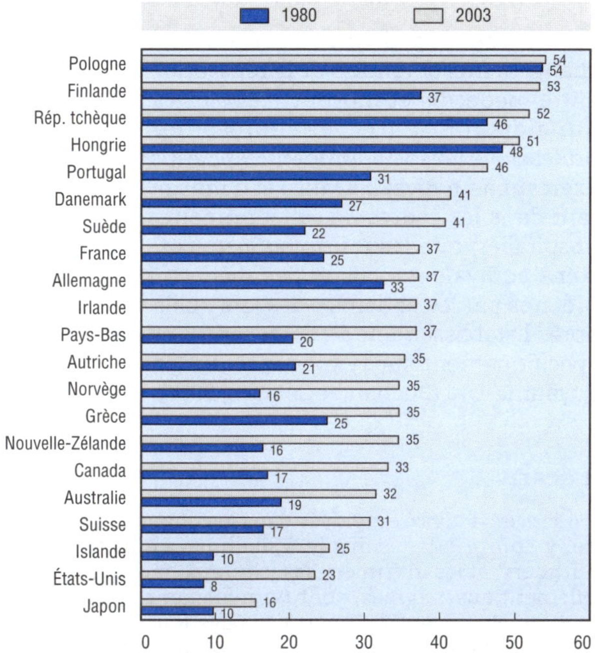

Note : Finlande 1990-2003, France 1984-2003, Allemagne 1991-2003, Grèce 1981-2001, Islande 1985-2003.
Voir notes du tableau A.2.1.
Source : Eco-Santé OCDE 2005.

Graphique 2.4. **Part des médecins formés à l'étranger parmi les médecins en activité dans certains pays de l'OCDE, 2000**

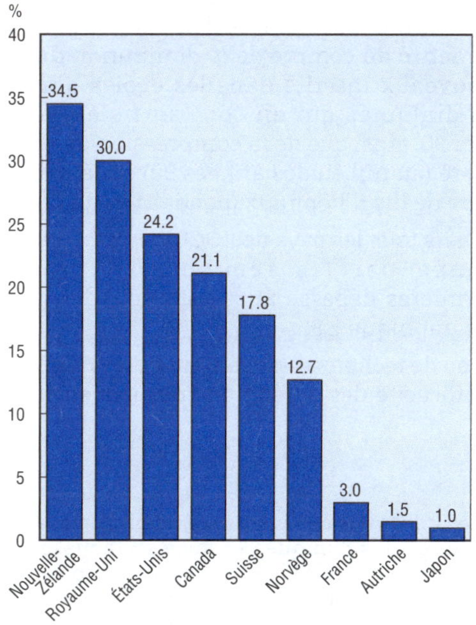

Source : OCDE (2004b), chapitre 4.

StatLink : *http://dx.doi.org/10.1787/816808853883*

Des pénuries d'infirmiers sont rapportées dans presque tous les pays de l'OCDE. Compte tenu de l'augmentation prévue de la demande d'infirmiers et du déclin de leurs effectifs – dû au vieillissement du personnel et aux départs en retraite progressifs – cette pénurie devrait persister, voire s'intensifier, si les autorités ne prennent pas des mesures pour accroître les niveaux de recrutement et améliorer le maintien du personnel dans la profession.

En 2003, le nombre d'infirmiers pour 1 000 habitants était très fluctuant d'un pays de l'OCDE à l'autre, même s'il faut souligner que la comparabilité des données est limitée par la variation des catégories d'infirmiers prises en compte, la couverture incomplète de certains établissements de soins et d'autres différences méthodologiques (voir l'encadré « Définition et écarts »). L'Irlande, l'Islande et les Pays-Bas sont les pays qui déclarent le nombre d'infirmiers par habitant le plus élevé – avec environ ou plus de 13 infirmiers pour 1 000 habitants en 2003 (graphique 2.5). À l'autre extrémité, il y avait moins de 4 infirmiers pour 1 000 habitants en Turquie, en Corée, au Mexique et en Grèce.

Si l'on examine les tendances dans le temps, le nombre d'infirmiers pour 1 000 habitants a progressé dans tous les pays de l'OCDE pour lesquels des données sont disponibles dans les années 70 et 80 (tableau A.2.2). Entre 1990 et 2003, le nombre d'infirmiers par habitant a continué à augmenter au moins légèrement dans la plupart des pays, mais il a commencé à décliner en Australie, au Canada, en Nouvelle-Zélande et en Pologne (graphique 2.6). Au Canada, le recul du nombre d'infirmiers par habitant est à mettre au compte de la diminution du nombre de nouveaux inscrits dans les écoles d'infirmiers et de diplômés qui en sont sortis au cours des années 90, ainsi que de la compression des dépenses de santé (au milieu des années 90) et de la baisse du nombre de lits d'hôpitaux (pendant toute la période).

Dans tous les pays de l'OCDE, la profession reste dominée par les femmes. La proportion d'infirmières dépasse 85 % dans tous les pays sauf deux (graphique 2.8).

Peu de recherches ont été effectuées sur le rapport coût-efficacité des différentes mesures envisageables pour garantir des effectifs d'infirmiers suffisants. Il est démontré que la rémunération influence le nombre d'inscriptions dans les écoles d'infirmiers ainsi que la participation au marché du travail et le maintien en activité d'infirmiers qualifiés, même si, à l'évidence, d'autres facteurs influencent les effectifs de la profession. Les données disponibles sur le rapport entre la rémunération des infirmiers hospitaliers et la rémunération moyenne de l'ensemble des travailleurs de l'économie révèlent des variations significatives entre les pays (voir l'indicateur « Rémunération des professionnels de santé »). L'amélioration d'autres aspects des conditions de travail peut également exercer une influence importante sur le recrutement des infirmiers et leur maintien dans la profession. Ces aspects incluent : l'aménagement du temps de travail et des modalités de départ en retraite, l'amélioration des politiques de gestion du personnel et l'amélioration des perspectives d'avancement dans la carrière (Simoens *et al.*, 2005).

Les ratios déclarés infirmiers/médecins présentent des variations importantes d'un pays à l'autre (graphique 2.7), ce qui amène à se demander si on a trouvé le bon équilibre des compétences entre médecins et infirmiers. Ils s'échelonnent entre plus de 5 infirmiers pour un médecin en Irlande et moins d'un infirmier pour un médecin en Grèce. Ce ratio continue d'être relativement élevé au Canada et en Australie, où le nombre d'infirmiers par habitant a pourtant diminué depuis 1990. Plus de la moitié des pays de l'OCDE affichent des ratios infirmiers/médecins compris entre deux et quatre.

Il ressort d'une étude récente sur les changements potentiels de la répartition des fonctions entre médecins et infirmiers et sur les substitutions qui s'opèrent entre les représentants des deux professions (avec notamment l'apparition d'infirmiers exerçant à un niveau avancé et d'infirmiers praticiens, tant dans les cadres de soins primaires qu'en milieu hospitalier) que les infirmiers peuvent dispenser des soins équivalents à ceux des médecins – et souvent préférés par les patients – dès lors qu'ils interviennent après l'établissement du diagnostic. Cette étude porte spécifiquement sur l'expérience des États-Unis et du Royaume-Uni (Buchan et Calman, 2004).

Définition et écarts

Les infirmiers en activité sont définis par le nombre d'infirmiers en activité employés dans les hôpitaux publics et privés, les cliniques et autres établissements de santé, y compris les infirmiers libéraux. Le personnel hautement qualifié (avec une formation postsecondaire d'infirmiers) et les infirmiers associés/auxiliaires (qui ont un niveau moindre de compétences mais qui sont habituellement aussi agréés) sont normalement inclus. Les infirmiers auxiliaires ne sont toutefois pas inclus en France et en Norvège. La plupart des pays fournissent des statistiques basées sur le nombre d'individus, mais la Hongrie, le Mexique et la Norvège communiquent des équivalents temps plein (leurs chiffres sont donc sous-estimés par rapport aux chiffres en effectifs des autres pays). L'Autriche et l'Italie ne prennent en compte que les infirmiers employés dans les hôpitaux, et non ceux qui travaillent dans d'autres établissements de santé ou les infirmiers libéraux (d'où une sous-estimation).

Graphique 2.5. **Personnel infirmier en activité pour 1 000 habitants, 2003**

Graphique 2.6. **Variation du nombre d'infirmiers en activité, 1990 à 2003**

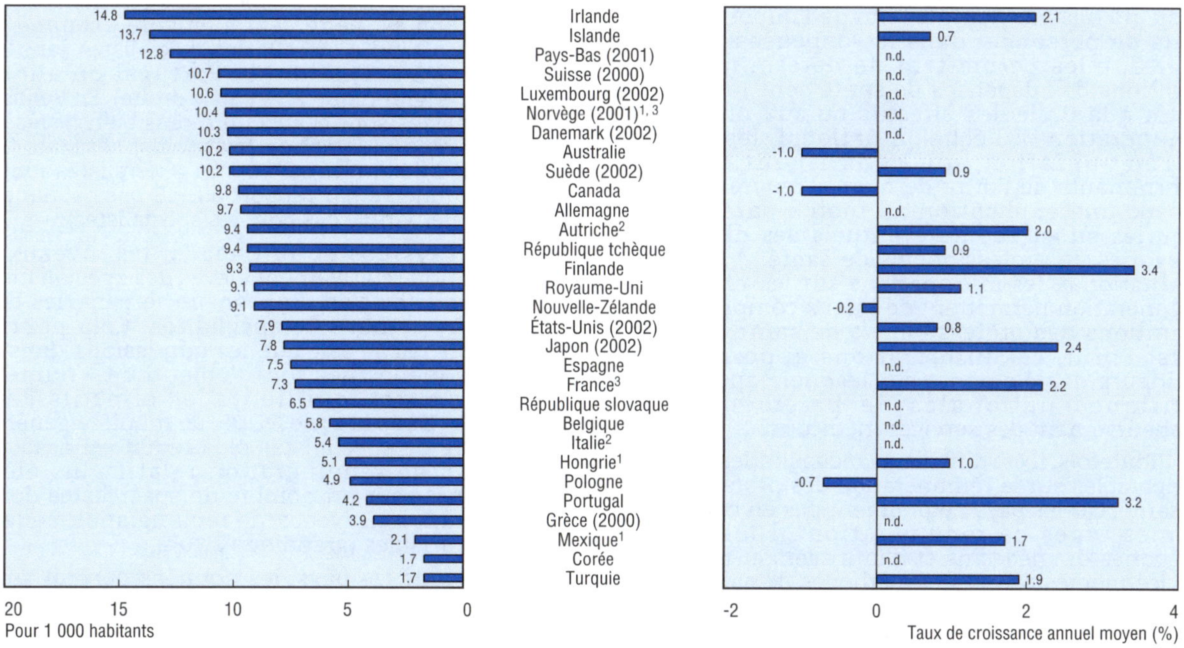

1. La Hongrie, le Mexique et la Norvège communiquent des équivalents plein-temps et non pas le nombre d'individus (sous-estimation).
2. L'Autriche et l'Italie ne prennent en compte que les infirmiers employés dans les hôpitaux (sous-estimation).
3. En France et en Norvège, les aides-soignants ne sont pas compris (sous-estimation).

Graphique 2.7. **Ratio du personnel infirmier par rapport au nombre de médecins, 2003**

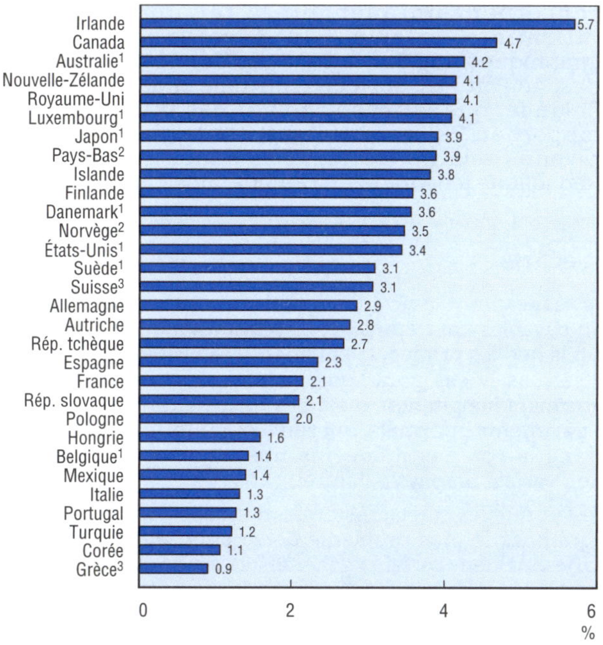

1. 2002.
2. 2001.
3. 2000.

Source : *Eco-Santé OCDE 2005.*

Graphique 2.8. **Participation des femmes parmi les infirmiers en activité, 2000**

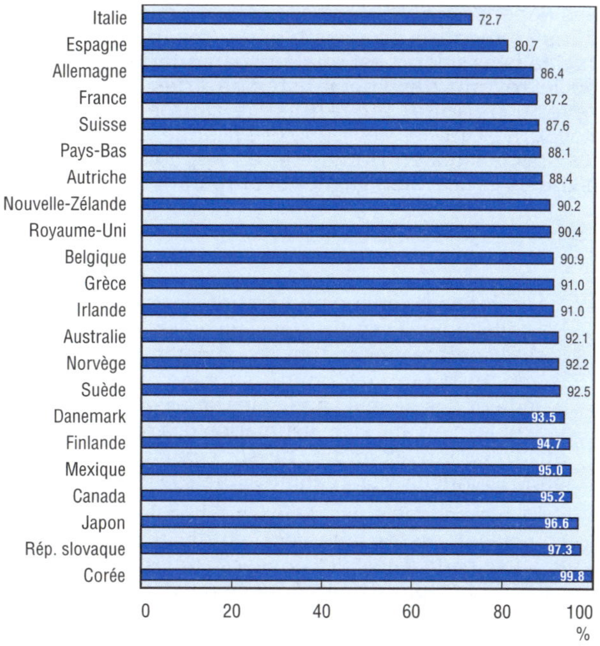

Source : OCDE (2004b) et Eurostat, Enquête de la population active.

StatLink : *http://dx.doi.org/10.1787/842755722122*

Les informations sur les niveaux de rémunération des professionnels de santé tels que les médecins et les infirmiers sont utiles pour plusieurs raisons. Compte tenu de l'importance des coûts de personnel dans les dépenses de santé totales, elles permettent de déterminer si les variations des dépenses de santé sont imputables plutôt à la taille des effectifs ou aux niveaux de rémunération. À l'échelon national, les niveaux de rémunération, qui constituent l'un des déterminants de l'offre de main-d'œuvre, peuvent fournir une explication au moins partielle des pénuries ou excédents éventuels des différentes catégories de professionnels de santé. À l'échelon international, les informations sur les niveaux de rémunération permettent de mieux comprendre les migrations des professionnels de santé entre les pays. Enfin, ces informations apportent aux décideurs des éléments sur lesquels appuyer les politiques nationales de paiement et de remboursement des services médicaux.

Toutefois, il est difficile de recueillir des données comparables sur la rémunération des professionnels de santé, car les pays ne prennent pas en compte les mêmes types de rémunération ni les mêmes catégories de médecins et d'infirmiers et n'utilisent pas les mêmes sources et méthodes de calcul. Il y a donc lieu d'interpréter les variations des niveaux de rémunération entre pays avec beaucoup de prudence (voir l'encadré « Définition et écarts » ci-dessous).

Des données sont disponibles sur la rémunération des médecins généralistes et des spécialistes, répartis en salariés et libéraux. Par rapport au revenu national moyen par habitant, le revenu des médecins varie considérablement entre les pays. Le revenu des spécialistes *libéraux* est relativement élevé aux Pays-Bas, aux États-Unis, en Belgique et au Canada (les dépenses professionnelles étant prises en compte dans la mesure du possible). Le revenu relatif des spécialistes *salariés* est quelque peu inférieur. Les pays où le revenu des spécialistes salariés rapporté au revenu national moyen est le plus élevé sont le Royaume-Uni, les Pays-Bas et l'Irlande. En revanche, les spécialistes en Hongrie et en République tchèque (salariés et libéraux) gagnent comparativement moins que dans les autres pays par rapport au revenu national par habitant (graphique 2.9; partie gauche).

En ce qui concerne les médecins généralistes, leur rémunération est nettement inférieure – comme l'on pouvait s'y attendre – à celle des spécialistes dans tous les pays, à l'exception du Portugal où elle est équivalente (graphique 2.9 ; partie droite). En Belgique, les généralistes sont beaucoup moins bien payés que les spécialistes (plus de trois fois moins). Les États-Unis et les Pays-Bas sont les pays où les généralistes sont les mieux rémunérés par rapport au PIB par habitant (ce qui est également le cas pour les spécialistes).

Aux Pays-Bas et au Canada, les niveaux de rémunération relativement élevés des spécialistes et des généralistes s'accompagnent de pénuries dans un certain nombre de spécialités. Cela pourrait s'expliquer par le fait que les admissions dans les écoles de médecines font l'objet d'un « numerus clausus » strict, qui limite les effectifs de la profession. Dans la zone OCDE, de manière générale, un nombre de spécialistes plus réduit est associé à un niveau de rémunération relatif plus élevé. Néanmoins, pour un nombre de spécialistes donné par habitant, les niveaux de rémunération peuvent être très variables (graphique 2.10).

Pour tous les pays, les données portent sur la rémunération moyenne des médecins dans le pays; elles ne donnent pas d'informations sur la distribution du revenu. Les différences de revenu entre les médecins d'un même pays peuvent être importantes, étant donné que le niveau de revenu dépend de l'âge, de l'expérience, de la spécialité, du type d'hôpital et de la région. Aux États-Unis, par exemple, le revenu des spécialistes varie beaucoup d'une spécialité et d'une région à l'autre (Kane et Loeblich, 2003).

En ce qui concerne les infirmiers, les données concernent uniquement la rémunération des infirmiers salariés du secteur hospitalier (graphique 2.11). Sur la base des données de 12 pays, c'est au Portugal, suivi de l'Australie et de la Nouvelle-Zélande, que le revenu relatif des infirmiers (par rapport au PIB par habitant) est le plus élevé. Les revenus relatifs les plus bas sont enregistrés en République tchèque et en Hongrie, ainsi qu'en Norvège.

Définition et écarts

Les données sur la rémunération des professionnels de santé mesurent le revenu annuel *brut* moyen, qui inclut les cotisations de sécurité sociale et les impôts sur le revenu payables par l'employé. La rémunération doit aussi inclure, normalement, tous les paiements supplémentaires tels que les primes, le paiement des visites de nuit et la rémunération des heures supplémentaires (mais ce n'est pas le cas pour tous les pays; par exemple, le paiement des heures supplémentaires effectuées par les infirmiers hospitaliers n'est pas inclus en Irlande et au Mexique, d'où une sous-estimation des rémunérations). Les paiements informels, qui sont courants en Hongrie et en Grèce par exemple, ne sont pas pris en compte. Dans le cas des médecins libéraux, les dépenses professionnelles sont déduites (mais la méthode de déduction varie d'un pays à l'autre).

La comparabilité des données est également limitée par le fait que les catégories professionnelles couvertes ne coïncident pas parfaitement d'un pays à l'autre. Le pays qui pose le plus problème de ce point de vue est la République tchèque : les données sur les « spécialistes » salariés incluent certains généralistes ayant un statut de salarié, qui représentant 15 % environ de l'ensemble des généralistes (de ce fait, la rémunération des spécialistes est légèrement sous-estimée); par ailleurs, les données sur les infirmiers couvrent la totalité du personnel paramédical (d'où cette fois une surestimation de la rémunération des infirmiers). Les professionnels de santé en formation sont généralement exclus. Pour les professionnels de santé salariés, les données sont exprimées en équivalents plein-temps. Pour les médecins libéraux, en revanche, l'unité de référence est le plus souvent l'individu. Il faut également noter que les chiffres relatifs aux spécialistes salariés n'incluent pas les paiements additionnels tirés d'une pratique privée (d'où une sous-estimation dans des pays comme la Finlande, l'Irlande et le Royaume-Uni).

Graphique 2.9. **Rémunération des médecins par rapport au PIB par habitant, année la plus récente**

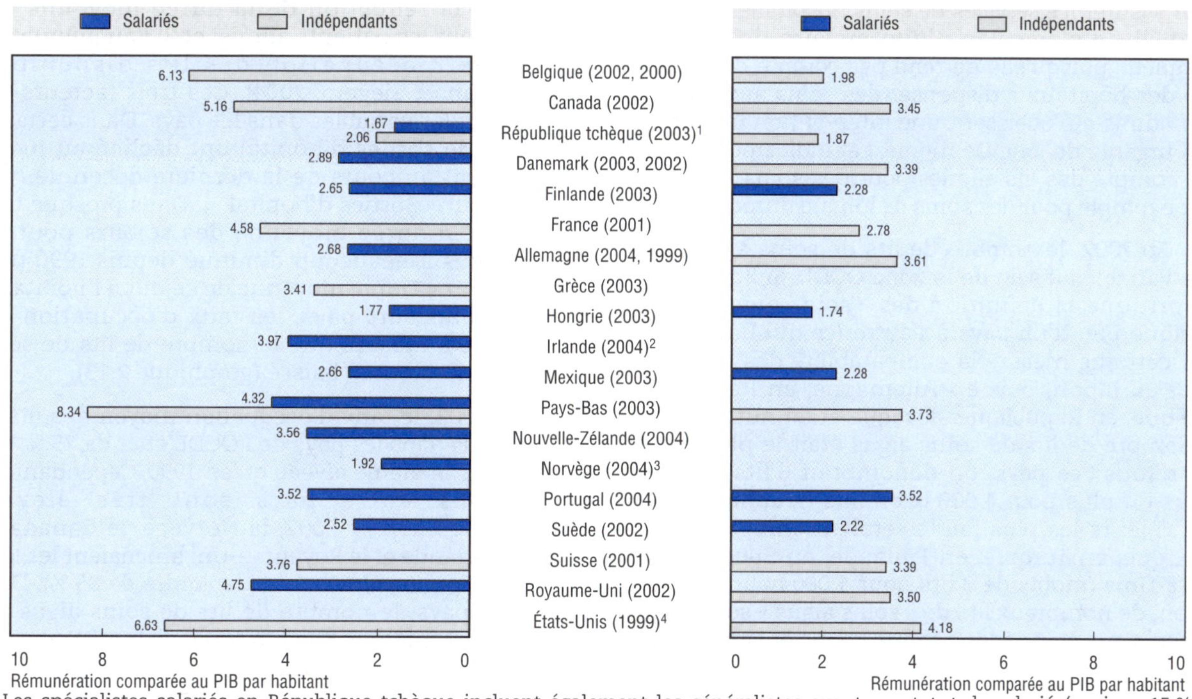

1. Les spécialistes salariés en République tchèque incluent également les généralistes ayant un statut de salarié (environ 15 % de l'ensemble des généralistes).
2. Étant donné qu'en Irlande, le PIB par habitant surestime le revenu national moyen, le ratio sous-estime le revenu relatif des médecins.
3. Les spécialistes salariés en Norvège incluent également les médecins assistants.
4. Les données s'appliquent aux médecins libéraux mais aussi aux salariés (les salariés représentent environ un tiers des médecins).

Voir annotations des tableaux A.2.3 et A.2.4 pour plus d'information concernant les sources et les méthodes.

Graphique 2.10. **Rémunération relative des spécialistes et spécialistes pour 1 000 habitants, année la plus récente**[1]

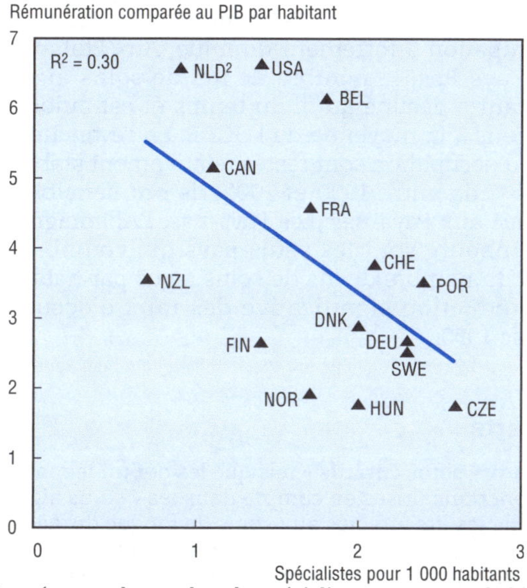

1. L'année pour le nombre de spécialistes pour 1 000 habitants est la même que pour la rémunération relative, ou sinon, la dernière année disponible.
2. Le nombre de spécialistes comprend ceux qui ne sont pas en activité.

Source : Eco-Santé OCDE 2005.

Graphique 2.11. **Rémunération des infirmiers en hôpital par rapport au PIB par habitant, année la plus récente**

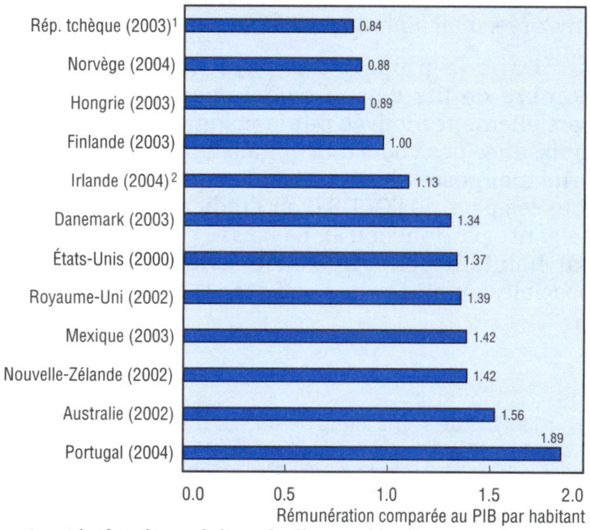

1. Sont inclus les salaires de l'ensemble du personnel paramédical. Étant donné que les infimiers gagnent moins que les autres catégories de personnel paramédical, le ratio surestime le salaire relatif des infirmiers.
2. Le ratio est une sous-estimation de la rémunération relative comparée au revenu national moyen.

Voir annotations du tableau A.2.5.

StatLink : *http://dx.doi.org/10.1787/617015351658*

II.4. LITS DE SOINS AIGUS, DISPONIBILITÉ ET TAUX D'OCCUPATION

Le nombre de lits de soins aigus donne une idée des ressources dont disposent les systèmes de santé pour assurer les services de soins hospitaliers. Cependant, il ne s'agit pas d'une mesure de capacité complète, puisqu'elle ne rend pas compte de la capacité des hôpitaux à dispenser des soins aux patients non admis qui subissent une intervention urgente ou non urgente de jour. De même, cet indicateur ne tient pas compte des lits alloués pour des soins non aigus (par exemple pour des soins de longue durée).

En 2002, le nombre de lits de soins aigus était très variable au sein de la zone OCDE. Si l'on garde à l'esprit que la définition des « soins aigus » varie quelque peu d'un pays à l'autre (ce qui limite dans une certaine mesure la comparabilité des données), c'est au Japon, puis en Allemagne, en République tchèque, en République slovaque et en Autriche, que le nombre de lits de soins aigus était le plus élevé : dans tous ces pays, on dénombrait 6 lits de soins aigus ou plus pour 1 000 habitants (graphique 2.12). Les valeurs les plus faibles étaient enregistrées au Mexique, en Turquie, en Finlande, en Suède et aux États-Unis (moins de 3 lits pour 1 000 habitants). Au Japon, de nombreux lits de « soins aigus » sont en fait affectés aux soins à long terme (Jeong et Hurst, 2001).

Dans la plupart des pays de l'OCDE, le nombre de lits de soins aigus par habitant a considérablement diminué depuis 1990, poursuivant la tendance qui s'était amorcée dans les années 80. Pour un même groupe de pays, le nombre moyen de lits de soins aigus est passé de 5.3 pour 1 000 habitants en 1990 à 4.2 en 2002. Dans quelques pays où le secteur hospitalier était peu développé au début de cette période, le nombre de lits de soins aigus par habitant a augmenté depuis 1990. C'est particulièrement le cas en Corée, où il a plus que doublé entre 1990 et 2002.

Dans la plupart des pays, la réduction du nombre de lits de soins aigus par habitant a été partiellement motivée par la volonté de maîtriser la croissance des coûts d'hospitalisation, qui restent le principal poste de dépenses de santé dans presque tous les pays de l'OCDE (voir l'indicateur « Dépenses de santé par fonction »). La baisse du nombre de lits par habitant peut être reliée à trois changements possibles au niveau de l'activité : 1) la diminution du nombre d'admissions et de sorties correspondant à une hospitalisation avec au moins une nuit sur place; 2) la réduction de la durée moyenne des séjours pour les patients admis; et 3) l'augmentation des taux d'occupation des lits disponibles (Kroneman et Siegers, 2004). Ces trois facteurs ont joué des rôles variables dans les pays. Dans certains, les taux de sorties d'hôpital ont décliné au moins légèrement au cours de la dernière décennie (voir l'indicateur « Sorties d'hôpital »). Dans presque tous les pays, la durée moyenne des séjours pour les soins aigus a beaucoup diminué depuis 1990 (voir l'indicateur « Durée moyenne de séjour à l'hôpital »). Et dans plusieurs pays, les taux d'occupation ont augmenté à mesure que le nombre de lits de soins aigus par habitant a baissé (graphique 2.13).

En 2002, le taux d'occupation moyen des lits de soins aigus dans les pays de l'OCDE était de 75 %, soit à peu près le même niveau qu'en 1990. Cependant, les variations entre pays sont très élevées (graphique 2.13). En 2002, la Norvège, le Canada, la Suisse, l'Irlande et le Royaume-Uni affichaient les taux d'occupation les plus hauts (de l'ordre de 85 %). Dans tous ces pays, le nombre de lits de soins aigus par habitant est inférieur à la moyenne de l'OCDE (mais ce ne sont pas les niveaux les plus bas). Le taux d'occupation le plus faible en 2002 était celui de la Turquie, suivie de la Corée, des États-Unis et des Pays-Bas (à 65-66 %). Cependant, les tendances du nombre de lits disponibles par habitant et des taux d'occupation sont très différentes dans ces trois pays. En Corée, le nombre de lits de soins aigus a augmenté très rapidement au cours de la dernière décennie et se situe aujourd'hui à un niveau beaucoup plus élevé que la moyenne de l'OCDE. Pendant cette période, le taux d'occupation a fortement diminué. Aux États-Unis et aux Pays-Bas, le nombre de lits de soins aigus par habitant a décliné au fil du temps et est aujourd'hui inférieur à la moyenne de l'OCDE. En revanche, si les taux d'occupation sont restés relativement stables aux États-Unis entre 1990 et 2002, ils ont sensiblement *diminué* aux Pays-Bas. Les Pays-Bas, l'Allemagne et le Luxembourg sont les seuls pays qui combinent un recul du nombre de lits de soins aigus par habitant et une réduction significative des taux d'occupation depuis 1990.

Définition et écarts

Les lits de soins aigus devraient n'inclure que les lits réservés aux « soins curatifs » tels que les définit le manuel du *Système de comptes de la santé* (OCDE, 2000a). Cependant, les fonctions prises en compte dans les « soins aigus » et celles qui en sont exclues (par exemple, la mesure dans laquelle les lits affectés aux soins de longue durée, à la réadaptation et aux soins palliatifs sont pris en compte) varient d'un pays à l'autre, ce qui limite la comparabilité des données. Plusieurs pays (par exemple l'Autriche, le Canada, la République tchèque, le Danemark, la Finlande, l'Allemagne, l'Irlande, la Pologne, l'Espagne, la Suisse et les États-Unis) déclarent la totalité des lits disponibles dans les hôpitaux « généraux » ou de « soins aigus ». Or, certains de ces lits peuvent être affectés à d'autres usages, tels que les soins à long terme (par exemple, au Japon).

Le taux d'occupation des lits de soins aigus correspond au nombre de jours d'occupation de lits de soins aigus divisé par le nombre lits de soins aigus disponibles et multiplié par le nombre de jours (365).

PANORAMA DE LA SANTÉ : LES INDICATEURS DE L'OCDE 2005 – ISBN 92-64-01264-8 – © OCDE 2005

Graphique 2.12. **Nombre de lits de soins aigus dans les hôpitaux pour 1 000 habitants, 1990 et 2002**

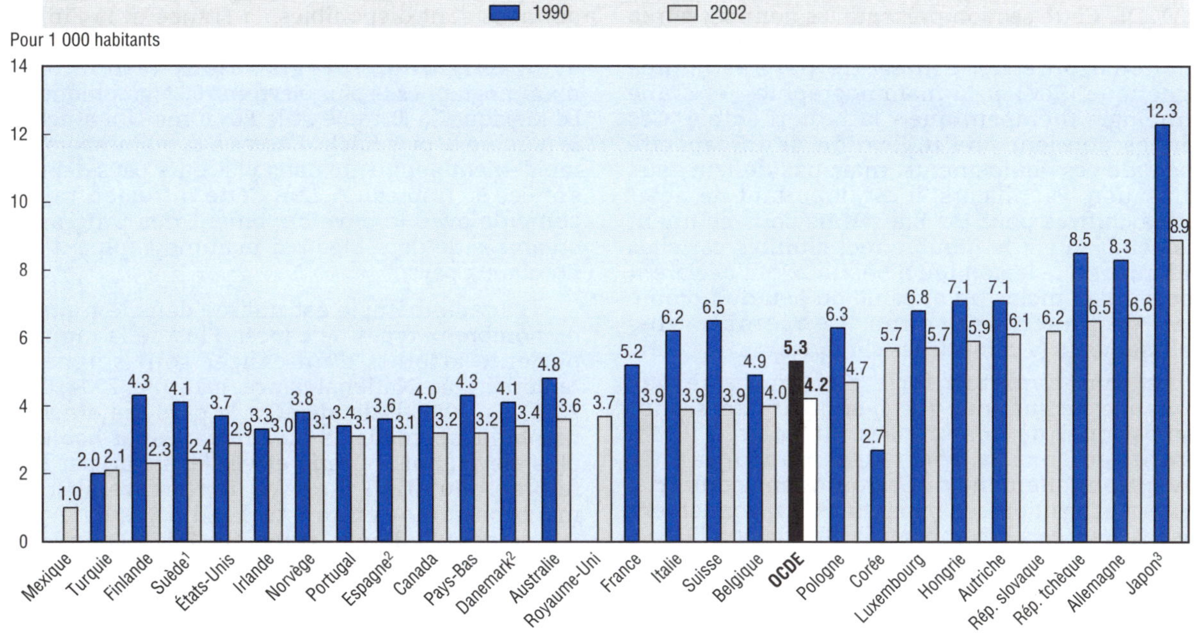

Note : La définition des lits de « soins aigus » peut varier d'un pays à un autre. Au Japon, beaucoup de lits de « soins aigus » sont consacrés aux soins de longue durée. Les variations entre les pays doivent donc être interprétées avec précaution.

1. 2001.
2. 2000.
3. 1993.

Graphique 2.13. **Taux d'occupation des lits de soins aigus dans les hôpitaux, 1990 et 2002**

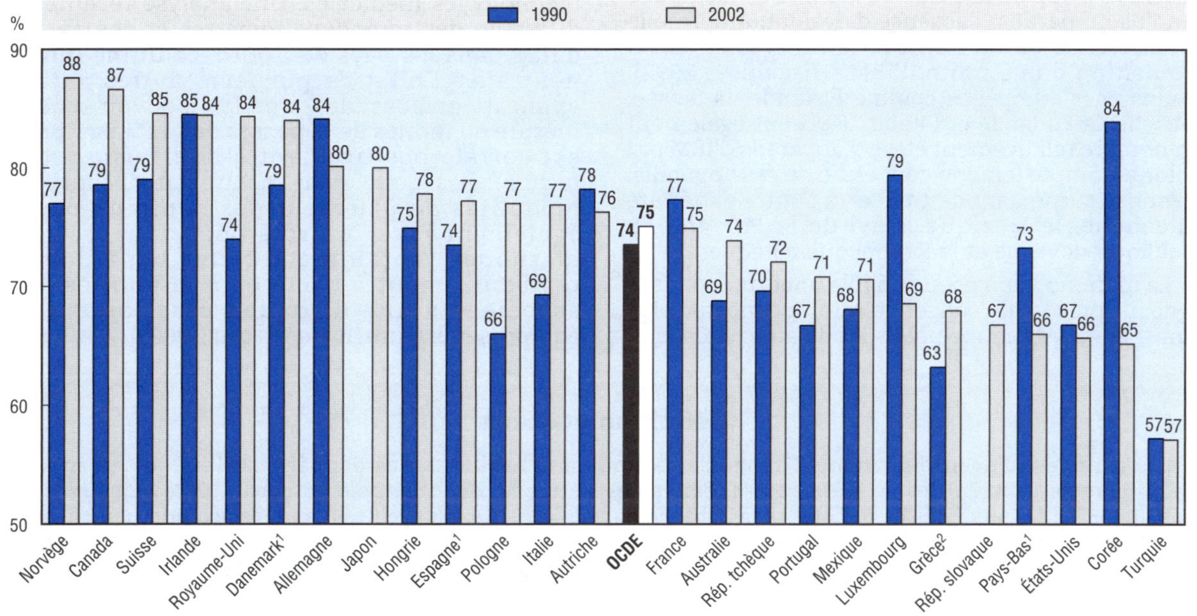

1. 2001.
2. 1999.

Source : Eco-Santé OCDE 2005.

StatLink : *http://dx.doi.org/10.1787/535138407374*

La diffusion des technologies médicales modernes est l'une des composantes principales de l'augmentation des dépenses de santé dans les pays de l'OCDE. Cette section présente les données sur la disponibilité de trois technologies de diagnostic – la tomodensitométrie, l'imagerie par résonance magnétique (IRM) et la mammographie – et d'une technologie thérapeutique – la radiothérapie. Ces données donnent une indication de la capacité globale de ces équipements, mais pas de leur taux d'utilisation. Par ailleurs, il est important de noter que les chiffres pour les États-Unis sous-estiment considérablement le nombre réel d'unités car elles n'indiquent que le nombre d'hôpitaux qui déclarent disposer d'au moins un appareil au lieu du nombre total de machines dans l'ensemble des établissements (y compris les cliniques).

La tomodensitométrie et l'imagerie par résonance magnétique (IRM) sont utilisées pour diagnostiquer de nombreuses maladies. L'IRM a l'avantage, par rapport à la radiographie conventionnellement ou la tomodensitométrie, d'éviter l'exposition des patients à un rayonnement ionisant. L'accès à la tomodensitométrie et à l'IRM a progressé dans la plupart des pays de l'OCDE au cours de la dernière décennie. Le nombre d'unités d'IRM, dont la conception s'appuie sur une technologie plus récente que la tomodensitométrie, a augmenté plus rapidement depuis 1990 (tableau A.2.8).

En 2002, le Japon était de loin le pays qui possédait le nombre de tomodensitomètres et d'appareils d'IRM par habitant le plus élevé, avec 93 tomodensitomètres et 35 unités d'IRM par million d'habitants (graphiques 2.14 et 2.15). L'augmentation du nombre d'appareils d'IRM au Japon a été attribuée au moins en partie à l'absence d'évaluation formelle de l'efficience ou de l'efficacité préalablement à l'acquisition d'une unité d'IRM (Hisashige, 1992). Certains pays européens comme l'Islande, la Suisse, l'Autriche, la Finlande et l'Italie disposent également d'un nombre relativement élevé d'appareils d'IRM par habitant. Compte tenu du coût élevé de ces appareils, il n'est pas surprenant de trouver, à l'autre extrémité de l'échelle, le Mexique, suivi de la Pologne, la République slovaque et la République tchèque.

La mammographie joue un rôle important dans le diagnostic précoce du cancer du sein, le cancer le plus courant chez les femmes (voir l'indicateur « Cancer, mortalité »). La rapidité de diagnostic et d'intervention accroît sensiblement les taux de survie au cancer du sein (OCDE, 2003a). Parmi les pays pour lesquels des données sont disponibles, la France et la Finlande, suivis de la Grèce, la Nouvelle-Zélande, le Luxembourg et la Belgique, enregistraient le nombre de mammographes le plus élevé en 2002 (graphique 2.16). Le Mexique, la Turquie et le Royaume-Uni affichaient le nombre le plus faible. L'accès à la mammographie a rapidement augmenté dans plusieurs pays depuis les années 90 (tableau A.2.9). Cette diffusion rapide a coïncidé avec le développement des programmes organisés de dépistage par mammographie dans de nombreux pays.

La radiothérapie est utilisée dans le traitement de nombreux types de cancer. Plus de la moitié des patients atteints d'un cancer sont soignés par radiothérapie (National Cancer Institute, 2004; DREES, 2005). En 2002, l'Islande était le pays qui affichait le nombre d'appareils de radiothérapie par habitant le plus élevé (mais ce ratio élevé s'explique par la très faible population du pays, le nombre absolu de machines étant en fait très réduit), suivie par la Suisse et la Finlande (graphique 2.17). Le ratio était relativement bas non seulement au Mexique et en Turquie, mais aussi en Hongrie, au Portugal, en Espagne et au Royaume-Uni. Si le ratio relativement faible du Portugal et de l'Espagne est associé à une incidence et des taux de mortalité liés au cancer relativement bas, ce n'est pas le cas de la Hongrie ni du Royaume-Uni, où l'incidence et les taux de mortalité liés au cancer sont supérieurs à la moyenne de l'OCDE (voir l'indicateur « Cancer, mortalité »).

Le revenu national et les dépenses de santé totales jouent un rôle important dans la diffusion des technologies médicales. Une analyse récente de la diffusion des tomodensitomètres et des appareils d'IRM dans les pays de l'OCDE confirme (une fois neutralisé l'effet de plusieurs autres variables explicatives possibles) que le « pouvoir d'achat » mesuré en termes de dépenses de santé par habitant est corrélé positivement à la diffusion de ces technologies. Cette étude montre par ailleurs que les modalités de paiement des hôpitaux peuvent également jouer un rôle important, certaines méthodes (notamment celles basées sur un remboursement à l'acte ou à la journée) étant associées à une diffusion plus large de ces équipements (Eun-Hwan Oh *et al.*, 2005).

Définition et écarts

Les chiffres indiquent le nombre d'appareils par million d'habitants. Les données sur les équipements de radiothérapie couvrent les accélérateurs linéaires, les unités de radiothérapie au cobalt 60, les appareils au césium 137 et les appareils de radiothérapie à bas voltage et en orthovoltage (les appareils de curiethérapie sont normalement exclus).

Pour les États-Unis, les données ne concernent que le nombre d'hôpitaux généraux de soins à court terme qui déclarent posséder au moins l'un des ces appareils. Leur nombre réel est donc considérablement sous-estimé. Pour le Royaume-Uni, les données ne s'appliquent qu'au secteur public; elles n'incluent pas les équipements du secteur privé (d'où, là encore, une sous-estimation). Pour l'Espagne, les données comprennent seulement les équipements dans les hôpitaux; elles n'incluent pas les équipements dans d'autres établissements de santé (entraînant, ici aussi, une sous-estimation). Pour l'Australie, le nombre d'appareils d'IRM concernent seulement ceux couverts par l'assurance-maladie publique (environ 60 % du nombre total en 1999).

PANORAMA DE LA SANTÉ : LES INDICATEURS DE L'OCDE 2005 – ISBN 92-64-01264-8 – © OCDE 2005

Graphique 2.14. **Nombre d'unités d'IRM par million d'habitants, 2002**

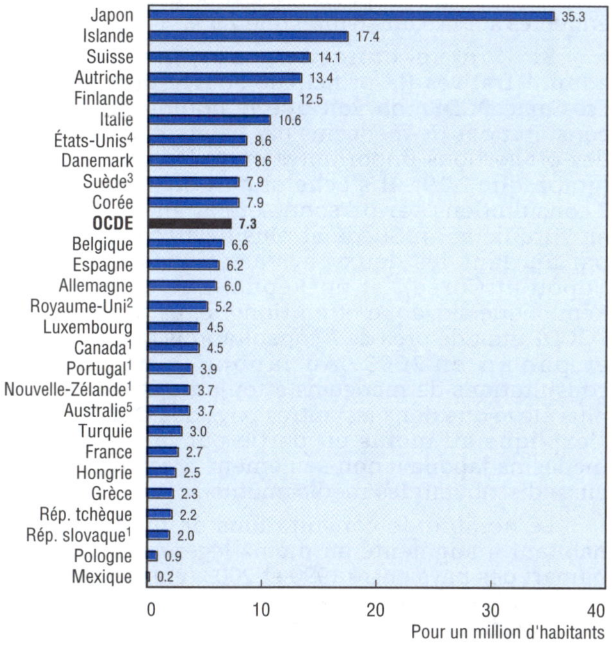

Graphique 2.15. **Nombre de tomodensitomètres par million d'habitants, 2002**

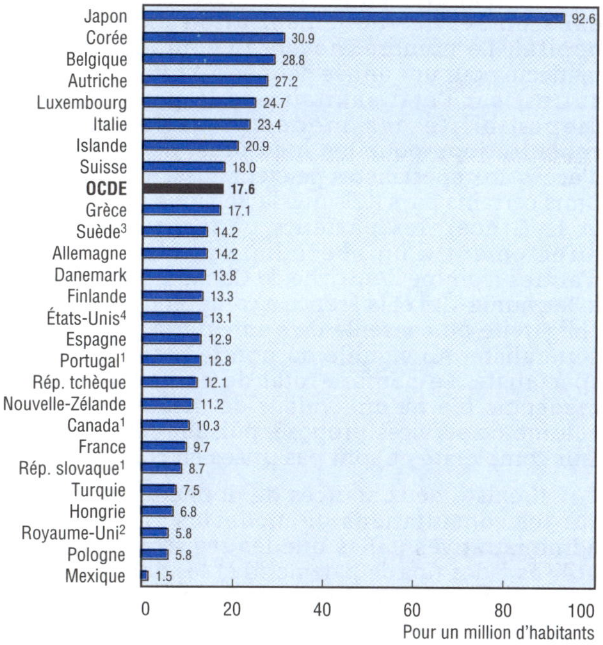

Graphique 2.16. **Nombre de mammographes par million d'habitants, 2002**

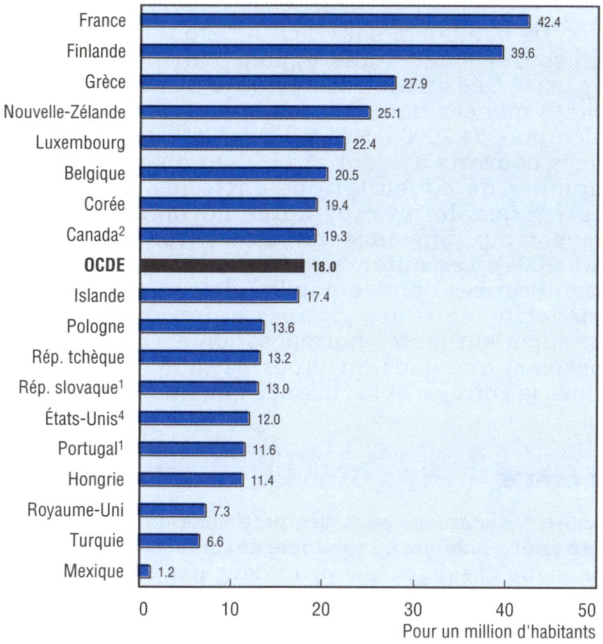

Graphique 2.17. **Nombre d'équipements en radiothérapie par million d'habitants, 2002**

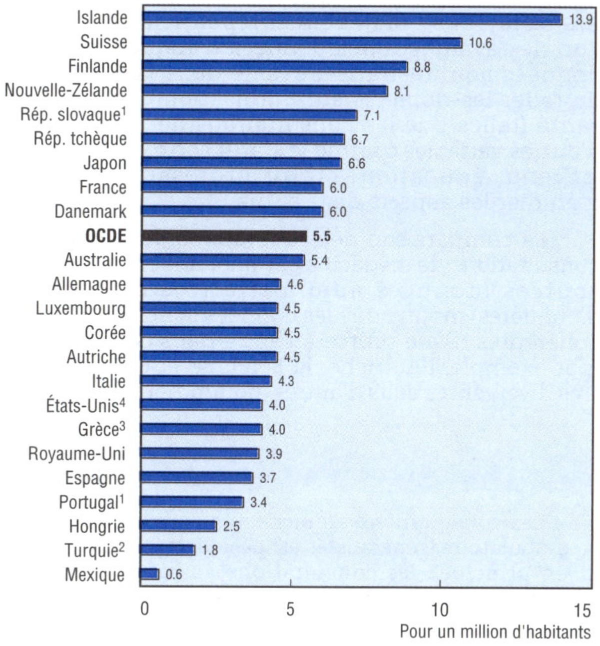

1. 2003.
2. 2001.
3. 1999.
4. Les chiffres des États-Unis sous-estiment considérablement le nombre réel d'appareils dans ce pays, parce qu'ils ne concernent que le nombre d'hôpitaux qui déclarent posséder au moins un de ces équipements au lieu du nombre total des équipements dans les hôpitaux et dans d'autres établissements (par exemple dans les cliniques spécialisées).
5. En Australie, les données sur les IRM concernent uniquement les équipements couverts par l'assurance publique (60 % du total en 1999).

Source : *Eco-Santé OCDE 2005.*

StatLink : *http://dx.doi.org/10.1787/188428678784*

Une large proportion des relations des patients avec le système de santé prend la forme d'une consultation avec un médecin dans son cabinet ou dans un service de consultation externe d'un hôpital. Le nombre moyen de contacts avec un médecin pour une année donnée est influencé, entre autres, par l'état sanitaire de la population, la disponibilité des médecins et le coût des consultations pour les individus. Les modalités d'accès aux spécialistes peuvent aussi jouer un rôle. Dans certains pays (tels que la Belgique, l'Allemagne et la Grèce), les patients peuvent d'adresser directement à un spécialiste tandis que dans d'autres (comme l'Autriche, le Canada, les Pays-Bas, le Royaume-Uni et la France à compter de 2005) il est obligatoire ou conseillé de s'adresser à un médecin généraliste qui aiguille ou non le patient vers un spécialiste. Le nombre total de contacts avec les médecins n'a qu'une valeur de mesure brute du volume de services proposé, puisque leur durée et leur complexité ne sont pas prises en compte.

Il existe deux sources de données principales sur les consultations de médecins : les données administratives (telles que les registres médicaux utilisés à des fins de paiement) et les données auto-déclarées des enquêtes par entretien. Les deux sources ont leurs avantages et leurs inconvénients (Van der Heyden *et al.*, 2003). En général, les données administratives sont plus exactes et fiables que les résultats des enquêtes sur la santé, qui sont sujettes à des erreurs de déclaration, des biais de rappel et des biais liés au taux de non-réponse. En revanche, l'un des avantages des données d'enquêtes sur les données administratives réside dans la possibilité de relier les données sur l'utilisation des soins de santé (telles que les consultations de médecins) à d'autres variables comme le statut socio-économique (revenu, éducation, statut professionnel) afin d'étudier les aspects distributifs.

La comparaison des estimations du nombre de consultations de médecins par habitant entre les deux sources (données administratives et données d'enquêtes) montre que les données sont relativement cohérentes d'une source à l'autre dans certains pays (par exemple, l'Autriche, la Belgique et la France), et très divergentes dans d'autres (notamment au Canada, au Danemark, en Hongrie et aux États-Unis). En général, les estimations provenant de sources administratives sont plus élevées que celles tirées des enquêtes sur la santé (graphique 2.18).

Si l'on se concentre sur les données administratives (la principale source utilisée pour *Eco-Santé OCDE*), on voit que le nombre moyen de consultations de médecins par habitant variait dans des proportions importantes entre les pays en 2003 (graphique 2.19). Il s'échelonnait entre moins de 3 consultations par personne et par an au Mexique, en Turquie et en Suède et plus de 10 consultations par an dans les deux pays asiatiques de l'OCDE (Japon et Corée), et en République tchèque, en République slovaque et en Hongrie. La moyenne de l'OCDE était de près de 7 consultations par personne et par an en 2003. Au Japon, le nombre de consultations de médecins a toujours été beaucoup plus élevé que dans les autres pays de l'OCDE, ce qui s'explique au moins en partie par le fait que les médecins japonais non seulement prescrivent mais aussi distribuent les médicaments.

Le nombre de consultations de médecins par habitant a augmenté au moins légèrement dans la plupart des pays entre 1990 et 2003 (graphique 2.19). En Turquie et au Mexique (qui démarraient avec des niveaux faibles), cette hausse est liée au moins partiellement à l'augmentation du nombre total de médecins par habitant au cours de cette période, lequel a amélioré l'accès aux services médicaux (voir l'indicateur « Médecins en activité »).

De nombreux pays de l'OCDE ont pour objectif d'assurer « des soins égaux pour des besoins égaux ». Une analyse comparative d'enquêtes sur la santé menées dans plusieurs pays de l'OCDE aux alentours de 2000 laisse à penser que la plupart des pays couverts avaient atteint cet objectif pour le nombre de consultations entre les différentes catégories de revenus après normalisation par rapport aux différences de besoins (Van Doorslaer *et al.*, 2004). Les auteurs n'ont relevé de disparités significatives dans le nombre de consultations de médecins entre les groupes de revenu inférieur et supérieur (après normalisation en fonction des besoins) que dans quelques pays, dont les États-Unis, le Portugal et la Finlande (graphique 2.20).

Définition et écarts

Les consultations de médecins correspondent à l'ensemble des contacts avec des praticiens de médecine ambulatoire (généralistes et spécialistes) divisés par le nombre total d'habitants. Le nombre de contacts comprend en principe : les consultations au cabinet des médecins, dans des dispensaires et dans des services de consultation externe d'hôpitaux, et les visites à domicile.

Les estimations qui figurent dans *Eco-Santé OCDE* proviennent généralement de sources administratives pour la majorité des pays, à l'exception de l'Italie, des Pays-Bas, de la Nouvelle-Zélande (pour 2003), de l'Espagne, de la Suisse et du Royaume-Uni (pour les consultations de généralistes), pour lesquels les données proviennent d'enquêtes par entretien. Les estimations du nombre de consultations provenant de sources administratives sont généralement plus élevées que celles tirées des enquêtes sur la santé à cause du biais de rappel et du taux de non-réponses dans les enquêtes.

Les estimations des États-Unis et du Danemark incluent les consultations téléphoniques. Elles ne se limitent donc pas aux consultations physiques. Les chiffres du Royaume-Uni n'incluent pas les consultations de spécialistes libéraux. Les Pays-Bas excluent les consultations pour les soins maternels et infantiles. Le Portugal et la Turquie excluent les visites aux médecins libéraux.

 PANORAMA DE LA SANTÉ : LES INDICATEURS DE L'OCDE 2005 – ISBN 92-64-01264-8 –

Graphique 2.18. **Nombre de consultations de médecins par habitant, estimations à partir de données administratives et d'enquêtes de santé, 2000**

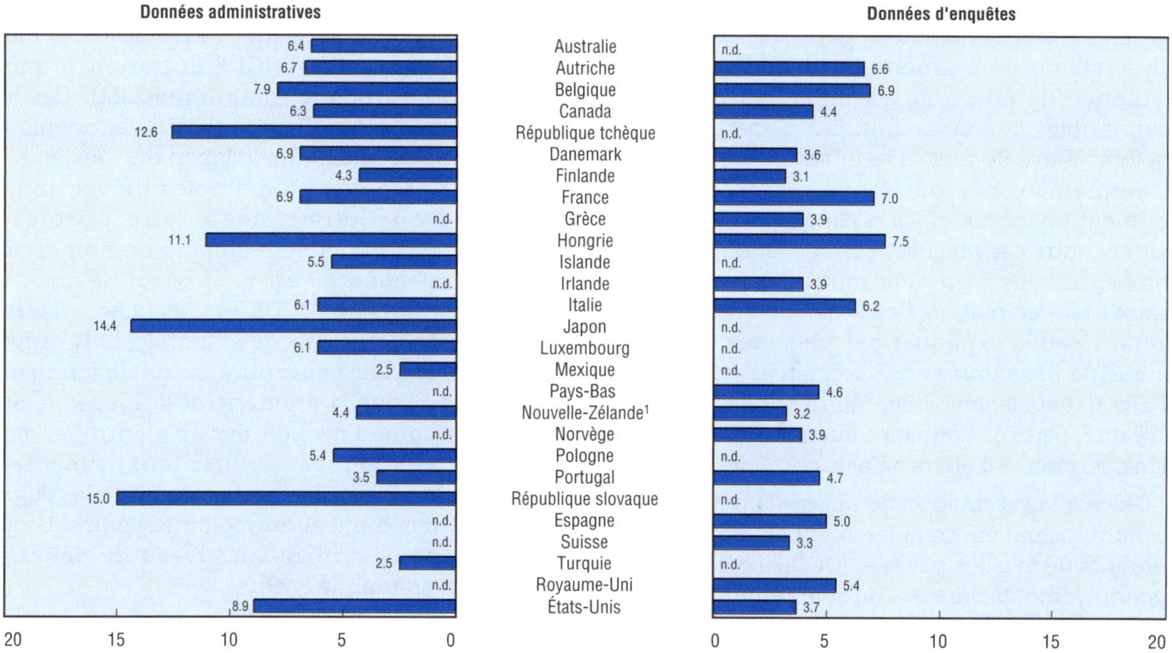

1. Pour la Nouvelle-Zélande, les données administratives se réfèrent à l'année 2001 et les données d'enquêtes à l'année 2003.

Source : *Eco-Santé OCDE 2005* et Van Doorslaer *et al.* (2004).

Graphique 2.19. **Nombre de consultations de médecins par habitant, 1990 à 2003**

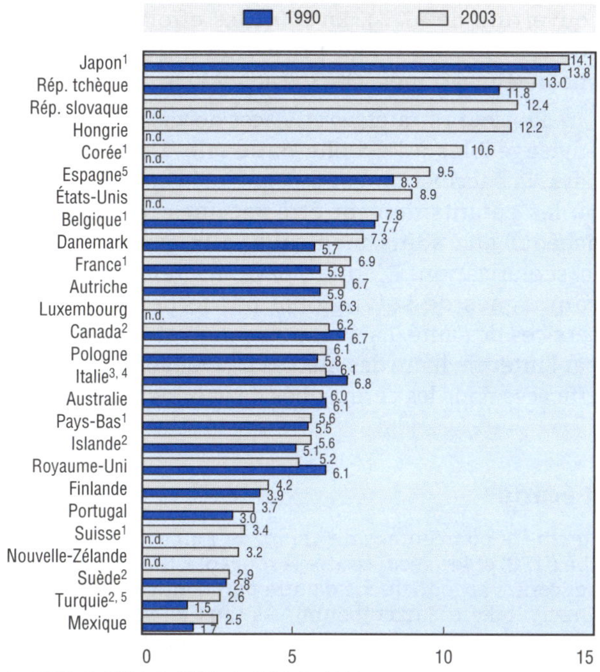

1. 2002. 2. 2001. 3. 2000. 4. 1991. 5. 1993.

Source : *Eco-Santé OCDE 2005.*

Graphique 2.20. **Nombre de consultations de médecins selon le revenu, ajusté en fonction des besoins, données d'enquêtes vers 2000**

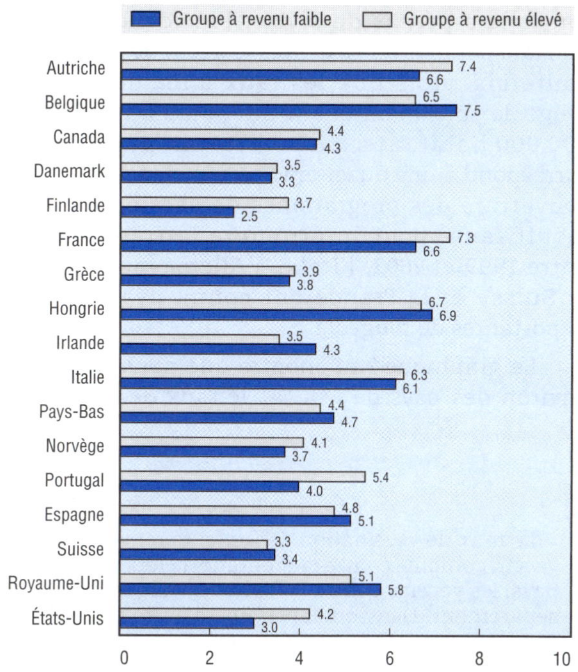

Source : Van Doorslaer *et al.* (2004).

StatLink : *http://dx.doi.org/10.1787/121820817561*

II.7. VACCINATION DES ENFANTS

Il est démontré que la vaccination des enfants est l'une des mesures préventives les plus efficaces pour réduire l'incidence des maladies et la mortalité chez les enfants. Dans de nombreux pays, la généralisation de la vaccination a amené un déclin radical de l'incidence de nombreuses maladies infantiles transmissibles qui, de ce fait, ont cessé d'être des causes majeures de mortalité infantile. Or, bien qu'il soit amplement démontré que ces programmes constituent un moyen efficace par rapport à son coût de lutter contre des maladies comme la rougeole et la diphtérie, certains pays n'ont toujours pas atteint les niveaux cibles en matière de vaccination des enfants. Ce retard peut s'expliquer par plusieurs raisons – manque de programmes de vaccination exhaustifs à l'échelle nationale, instabilité du financement public de la santé, perte de confiance quant à l'efficacité des vaccins, ou crainte d'effets néfastes supposés.

Grâce à la vaccination de masse, la poliomyélite et la diphtérie ont été complètement éradiquées chez les enfants de tous les pays de l'OCDE. Le dernier cas de poliomyélite déclaré en Turquie remonte à 1998. À l'échelle mondiale, la rougeole demeure une cause importante de mortalité infantile et la cause principale des décès d'enfants qui peuvent être évités par la vaccination. Selon les estimations de l'OMS/UNICEF, la rougeole aurait provoqué 530 000 décès dans le monde en 2003 (OMS, 2005). En Europe, la généralisation progressive de la vaccination contre la rougeole a permis de diviser l'incidence de cette maladie par plus de 10 depuis le début des années 90. Toutefois, alors que les taux d'incidence de la rougeole sont maintenant inférieurs à un cas pour 100 000 habitants dans certains pays, ce qui correspond à une quasi-éradication, dans d'autres, la couverture des programmes de vaccination reste insuffisante pour interrompre la transmission. Entre 1999 et 2003, l'Italie, l'Allemagne, l'Irlande, la Suisse et la France ont connu des éclosions importantes de rougeole.

Le graphique 2.21 montre que dans deux tiers environ des pays de l'OCDE, le taux de couverture pour la vaccination contre la diphtérie, le tétanos et la coqueluche (DTC) atteint 95 % ou plus, soit le niveau requis pour assurer l'immunisation complète de la population. S'agissant de la rougeole, la moitié environ des pays de l'OCDE déclarent le même niveau de couverture (graphique 2.22). Certains pays, par exemple en Europe centrale et orientale et en Scandinavie, ainsi que le Japon ont mis en place de longue date des programmes de vaccination efficaces qui garantissent une protection pratiquement universelle depuis de nombreuses années. Cependant, il est intéressant de noter que certains des pays de l'OCDE les plus riches en termes de PIB par habitant, tels que l'Irlande, la Norvège et l'Autriche, ont une couverture vaccinale inférieure à la moyenne pour la diphtérie et la rougeole. Suite aux allégations d'un lien possible entre le vaccin combiné ROR (rougeole, oreillons, rubéole) et l'autisme, la couverture vaccinale contre la rougeole a considérablement diminué au Royaume-Uni, où elle se situe désormais au niveau du début des années 90 (graphique 2.23).

La Turquie affichait en 2003 le taux de couverture vaccinale contre la rougeole le plus faible, mais le pays s'est fixé pour cible d'éradiquer la maladie d'ici 2010. En décembre 2003, environ 11 millions d'enfants scolarisés âgés de 6 à 14 ans ont été vaccinés dans le cadre de la campagne nationale de rattrapage (ce qui correspond à une couverture de 97 %). En 2005, les efforts porteront sur les enfants d'âge préscolaire, qui n'ont pas encore été vaccinés (OMS/EURO, 2005).

Plusieurs stratégies efficaces de vaccination sont envisageables à l'échelle nationale. Dans certains pays, la vaccination est presque obligatoire, au sens où les enfants doivent être vaccinés pour pouvoir accéder aux soins médicaux, aux garderies ou à la scolarisation. D'autres pays ont fait le choix de campagnes de suivi global par le personnel des services de santé. La communication et la promotion par l'intermédiaire des médias peuvent être des outils efficaces dans les campagnes de vaccination.

Définition et écarts

Le taux de vaccination des enfants renvoie à deux indicateurs : le pourcentage d'enfants de 1 an ayant reçu le vaccin combiné contre la diphtérie, le tétanos et la coqueluche (DTC) et le vaccin contre la rougeole. Dans certains pays, les vaccins contre la diphtérie et le tétanos d'une part et contre la coqueluche d'autre part sont administrés séparément. Dans quelques-uns d'entre eux (Allemagne, Grèce, Italie et Luxembourg), les taux de vaccination sont légèrement plus faibles pour la coqueluche que pour les deux autres maladies. Dans leur cas, les chiffres portent sur la vaccination contre la diphtérie et le tétanos.

L'âge de la vaccination complète varie d'un pays à l'autre du fait de politiques de vaccination différentes. Les objectifs sont d'atteindre la vaccination complète : des enfants de 2 ans en Australie pour la rougeole; des enfants de 18-24 mois en Belgique pour le DTC; et des enfants de 2 ans au Canada et en Finlande, de 14-15 mois aux Pays-Bas et de 19-35 mois aux États-Unis pour le DTC et la rougeole.

Graphique 2.21. **Taux de vaccination des jeunes enfants contre la diphtérie, le tétanos et la coqueluche, 2003**

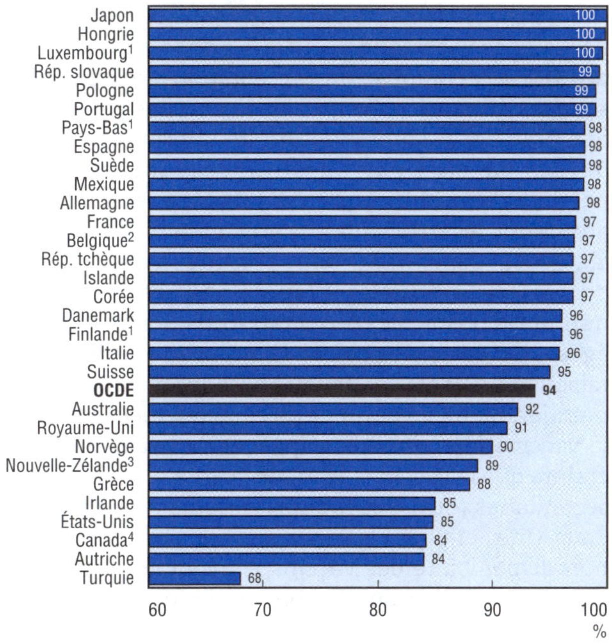

1. 2002.
2. 1999.
3. 2000.
4. 1998.

Graphique 2.22. **Taux de vaccination des jeunes enfants contre la rougeole, 2003**

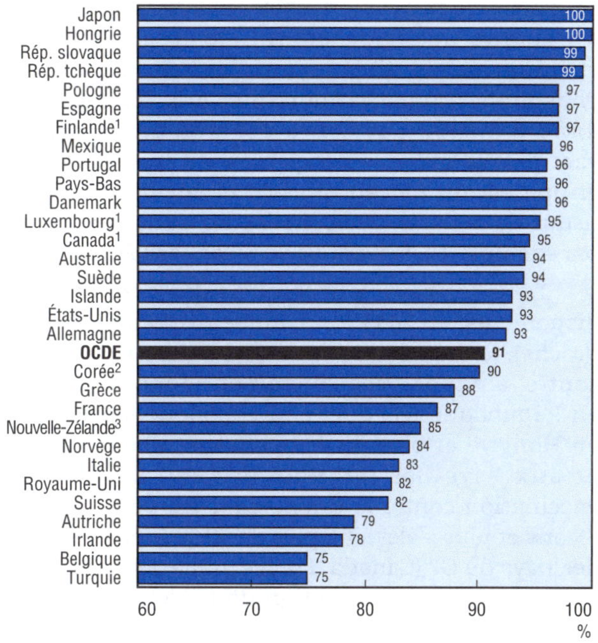

1. 2002.
2. 2000.
3. 1999.

Graphique 2.23. **Tendances de la proportion d'enfants vaccinés contre la rougeole, 1985 à 2003**

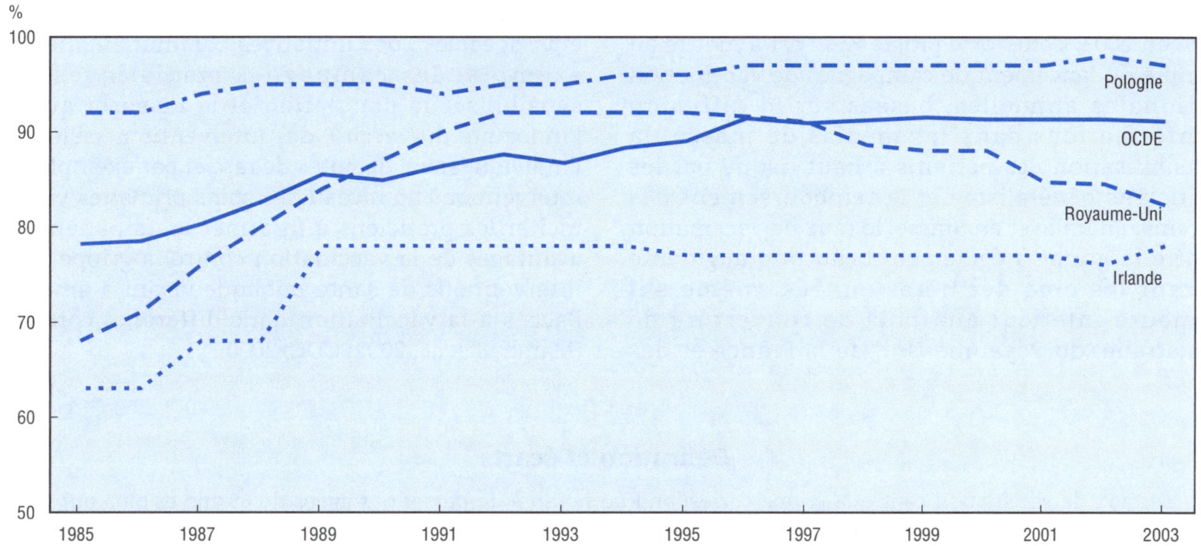

Source : *Eco-Santé OCDE 2005.*

StatLink : *http://dx.doi.org/10.1787/880626176550*

II.8. VACCINATION DES PERSONNES ÂGÉES CONTRE LA GRIPPE

La vaccination des personnes âgées contre la grippe s'est progressivement développée dans les pays de l'OCDE au cours de la dernière décennie. Pour ce groupe de population, chez qui la grippe entraîne un risque accrû de complications graves, la vaccination est un moyen d'éviter la maladie, l'hospitalisation et la mortalité. Aux États-Unis et dans d'autres pays, il a été démontré que la vaccination annuelle des personnes âgées contre la grippe est un moyen efficace et sûr de réduire le risque de maladie, d'hospitalisation et de décès (voir, par exemple, US Preventive Services Task Force, 1996).

Dans les pays pour lesquels des données sont disponibles, en 2003 (ou l'année disponible la plus proche), le taux de vaccination des personnes âgées contre la grippe s'échelonnait entre moins de 40 % en République tchèque, en République slovaque et en Hongrie et plus de 75 % en Australie, en Corée et aux Pays-Bas (graphique 2.24). Le taux de vaccination contre la grippe chez les personnes de 65 ans et plus s'élevait à plus de 60 % dans la plupart des pays du G7 (Canada, France, Italie, Royaume-Uni et États-Unis), à l'exception de l'Allemagne et du Japon, où moins de 50 % de la population âgée déclarait en 2003 avoir été vaccinée contre la grippe.

Dans tous les pays qui ont recueilli des données pour les cinq à dix dernières années, la part de la population âgée vaccinée annuellement contre la grippe a graduellement augmenté (graphique 2.25). C'est vrai en particulier aux Pays-Bas, où la couverture vaccinale est passée de 37 % en 1993 à 79 % en 2003. Cette forte progression est à mettre au compte du lancement de campagnes de vaccination nationales annuelles, basées sur la diffusion d'informations dans les médias de masse, la sensibilisation des patients à haut risque par les praticiens généralistes et le remboursement des vaccins. En Italie et en Suisse, le taux de vaccination contre la grippe a également beaucoup augmenté durant les cinq dernières années, même s'il demeure inférieur aux taux de couverture de l'Australie, du Royaume-Uni, de la France et des États-Unis, qui ont démarré leurs programmes de vaccination de masse des personnes âgées plus tôt que la plupart des autres pays de l'OCDE.

Plusieurs facteurs ont contribué à la progression des taux de vaccination contre la grippe dans les pays de l'OCDE, y compris : une acceptation croissante des services de santé préventifs de la part des patients et des praticiens, l'amélioration de la prise en charge de ces vaccins par l'assurance publique et la participation croissante de prestataires de santé autres que les médecins à la vaccination (Singleton *et al.*, 2000). Cependant, pour continuer d'étendre la couverture vaccinale, il faudra vaincre un certain nombre d'obstacles. Aux États-Unis, les personnes âgées non vaccinées contre la grippe invoquent deux raisons principales pour cette absence de protection : premièrement, l'ignorance du caractère nécessaire de la vaccination contre la grippe, et deuxièmement, la crainte que le vaccin n'entraîne la grippe ou des effets secondaires (CDC, 2004). Dans certains pays (dont les États-Unis) et pour certaines années, la pénurie ou la non-disponibilité des vaccins peuvent constituer un autre motif important de non-vaccination.

Pour continuer d'accroître la couverture vaccinale, l'intervention des pouvoirs publics pourra donc se révéler nécessaire, en particulier dans les pays où le taux de vaccination global est relativement faible et dans ceux où le taux de vaccination est relativement faible pour certains segments de la population de plus de 65 ans. À l'instar de ce qui s'est fait aux Pays-Bas, plusieurs interventions sont envisageables : des initiatives communautaires (par exemple, des campagnes médiatiques pour sensibiliser la population et la rassurer quant à l'innocuité du vaccin), des interventions ciblées sur l'individu (envoi de notes de rappel par exemple), des interventions au niveau des soins primaires visant à inciter les praticiens à informer leurs patients des avantages de la vaccination contre la grippe et des interventions de santé publique visant à améliorer l'accès à la vaccination dans différents contextes (Marshall *et al.*, 2002; CDC, 2000).

Définition et écarts

Le taux de vaccination contre la grippe correspond au nombre de personnes âgées de 65 ans et plus qui sont vaccinées annuellement contre la grippe, divisé par la population totale âgée de 65 ans et plus. Le principal obstacle à la comparabilité des données réside dans le fait que les sources de données sont variables et donnent lieu à différents types d'erreurs et de biais. Dans de nombreux pays, les données proviennent d'enquêtes auprès de la population qui sont sujettes au biais de rappel. En outre, il arrive que les données issues d'enquêtes ne couvrent pas la population en institution. Dans certains pays (tels que le Danemark, la Hongrie, l'Italie, la Nouvelle-Zélande et le Royaume-Uni), les données sont tirées de sources administratives, et l'on peut supposer qu'elles n'intègrent que les vaccins délivrés dans le cadre du système de paiement couvert par l'assurance publique. On ignore dans quelle mesure les taux de vaccination déclarés par les pays qui utilisent des sources administratives sont sous-estimés (ou surestimés) par rapport aux taux déclarés par les pays qui utilisent des données d'enquêtes.

Graphique 2.24. **Taux de vaccination contre la grippe parmi les personnes de plus de 65 ans, 2003**

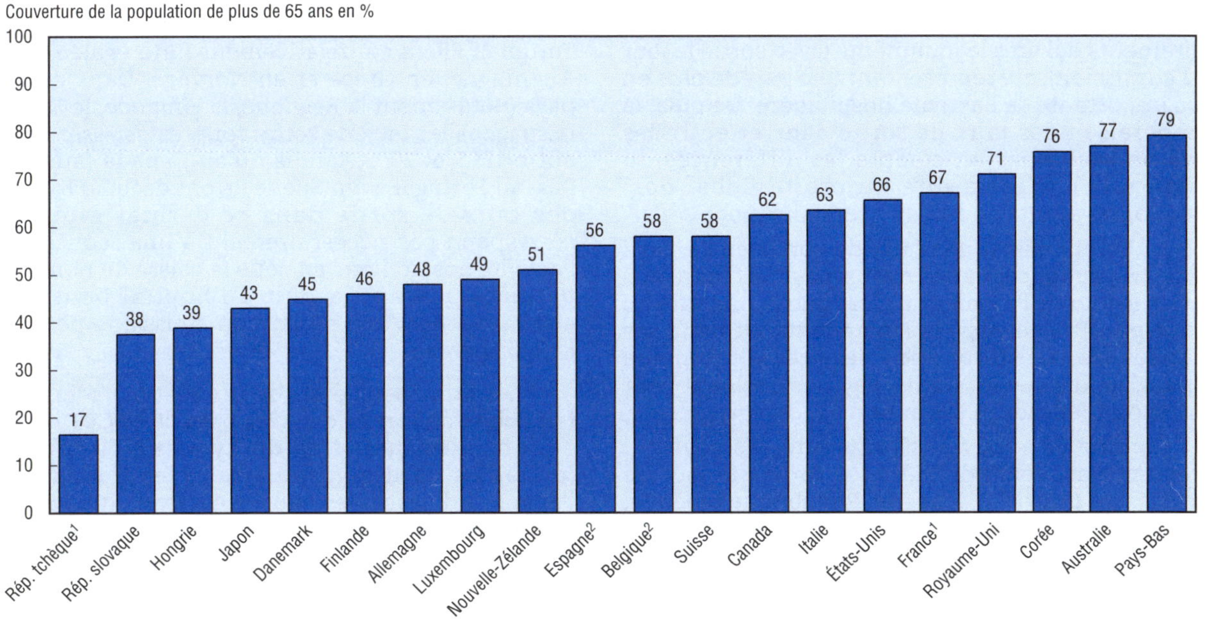

1. 2002.
2. 2001.

Graphique 2.25. **Augmentation du taux de vaccination contre la grippe parmi les personnes de plus de 65 ans, 1993 à 2003**

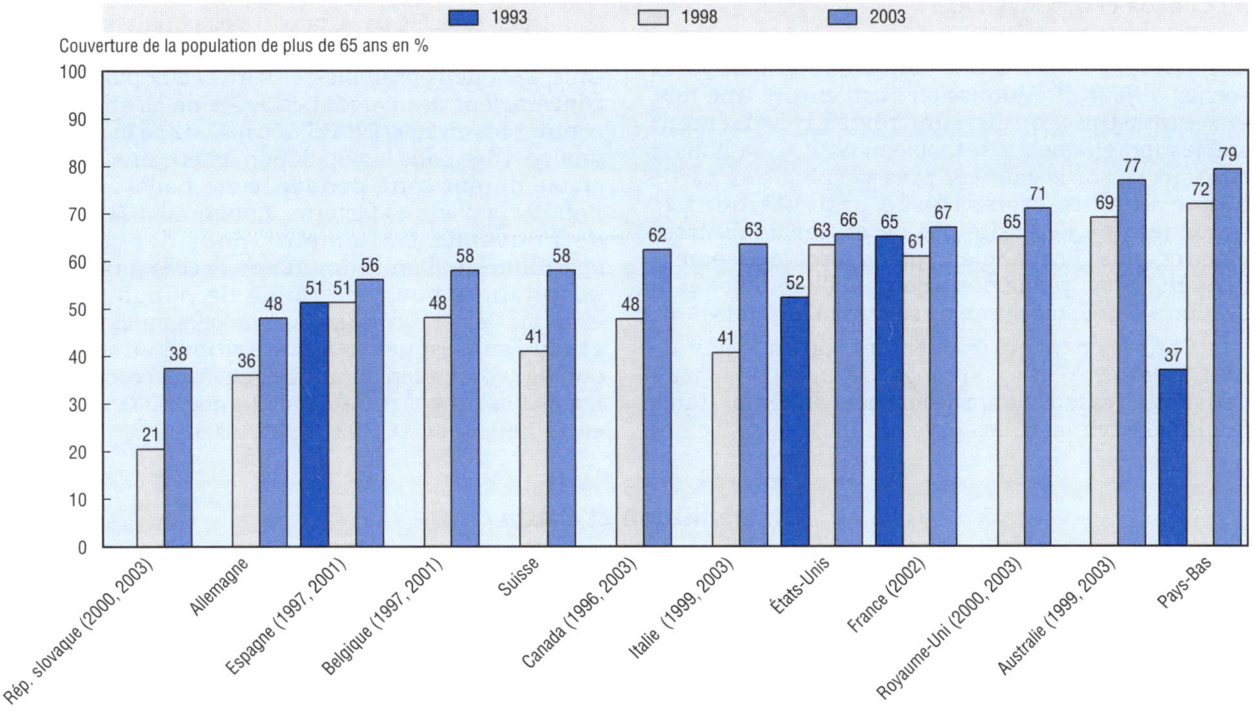

Source : Eco-Santé OCDE 2005.

StatLink : *http://dx.doi.org/10.1787/286770371532*

Les taux de sortie constituent une mesure importante de l'activité hospitalière. Cette mesure est néanmoins partielle car dans la plupart des pays, les données sur les taux de sortie n'incluent pas les traitements délivrés le jour même (avec sortie le jour de l'admission), qui représentent une part de plus en plus importante de l'activité hospitalière. De plus, la comparaison des taux de sortie dans et entre les pays ne prend pas en compte les différences du « case mix » (c'est-à-dire du profil global des pathologies ayant conduit à l'hospitalisation).

La comparaison des taux de sortie entre pays exige la prudence, car certains pays incluent les sorties le jour de l'admission alors que la majorité ne le fait pas. Par ailleurs, la Finlande inclut dans ses données les transferts entre services d'un même hôpital, tandis que les autres pays les excluent (voir ci-dessous l'encadré « Définition et écarts »).

Comme l'on pouvait s'y attendre, les pays qui intègrent dans leurs données les sorties le jour de l'admission (Autriche, Hongrie, République tchèque, France et Nouvelle-Zélande), à l'exception des États-Unis, affichent des taux de sortie plus élevés que les pays qui ne les comptabilisent pas (graphique 2.26 et tableau A.2.13). C'est aussi le cas de la Finlande, qui inclut les transferts entre services hospitaliers. Parmi les pays qui ne comptabilisent pas les sorties le jour même ou les transferts au sein de l'hôpital, les taux de sortie les plus élevés en 2002 étaient ceux du Royaume-Uni et de l'Allemagne, et les plus bas ceux du Mexique, du Portugal et de la Turquie, suivis du Canada et des Pays-Bas.

Les taux de sortie ont augmenté entre 1995 et 2000 dans tous les pays qui comptabilisent les sorties le jour de l'admission sauf, encore une fois, aux États-Unis, où ils sont restés relativement stables (graphique 2.27 et tableau A.2.13). La hausse des taux de sortie dans ces pays s'explique en partie par le nombre croissant de patients dont le traitement ne nécessite pas de passer de nuit sur place et, plus généralement, par le raccourcissement de la durée moyenne des séjours à l'hôpital (voir la section « Durée moyenne de séjour à l'hôpital »).

Dans les pays qui excluent les sorties le jour de l'admission, il n'existe pas de profil-type de variations des taux de sortie au cours du temps. Dans la moitié environ de ces pays, les taux de sortie ont augmenté au moins modérément entre 1995 et 2002. La hausse a été particulièrement vigoureuse dans certains pays qui avaient démarré avec des niveaux relativement bas en 1995 (par exemple, la Corée et la Turquie). Elle a été relativement forte également en Allemagne, en Grèce et en Norvège. Dans certains pays (notamment la Belgique, la Finlande, le Japon et l'Espagne), les taux de sortie sont restés assez stables entre 1995 et 2002, tandis qu'au Canada, aux Pays-Bas, au Portugal et en Suède ils ont décliné. La baisse des taux de sortie dans ce dernier groupe ne correspond pas nécessairement à une réduction de l'activité hospitalière, puisque la baisse du nombre de patients passant la nuit à l'hôpital peut s'être accompagnée d'une proportion croissante de sorties le jour même.

Les principaux états de santé et maladies ayant fait l'objet de sorties dans les pays de l'OCDE en 2002 étaient : les maladies du système circulatoire (maladies cardio-vasculaires), les maladies de l'appareil digestif, les causes externes (tels que les accidents, la violence et les empoisonnements), les grossesses et accouchements et les maladies du système respiratoire (graphique 2.28 et tableau A.2.14). Les taux de sortie pour les maladies du système circulatoire ont augmenté dans plusieurs pays depuis 1990 (graphique 2.29). Cette tendance est en partie à mettre au compte de la disponibilité croissante de nouveaux traitements pour les maladies cardiaques (voir la section « Chirurgies cardio-vasculaires »).

Dans tous les pays, la part des populations âgées dans les sorties d'hôpital est très élevée. Aux États-Unis, 38 % de l'ensemble des sorties d'hôpital en 2002 concernaient des personnes âgées de 65 ans et plus, contre 34 % en 1990 (NCHS, 2004). Comme la part de ce groupe d'âge dans la population américaine est restée stable durant cette période, cette hausse doit être imputée à d'autres facteurs, notamment la diffusion de nouveaux traitements pour des maladies spécifiques et l'amélioration de l'accès aux services hospitaliers pour ce groupe de population. Par exemple, le nombre de séjours de personnes de 75 ans et plus sur lesquelles a été pratiqué au moins un pontage coronarien ou une angioplastie coronaire aux États-Unis est passé de 7.3 à 12.4 pour 1 000 habitants entre 1991-92 et 2001-02 (NCHS, 2004).

Définition et écarts

Une sortie comptabilise un patient hospitalisé qui quitte un établissement de soins aigus après une admission à l'hôpital. Elle comprend les décès survenus à l'hôpital après soin du patient hospitalisé et, dans la majorité des pays, exclut les sorties le jour même de l'admission (sauf en Autriche, en République tchèque, en France, en Hongrie, en Nouvelle-Zélande et aux États-Unis, où ces sorties sont comptabilisées). Les transferts dans d'autres unités de soins du même établissement sont généralement exclus, sauf en Finlande où ils sont inclus.

Quelques autres facteurs limitent la comparabilité des données sur les sorties d'hôpital entre pays. Certains pays ne prennent pas en compte la totalité des services de santé. À titre d'exemple, les données fournies par le Mexique ne concernent que les hôpitaux publics. Certains pays englobent les sorties liées à la grossesse et à l'accouchement et d'autres non. La source d'informations peut également varier, mais dans la plupart des cas, il s'agit des registres administratifs des hôpitaux.

Graphique 2.26. **Taux de sortie de l'hôpital pour 1 000 habitants, toutes causes, 2002**

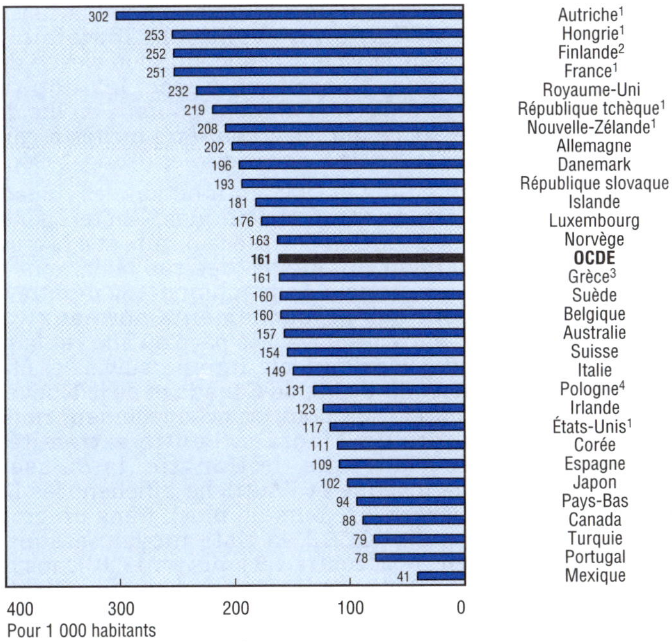

Graphique 2.27. **Tendances des taux de sortie de l'hôpital pour 1 000 habitants, 1995 à 2002**

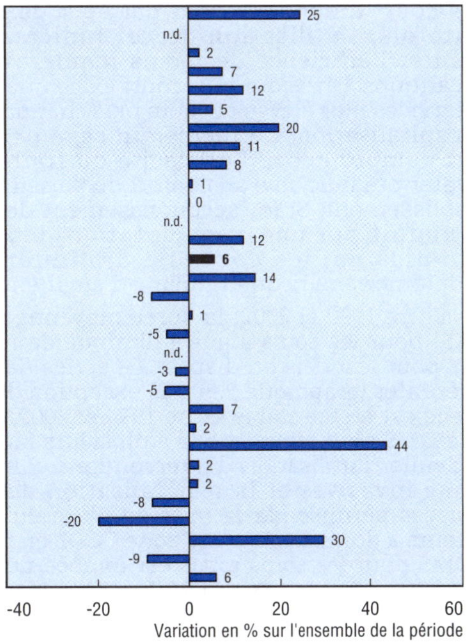

1. Inclut les sorties le jour même.
2. Inclut les transferts d'une unité à une autre au sein d'un hôpital.
3. 2000.
4. 1999.

Graphique 2.28. **Sorties de l'hôpital selon les causes d'entrée des patients, moyenne de l'OCDE, 2002**

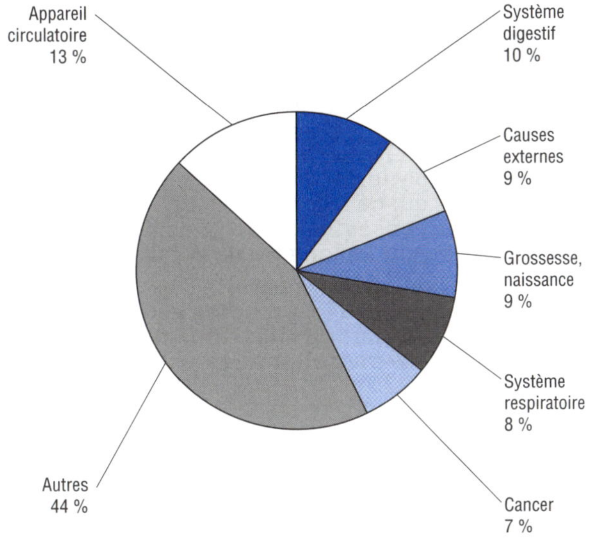

Graphique 2.29. **Sorties de l'hôpital pour les maladies de l'appareil circulatoire, pour 1 000 habitants, 1990 à 2002**

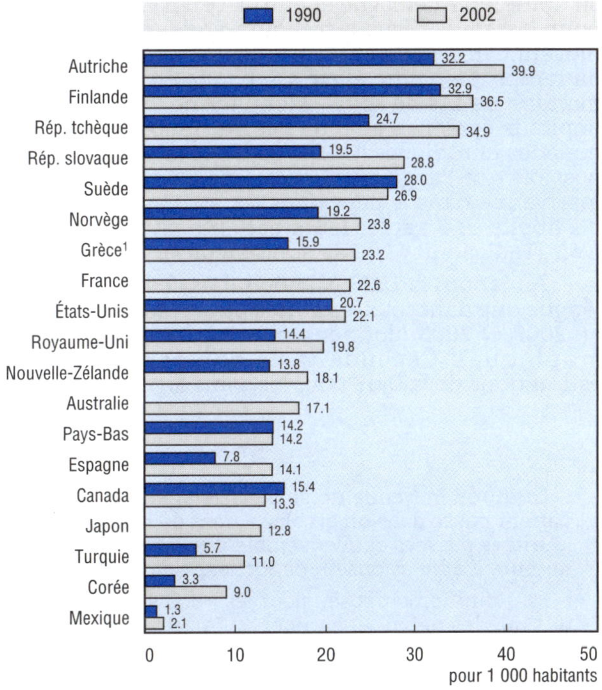

Source : Eco-Santé OCDE 2005.

1. 2000.

StatLink : *http://dx.doi.org/10.1787/888424443807*

La durée moyenne de séjour à l'hôpital est fréquemment utilisée comme indicateur d'efficience. Toute chose égale par ailleurs, un séjour plus court diminue le coût par épisode de soins. Toutefois, l'utilisation de cet indicateur pour mesurer l'efficience des soins requiert certaines précautions. Un séjour plus court exige une intensité de services plus élevée et coûte plus cher par journée d'hospitalisation. De même, un séjour trop court peut compromettre l'efficacité du traitement et s'avérer préjudiciable au confort du patient ou à son rétablissement. Si le raccourcissement des séjours se traduit par une augmentation des taux de réadmission, les coûts ne diminueront que modérément ou risquent même d'augmenter.

Entre 1990 et 2002, la durée moyenne de séjour (DMS) pour les soins aigus a diminué dans tous les pays pour lesquels on dispose de séries de données cohérentes (graphique 2.30), à l'exception du Canada où elle est restée stable entre 1994 et 2002. Le déclin de la DMS peut être attribué à plusieurs facteurs, en particulier l'utilisation d'interventions chirurgicales moins invasives et la généralisation des sorties précoces permise par la mise en place du suivi des patients à domicile. Dans la zone OCDE en moyenne, la DMS pour les soins aigus est tombée de 8.8 jours en 1990 à 6.7 jours en 2002. Son recul a été particulièrement rapide dans les pays qui démarraient avec des niveaux relativement élevés en 1990, tels que l'Allemagne, la Suisse, les Pays-Bas, la République tchèque et la Pologne.

En 2002, on continuait d'observer des variations importantes entre les pays de l'OCDE en termes de DMS. La durée moyenne de séjour était relativement courte (moins de cinq jours) dans plusieurs pays nordiques (Danemark, Finlande, Suède) et au Mexique, et relativement longue (plus de neuf jours) en Corée, en Allemagne et en Suisse. En Corée, la DMS pour les soins aigus a toujours été supérieure à la moyenne de l'OCDE et n'a pas beaucoup décliné au fil du temps. Ce chiffre élevé s'explique en partie par le manque de lits de soins à long terme, qui oblige les hôpitaux coréens à affecter des lits de soins aigus aux malades chroniques (OCDE, 2003b). Par ailleurs, il est possible que l'augmentation rapide du nombre de lits intervenue dans le pays dans les années 90 ait incité les hôpitaux à garder leurs patients plus longtemps (voir l'indicateur « Lits de soins aigus »).

Au Japon, la DMS à l'hôpital est beaucoup plus longue que dans tous les autres pays : plus de 20 jours en 2002 et 2003 (données non représentées sur le graphique). Cependant, la comparabilité des estimations de la DMS pour les soins aigus est limitée pour ce pays, qui utilise une définition des « soins aigus » plus large que la plupart des autres pays de l'OCDE (la définition japonaise inclut par exemple les lits de réadaptation et de soins palliatifs). Les écarts de définition n'expliquent toutefois pas complètement la valeur beaucoup plus élevée de la DMS au Japon. Comme en Corée, les hôpitaux japonais ont été abondamment pourvus en lits dans les années 90, ce qui les a peut-être incités à garder leurs patients sur de longues durées (Jeong, 1994).

Si l'on étudie la DMS en fonction des maladies ou des états de santé spécifiques, l'hétérogénéité entre les pays, due en partie à la nature et à la gravité potentiellement différentes des cas réclamant des soins aigus, s'atténue. Le graphique 2.32 montre que la DMS pour des accouchements normaux varie fortement entre les pays. Les pays où elle est la plus courte sont le Mexique et la Turquie, suivis des États-Unis, du Royaume-Uni, du Canada et de la Nouvelle-Zélande, où la DMS pour un accouchement normal est de l'ordre de 2 jours. À l'autre extrémité, la République slovaque, la Hongrie, la Suisse, la République tchèque et l'Autriche affichent les DMS les plus élevées (5.5 jours ou plus). Dans un groupe de 22 pays de l'OCDE, la DMS moyenne était de 3.6 jours en 2002, contre 4.8 jours en 1990. Dans tous les pays, la DMS pour des accouchements normaux a diminué depuis une dizaine d'années (tableau A.2.16). La durée d'hospitalisation en maternité est un sujet de débat dans certains pays où les sorties prématurées sont remises en question.

On observe également une diminution graduelle des durées de séjour pour infarctus du myocarde aigu depuis plusieurs décennies dans tous les pays pour lesquels on dispose de données cohérentes. En 2002, les États-Unis affichaient la DMS suite à un infarctus la plus faible (5.6 jours), devant plusieurs pays nordiques (Danemark, Suède, Norvège et Islande) et l'Australie, avec des DMS de sept jours. En revanche, la DMS suite à un infarctus était supérieure à 10 jours en Autriche, en Finlande, en Allemagne et en Irlande (graphique 2.31). Il convient cependant de comparer ces pays avec précaution car en Finlande par exemple, la DMS peut englober des patients admis à l'origine pour un infarctus mais qui ne reçoivent plus de soins aigus et devraient par conséquent être considérés comme des patients soignés à long terme (Moïse *et al.*, 2003).

Dans presque tous les pays, la DMS a continué à diminuer pour d'autres pathologies importantes nécessitant une hospitalisation, telles que les maladies cérébro-vasculaires, la pneumonie et la grippe (tableau A.2.16).

Définition et écarts

La durée moyenne de séjour (DMS) en soins aigus est le nombre moyen de jours (avec séjour la nuit) que le patient passe dans un établissement de soins aigus. Elle est généralement obtenue en divisant le nombre total de journées passées par l'ensemble des patients dans des établissements de soins aigus au cours d'une année par le nombre d'admissions ou de sorties.

La définition proposée pour les « soins aigus » inclut toutes les fonctions de soin relevant des « soins curatifs » tels que les définit le manuel du *Système des comptes de la santé* (OCDE, 2000). Cependant, les fonctions prises en compte dans les « soins aigus » et celles qui en sont exclues (par exemple, la mesure dans laquelle les lits affectés aux soins de longue durée, à la réadaptation et aux soins palliatifs sont pris en compte) varient d'un pays à l'autre, ce qui limite la comparabilité des données. Les résultats des comparaisons entre pays doivent donc être interprétés avec prudence.

Graphique 2.30. **Durée moyenne de séjour en soins aigus, 1990 et 2002**

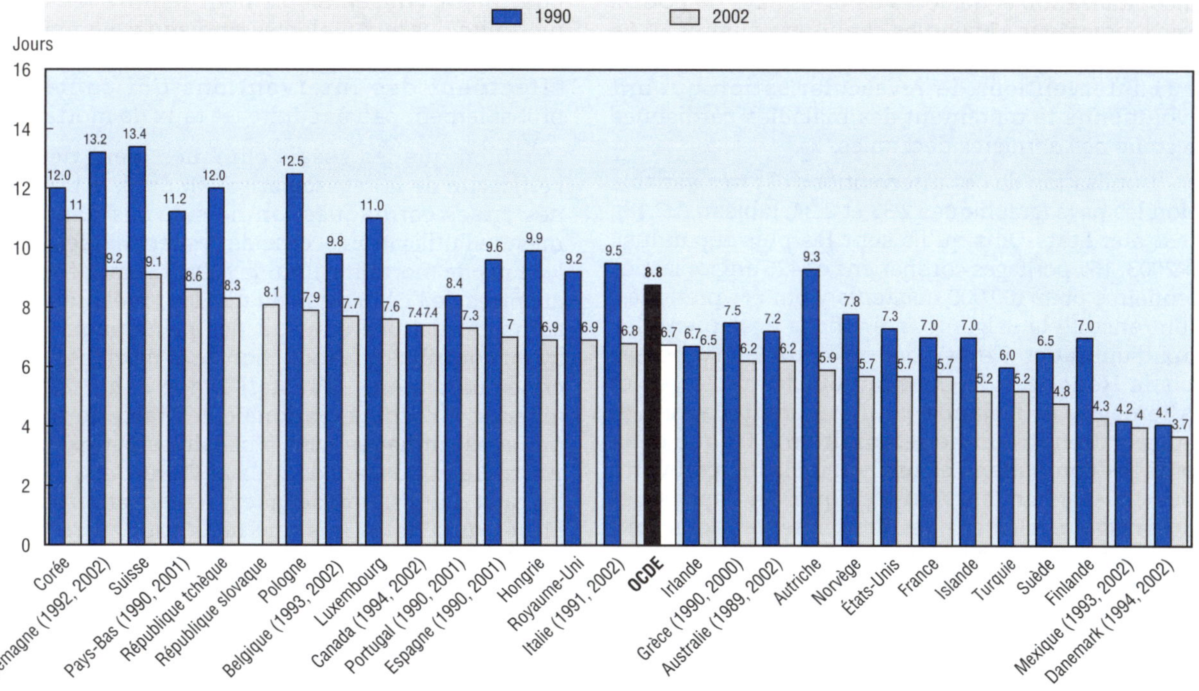

Graphique 2.31. **Durée moyenne de séjour suite à un infarctus du myocarde aigu, 2002**

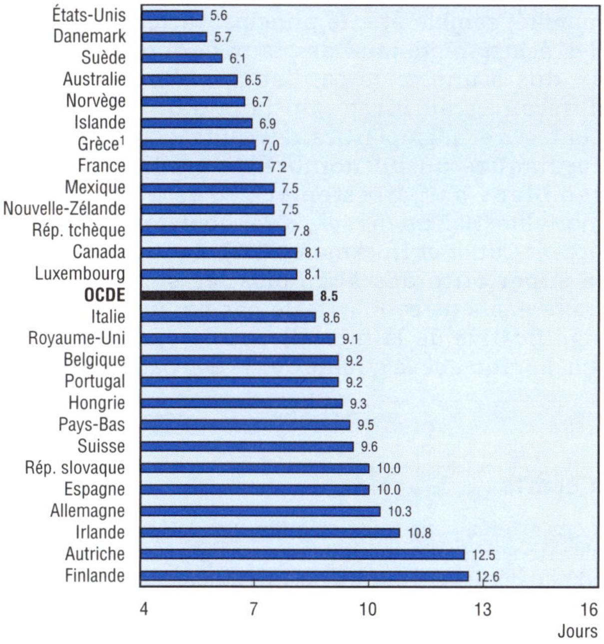

Graphique 2.32. **Durée moyenne de séjour pour un accouchement normal, 2002**

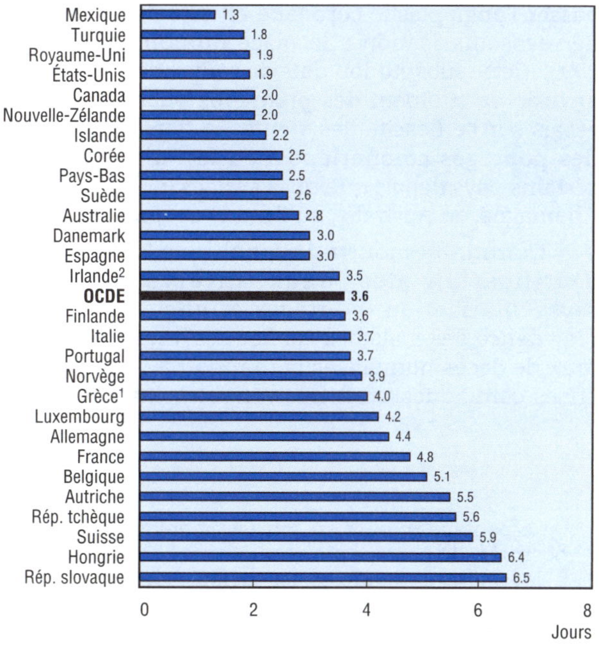

1. 2000.
2. 2001.

Source : Eco-Santé OCDE 2005.

StatLink : *http://dx.doi.org/10.1787/772303844243*

Les maladies cardiaques sont une cause majeure d'hospitalisation et de décès dans les pays de l'OCDE (voir l'indicateur « Maladies cardio-vasculaires »). Le pontage coronarien et l'angioplastie coronaire sont deux interventions de revascularisation qui ont révolutionné le traitement des maladies cardiaques au cours des dernières décennies.

L'utilisation de ces interventions est très variable selon les pays (graphiques 2.33 et 2.34, tableau A.2.13). C'est aux États-Unis qu'ils sont les plus répandus : en 2003, 161 pontages coronariens et 426 angioplasties coronaires pour 100 000 habitants y ont été pratiqués. Vient ensuite la Belgique, qui affiche également des taux d'utilisation élevés pour ces deux interventions, puis la Hongrie et le Canada pour les pontages et l'Allemagne et l'Islande pour les angioplasties. À l'autre extrémité, on ne recensait en 2003 que deux pontages coronariens et une angioplastie coronaire pour 100 000 habitants au Mexique. En Espagne et au Portugal également, les deux interventions sont relativement peu utilisées (bien qu'en Espagne, les données ne concernent que les hôpitaux publics).

L'utilisation des angioplasties coronaires a rapidement augmenté pendant les dix dernières années dans la majorité des pays de l'OCDE (tableau A.2.17). L'invention du stent intracoronaire, une grille métallique cylindrique qui réduit considérablement les risques d'obstructions artérielles après une angioplastie, a largement contribué à faire passer l'angioplastie coronaire en tête des méthodes de revascularisation à la place du pontage (Moïse, 2003). Cette substitution date du milieu des années 90, environ au moment des premières publications des essais sur l'efficacité des stents. Le taux d'utilisation des pontages coronariens a en fait diminué dans certains pays depuis quelques années (notamment en Allemagne, en Australie, au Canada et aux États-Unis).

Comme le montre le graphique 2.35, le taux d'utilisation des deux interventions de revascularisation (pontages et angioplasties) et l'incidence des maladies cardiaques (mesurée par les taux de décès normalisés par rapport à l'âge dus aux crises cardiaques) sont très variables entre les pays. Ces écarts donnent à penser que certains pays pourraient vraisemblablement réduire les taux de mortalité dus aux maladies cardiaques en pratiquant davantage d'interventions, tandis que d'autres effectuent des interventions qui contribuent probablement peu à réduire les taux de mortalité.

Bien que les essais cliniques aient démontré l'efficacité de la revascularisation dans le traitement des crises cardiaques, on ne sait pas dans quelle mesure l'utilisation accrue de ces techniques a réduit les taux de mortalité. L'étude MONICA menée sous les auspices de l'OMS a conclu que les améliorations des soins cardiaques était un des principaux facteurs ayant contribué à la réduction de la mortalité due aux crises cardiaques (Tunstall-Pedoe *et al.*, 2000). Par ailleurs, à l'échelle nationale, les taux de mortalité par crise cardiaque sont plus faibles par exemple en Australie et au Canada qu'aux États-Unis, alors que les taux d'utilisation de la revascularisation sont plus élevés aux États-Unis que dans tout autre pays de l'OCDE – presque trois fois celui de l'Australie et du Canada. En outre, parmi ces trois pays, c'est aux États-Unis que les taux d'utilisation de la revascularisation se sont développés le plus rapidement, sans que les taux de décès dus aux crises cardiaques y diminuent dans une plus large mesure (Moïse, 2003; Moïse *et al.*, 2003).

Selon une étude récente, l'utilisation de bêta-bloquants (un médicament relativement bon marché) semble être le principal facteur explicatif des écarts régionaux des taux de mortalité à un an dus à une crise cardiaque en Finlande. Les différences au niveau du taux d'utilisation des pontages et angioplasties, des coûts totaux des soins cardiaques ou du nombre de cardiologues ne semblent pas directement liées aux taux de mortalité (Häkkinen *et al.*, 2004). Toutefois, comme le notent Cutler et Huckman (2003), il est possible que la supériorité des angioplasties sur les autres traitements ne se manifeste pas par une réduction significative de la mortalité mais plutôt par une amélioration de la qualité de vie des patients.

Définition et écarts

Le pontage coronarien consiste à greffer des veines et/ou des artères pour court-circuiter une artère coronaire obstruée. Un pontage peut contourner l'obstruction d'une seule artère coronaire, mais il est plus courant de procéder à des pontages multiples. En angioplastie coronaire, on introduit dans le système artériel un cathéter à l'extrémité duquel est fixé un ballonnet, en entrant habituellement par l'artère fémorale de la jambe et en rejoignant l'artère coronaire endommagée. Le gonflement du ballonnet distend l'artère coronaire au point d'obstruction. Les chirurgiens utilisent généralement un support, appelé stent, pour maintenir l'artère ouverte après l'intervention.

Les données concernent uniquement le nombre d'actes sur patients hospitalisés, comptabilisant généralement le nombre total d'interventions effectuées sur les patients (bien que certains pays comptabilisent seulement les interventions principales ou le nombre de patients recevant une ou plusieurs interventions). Les données n'incluent pas les angioplasties coronaires effectuées en ambulatoire (qui représentent une part croissante de l'activité globale dans de nombreux pays). Les données pour l'Espagne se rapportent uniquement aux interventions dans les hôpitaux publics (elles n'incluent pas l'activité des hôpitaux privés).

Graphique 2.33. **Nombre de pontages coronariens pour 100 000 habitants, 2003**

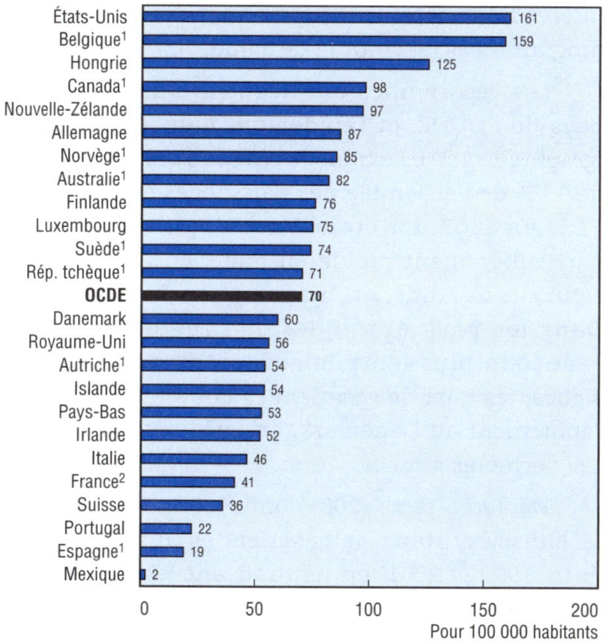

Graphique 2.34. **Nombre d'angioplasties coronaires pour 100 000 habitants, 2003**

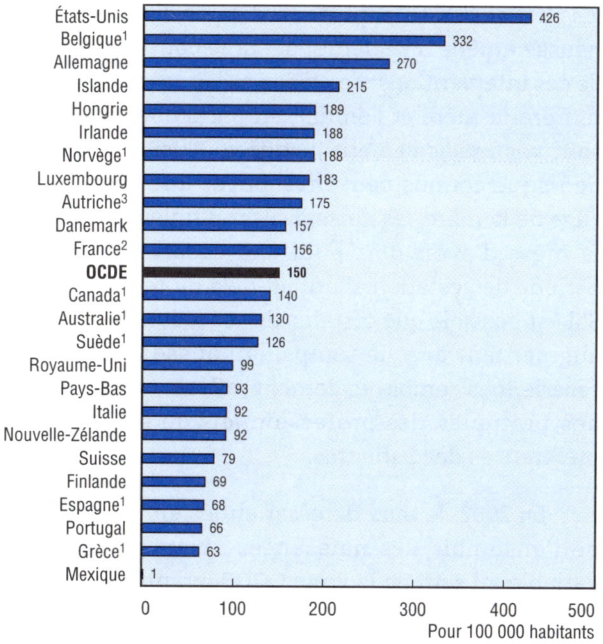

1. 2002.
2. 2001.
3. 2000.

Graphique 2.35. **Interventions de revascularisation[1] et mortalité due aux crises cardiaques, 2002**

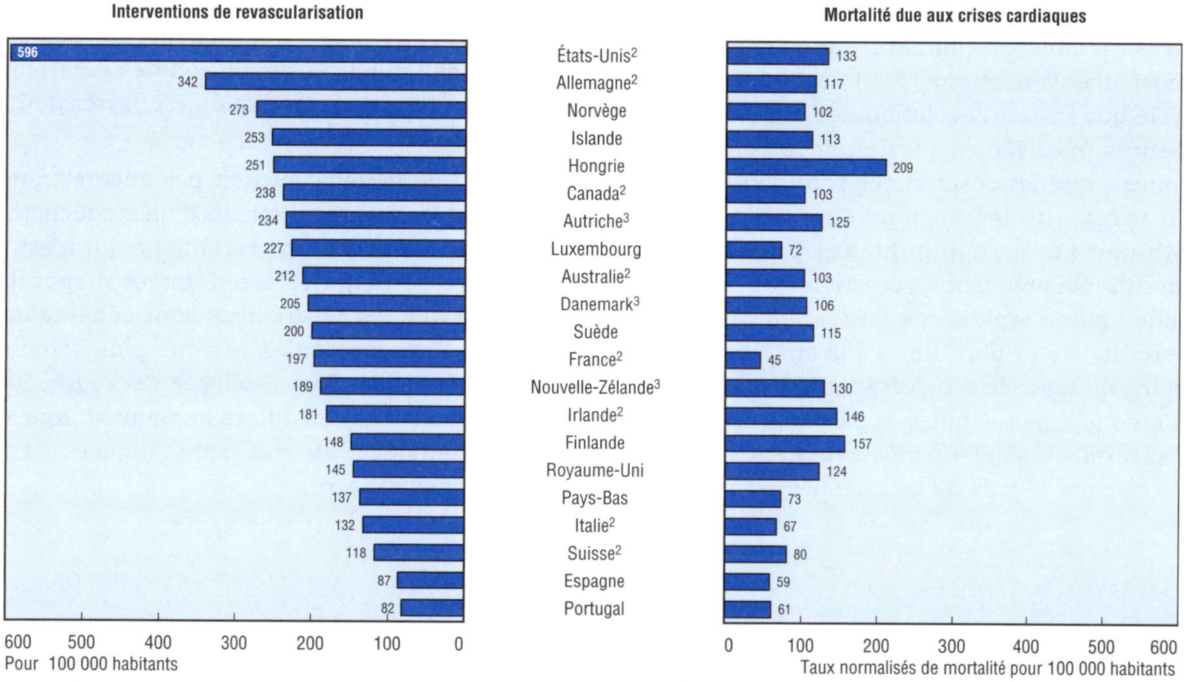

1. Pontages coronariens et angioplasties.
2. 2001.
3. 2000.

Source : Eco-Santé OCDE 2005.

StatLink : *http://dx.doi.org/10.1787/717350713372*

Les taux de césariennes (en pourcentage de l'ensemble des naissances) ont augmenté dans tous les pays de l'OCDE depuis une dizaine d'années. Cette hausse amène à se demander si le coût de certaines de ces interventions n'excède pas les avantages qu'en retirent la mère et l'enfant, en particulier si elles ne sont pas médicalement justifiées. Plusieurs facteurs de risque connus peuvent motiver une césarienne : l'âge de la mère, les naissances multiples, le fait pour la mère d'avoir déjà subi une césarienne et une période de gestation allant au-delà du terme normal. S'il est possible que certains de ces facteurs de risque augmentent avec le temps, la hausse des taux de césariennes semble également refléter une évolution des pratiques des professionnels de santé et des préférences des patientes.

En 2002, le taux de césariennes en pourcentage de l'ensemble des naissances vivantes était très variable au sein de la zone OCDE (graphique 2.36). Il s'échelonnait entre 14 et 18 % aux Pays-Bas, en République tchèque, en République slovaque, dans les pays nordiques et en France, à plus de 33 % en Corée, en Italie et au Mexique. Les taux sont également très supérieurs à la moyenne au Portugal, en Australie et aux États-Unis. En Corée, ce taux élevé est attribué au moins en partie au fait que les césariennes sont facturées plus cher que les accouchements normaux (OCDE, 2003b). En Italie, il semble que ce soit l'évolution des préférences des patientes (motivée en partie par la conviction – erronée – que les césariennes sont généralement plus sûres que les accouchements normaux) combinée au changement des pratiques des médecins (qui préfèrent les césariennes en raison de la plus grande rapidité de l'intervention et de la possibilité de la planifier à l'avance) qui soit à l'origine du taux élevé de césariennes. Au Mexique, on s'accorde à penser que le recours aux césariennes est excessif et souvent médicalement injustifié. Dans ce pays, le taux de césariennes est plus élevé dans le secteur privé que dans le secteur public, peut-être parce que le secteur privé a davantage intérêt financièrement à pratiquer des césariennes programmées (Secretaria de Salud, 2003).

Les césariennes ont augmenté dans tous les pays de l'OCDE, et rapidement dans certains cas (graphique 2.37). Le taux de césariennes moyen était de 13 % de l'ensemble des naissances en 1990 et de 21 % en 2002. La croissance depuis 1990 a été particulièrement rapide en Italie, en Australie, en Nouvelle-Zélande, en Irlande et au Royaume-Uni. Dans les pays nordiques, la progression a été beaucoup plus lente, même si, d'après certains signes, les taux de césariennes ont augmenté assez rapidement au Danemark, en Suède et en Norvège ces dernières années.

Declercq *et al.* (2005) ont récemment analysé la hausse du taux de césariennes aux États-Unis entre 1996 et 2001, en neutralisant les facteurs de risque les plus importants pour se concentrer sur les césariennes « sans risque indiqué » (définies comme s'appliquant aux mères qui accouchent à terme d'un enfant unique, qui n'avaient pas subi de césarienne précédemment, qui ne présentent aucun facteur de risque médical déclaré et pour lesquelles le certificat de naissance ne fait mention d'aucune complication lors du travail ou de l'accouchement). Selon les résultats de l'étude, la proportion des césariennes primaires « sans risque indiqué » est passée de 3.7 % en 1996 à 5.5 % en 2001.

Bien que le débat ne soit pas encore tranché concernant les avantages relatifs d'un accouchement normal par rapport à une césarienne qui n'est pas nécessaire, la majorité des données disponibles indiquent que les césariennes sont généralement associées à des problèmes de santé plus nombreux pour la mère et l'enfant (Bewley et Cockburn, 2002). Les césariennes non justifiées impliquent donc que des interventions coûteuses sont pratiquées avec un niveau de risque accrû.

Définition et écarts

Le taux de césariennes est le nombre de césariennes pratiquées pour 100 naissances vivantes. Au Portugal, le dénominateur est le nombre de naissances vivantes déclarées dans les hôpitaux publics situé sur le Continent (d'où une surestimation du taux de césariennes).

Graphique 2.36. **Césariennes pour 100 naissances vivantes, 2002**

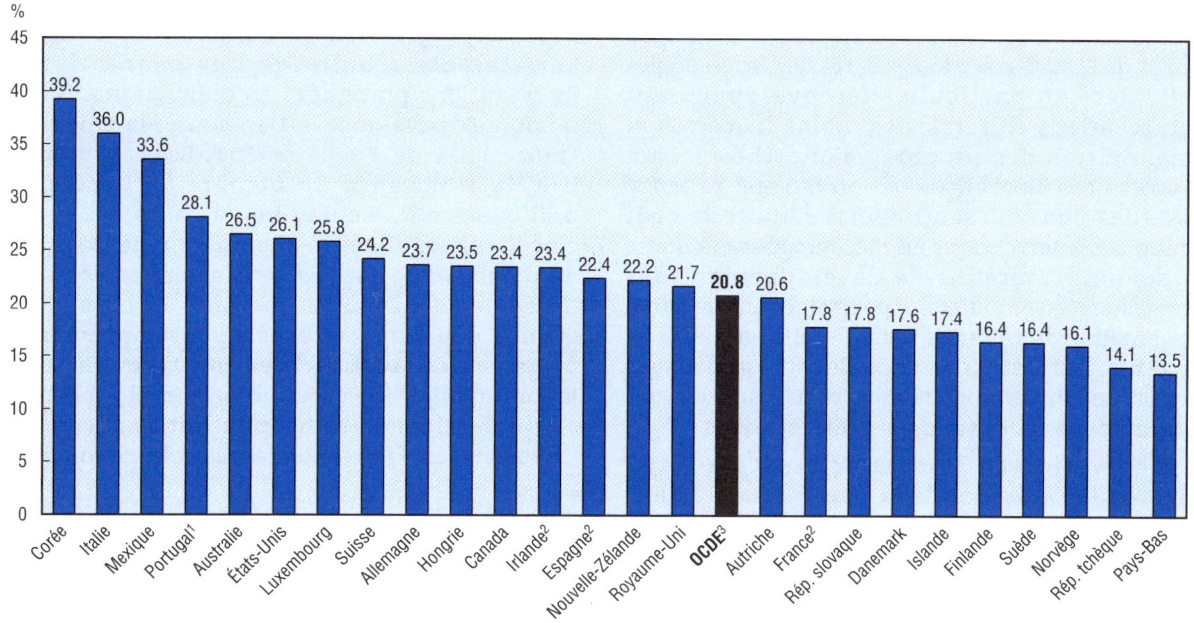

1. Au Portugal, seules les naissances ayant eu lieu dans les hôpitaux publics (sur le continent) sont incluses. Cela entraîne une surestimation des taux de césariennes.
2. 2001.
3. La moyenne OCDE correspond à la moyenne comparable pour un groupe commun de pays (tableau A.2.18).

Graphique 2.37. **Augmentation des césariennes pour 100 naissances, 1990 à 2002**

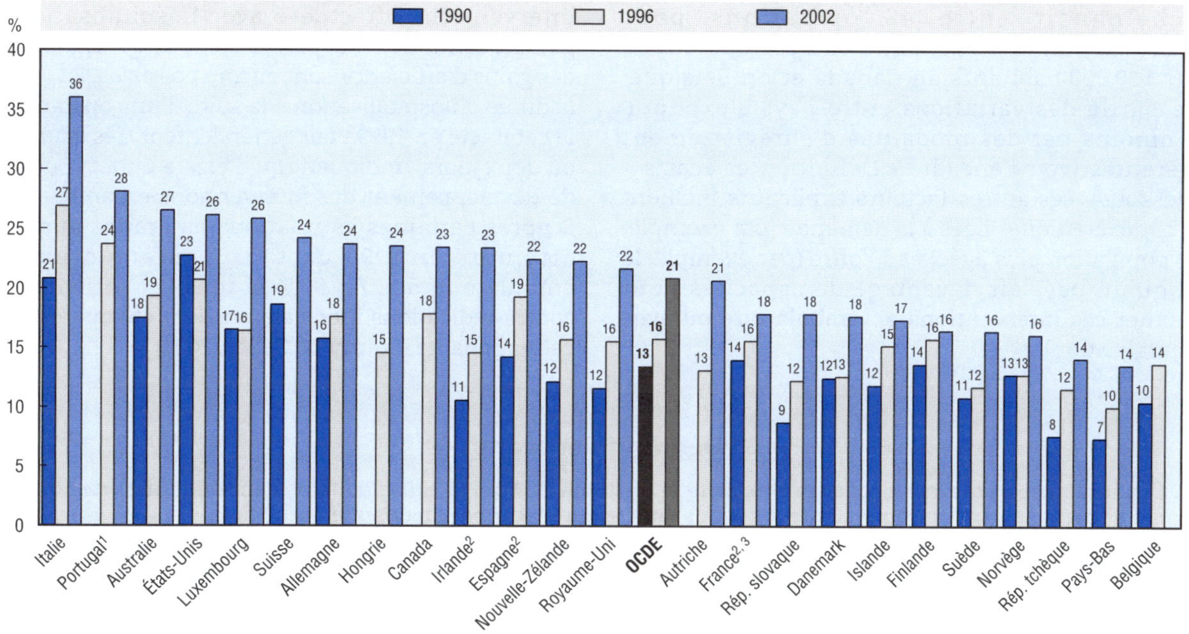

1. Au Portugal, seules les naissances ayant eu lieu dans les hôpitaux publics (sur le continent) sont incluses. Cela entraîne une surestimation des taux de césariennes.
2. 2001.
3. 1997.

Source : *Eco-Santé OCDE 2005.*

StatLink : *http://dx.doi.org/10.1787/830761042258*

Au cours des vingt dernières années, le nombre d'interventions chirurgicales réalisées en ambulatoire (le jour même) a constamment augmenté dans tous les pays de l'OCDE grâce aux progrès des technologies médicales, en particulier le développement d'interventions chirurgicales moins invasives et l'amélioration des procédés d'anesthésie. Non seulement ces innovations ont profité aux patients, mais elles peuvent contribuer à réduire le coût unitaire des interventions en raccourcissant la durée des séjours. Toutefois, le développement des interventions en ambulatoire pourrait conduire à une augmentation du volume d'activité chirurgicale. Si tel était le cas, l'impact sur les coûts de santé globaux est fonction de l'importance relative de la variation des coûts unitaires et des volumes d'interventions.

L'opération de la cataracte est devenue l'intervention chirurgicale la plus fréquente dans plusieurs pays de l'OCDE (par exemple le Canada, la Belgique et la France). Il s'agit d'un bon exemple d'intervention chirurgicale courante qui est maintenant pratiquée majoritairement de jour dans de nombreux pays de l'OCDE.

En 2003 (ou la dernière année disponible), le nombre d'opérations de la cataracte par habitant était très variable parmi les pays disposant de données complètes sur les interventions ambulatoires et avec hospitalisation (graphique 2.38). Le taux s'échelonnait entre 48 opérations pour 100 000 habitants au Mexique et 1 200 opérations pour 100 000 habitants au Canada et en Belgique. Une partie des variations entre pays s'explique néanmoins par des modalités d'enregistrement différentes (voir l'encadré « Définition et écarts » ci-dessous). Les autres facteurs explicatifs incluent des caractéristiques liées à la demande (par exemple, une population plus âgée) et à l'offre (par exemple, le fait qu'un pays ait davantage de capacités pour effectuer ces interventions en ambulatoire ou avec hospitalisation).

L'examen des tendances au fil du temps montre que depuis quelques années, dans la majorité des pays, la progression du nombre d'opérations de la cataracte résulte de l'augmentation des interventions pratiquées en ambulatoire. Dans de nombreux pays dont le Danemark, la Finlande, la France, l'Irlande, l'Italie, les Pays-Bas et le Royaume-Uni, la croissance du nombre d'interventions pratiquées en ambulatoire au cours des quelque cinq dernières années a plus que compensé la baisse du nombre d'opérations de la cataracte nécessitant un séjour d'au moins une nuit à l'hôpital. Cela signifie que dans ces pays, le développement des opérations de la cataracte en ambulatoire a exercé à la fois un effet « de substitution » (en se substituant aux opérations avec hospitalisation) et un effet « d'expansion » (en amplifiant le volume total).

Dans la plupart des pays, les opérations de la cataracte pratiquées en ambulatoire représentent désormais l'essentiel du volume de ces interventions. Ainsi, elles représentent 90 % ou plus de l'ensemble des opérations de la cataracte au Canada (99 %), en Finlande, au Danemark, aux Pays-Bas, au Royaume-Uni, en Nouvelle-Zélande et en Australie (graphique 2.39). En revanche, la proportion d'opérations de la cataracte pratiquées en ambulatoire reste inférieure au Luxembourg, en France, en Irlande et au Portugal. Dans ce groupe de pays, la part des interventions effectuées avec hospitalisation du patient continue de dépasser 50 %, ce qui signifie que des gains d'efficience sont encore possibles. En France, la durée d'hospitalisation à la suite d'une opération de la cataracte en 1999 était généralement très courte (un ou deux jours), indiquant qu'il existe un fort potentiel de développement des interventions en ambulatoire. D'après certaines estimations, la France aurait pu atteindre en 1999 un taux d'interventions en ambulatoire de 77 à 90 % si tous les patients sans contre-indications médicales avaient été opérés selon cette modalité (Sourty Le Gellec, 2001).

Définition et écarts

L'opération de la cataracte consiste à extraire le cristallin de l'œil (à cause de la présence de cataractes qui le rendent partiellement ou complètement opaque) et à le remplacer par un cristallin artificiel.

La chirurgie ambulatoire concerne des patients qui reçoivent un traitement chirurgical (généralement électif, non urgent) administré dans une unité chirurgicale spécialisée (dans un hôpital ou une clinique) et qui autorise une sortie le jour de l'opération. La chirurgie de jour et la chirurgie sur patient externe sont des termes équivalents utilisés dans certains pays. La chirurgie avec hospitalisation concerne des patients qui reçoivent un traitement chirurgical et qui séjournent au moins une nuit dans un établissement.

À l'heure actuelle, les systèmes d'information sur la santé de plusieurs pays ne couvrent qu'imparfaitement les interventions chirurgicales de jour, en particulier celles pratiquées dans des établissements de soins ambulatoires autres que les hôpitaux (par exemple les cliniques privées). De même, les modalités d'enregistrement des opérations de la cataracte peuvent varier entre les pays (par exemple, elles peuvent être comptabilisées comme une seule intervention comprenant au moins deux étapes – l'extraction du cristallin et la pose d'un cristallin artificiel – ou comme deux interventions séparées). La comparaison des données disponibles entre pays exige donc la prudence.

 PANORAMA DE LA SANTÉ : LES INDICATEURS DE L'OCDE 2005 – ISBN 92-64-01264-8 –

Graphique 2.38. **Nombre de chirurgies de la cataracte avec hospitalisation et en ambulatoire, pour 100 000 habitants, année la plus récente**

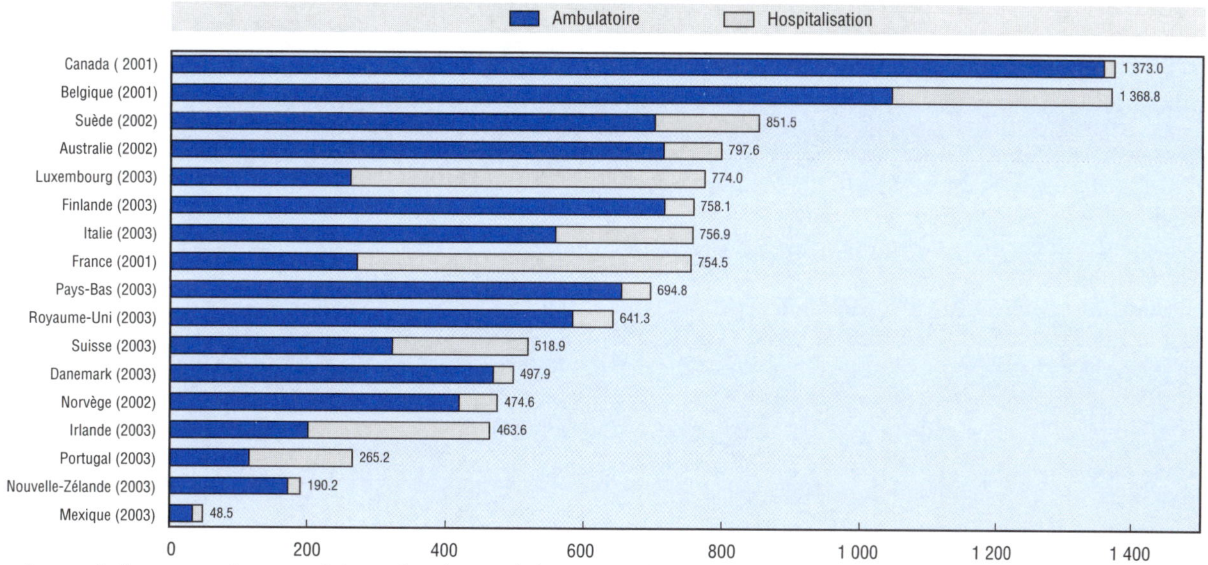

Note : Les variations entre les pays doivent être interprétées avec précaution, car les pays enregistrent de façon différente les interventions chirurgicales de la cataracte et parfois n'incluent pas tous les établissements de santé dans leurs données.

Graphique 2.39. **Pourcentage de chirurgies de la cataracte effectuées en soins ambulatoires, 1997 et 2003**

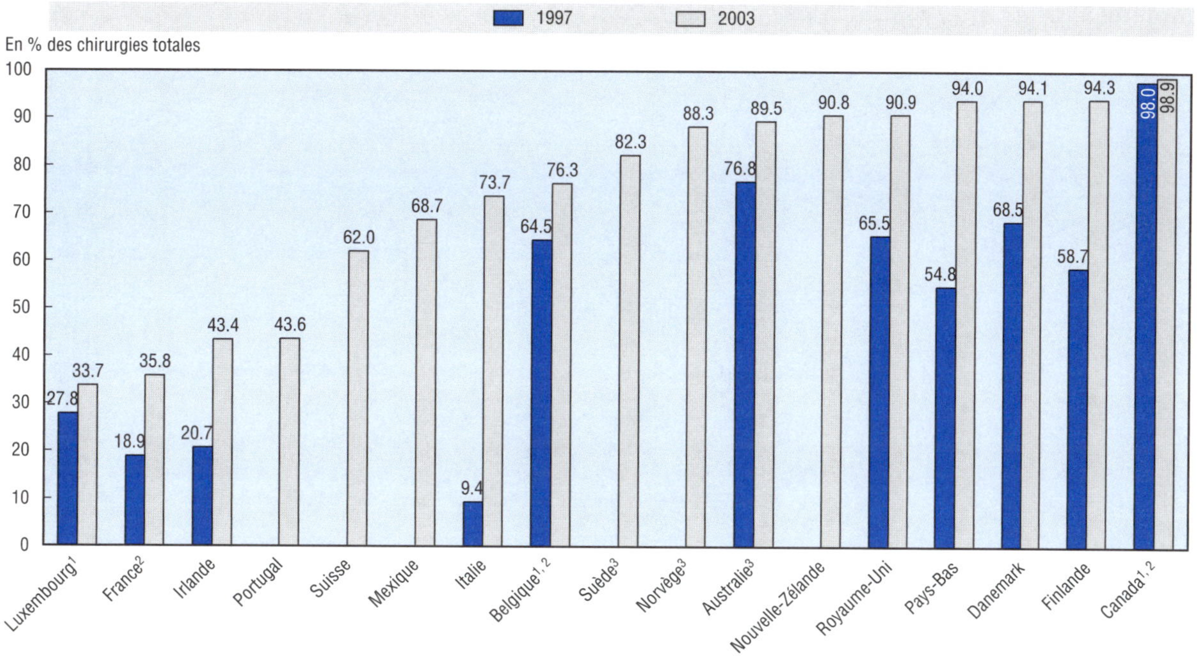

1. 1999.
2. 2001.
3. 2002.

Source : Eco-Santé OCDE 2005.

StatLink : *http://dx.doi.org/10.1787/187577270514*

ISBN 92-64-01264-8
Panorama de la santé : Les indicateurs de l'OCDE 2005

PARTIE III

Dépenses de santé et financement

Le niveau des dépenses de santé varie considérablement d'un pays de l'OCDE à l'autre, reflétant des facteurs sociaux et de marché différents mais aussi des structures différentes de financement et d'organisation du système de santé dans chaque pays. Les États-Unis dépensent beaucoup plus par habitant que les autres pays de l'OCDE – 5 635 USD PPA (parités de pouvoir d'achat – voir ci-dessous l'encadré « Définition et écarts ») en 2003 (graphique 3.1 et tableau A.3.1), soit près de 50 % de plus que les pays arrivant juste derrière (Norvège et Suisse) et plus du double de la moyenne (non pondérée) de tous les pays de l'OCDE. À l'autre extrémité de l'échelle, la République slovaque, la Pologne, le Mexique et la Turquie dépensent moins de 1 000 USD PPA au titre de la santé, ce qui est bien inférieur à la moitié de la moyenne de l'OCDE.

Concernant les dépenses publiques de santé, le Luxembourg et la Norvège ont dépensé, en 2003, le montant par habitant le plus élevé, avec plus de 3 000 USD PPA, soit environ le double de la moyenne non pondérée de l'OCDE. C'est au Mexique, suivi de la Turquie, de la Pologne et de la Corée (tableau A.3.2), que le montant des dépenses publiques de santé par habitant a été le plus faible. Bien que le système de santé américain soit principalement financé par des fonds privés (voir l'indicateur « Sources de financement des soins de santé »), le montant des dépenses publiques par habitant (2 503 USD PPA) est supérieur à la fois à la moyenne de l'OCDE et à celle des 15 pays de l'Union européenne (UE-15) qui s'établissent respectivement à 1 714 USD PPA et 1 906 USD PPA.

Si l'on se concentre sur la période 1997-2003, qui s'est caractérisée par une progression importante de la moyenne de l'OCDE, les données montrent une légère diminution des différences entre les pays en termes de dépenses par habitant. Cette diminution s'est accompagnée d'un certain nombre de changements dans la position relative des pays par rapport à la moyenne de l'OCDE tant pour les dépenses totales que pour les dépenses publiques de santé par habitant. Le graphique 3.2 montre le niveau des dépenses totales de santé en 1997 et en 2003, mesuré par rapport à la moyenne respective de l'OCDE pour chaque année. Le graphique 3.3 montre ensuite un classement de l'évolution du niveau relatif entre 1997 et 2003. (Pour une discussion complémentaire des différences dans le temps des dépenses de santé, voir l'indicateur « Dépenses de santé par habitant : évolution »).

L'Irlande a été l'un des pays qui a enregistré une croissance rapide de ses dépenses de santé entre 1997 et 2003. Les dépenses totales de santé par habitant ont augmenté de 63 % en valeur réelle, ce qui a fait passer l'Irlande au-dessus de la moyenne de l'OCDE en 2003 alors qu'en 1997 elle dépensait près de 15 % de moins que la moyenne de l'OCDE. Des progressions importantes des niveaux de dépenses relatifs ont été également rapportées en Norvège et en Hongrie. En revanche, un certain nombre de pays européens, comme l'Allemagne, la Suisse et l'Italie, ont vu leur position par rapport à la moyenne de l'OCDE chuter ces dernières années. L'Allemagne, par exemple, est passée de la troisième place pour les dépenses de santé en 1997 à la septième en 2003.

Définition et écarts

Les dépenses totales de santé mesurent la consommation finale de produits et de services de santé (c'est-à-dire les dépenses courantes de santé) plus les dépenses d'équipement en infrastructures de soins de santé. Ce chiffre englobe à la fois les dépenses effectuées par des agents économiques publics et privés (y compris les ménages) au titre de produits et de services médicaux, des programmes de santé publique et de prévention ainsi que de l'administration. Sont exclues les dépenses connexes comme la formation, la recherche et la santé environnementale. Les deux grandes composantes des dépenses totales courantes de santé sont les dépenses au titre des services de santé individuels et les dépenses au titre des services collectifs. (Pour plus de détails sur les composantes des dépenses totales de santé, voir l'annexe B.)

Pour réaliser des comparaisons internationales du niveau global de consommation de produits et de services de santé à un moment donné, il faut convertir les dépenses de santé par habitant exprimées en monnaie nationale en une monnaie commune, le dollar américain dans ce cas-ci, et les ajuster pour prendre en compte la différence de pouvoir d'achat de ces monnaies. Les PPA à l'échelle de l'économie (PIB) utilisées sont les taux de conversion les plus fiables dont on dispose. Pour plus d'informations sur la définition des dépenses de santé et les comparaisons internationales des dépenses de santé, voir l'annexe B.

Graphique 3.1. **Dépenses de santé, par habitant, dépenses publiques et privées, 2003**

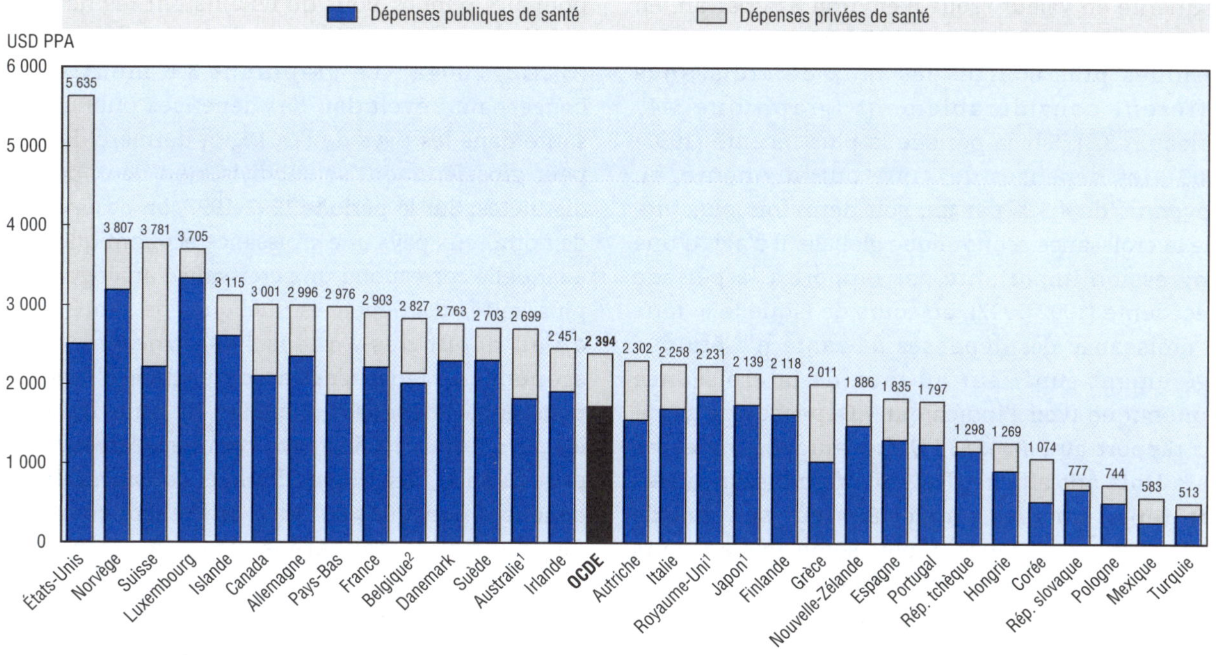

1. 2002.
2. Pour la Belgique, les dépenses courantes publiques et privées de santé sont présentées, bien que le nombre reporté corresponde aux dépenses totales de santé, incluant l'investissement.

Graphique 3.2. **Dépenses de santé, par habitant, 1997 et 2003**

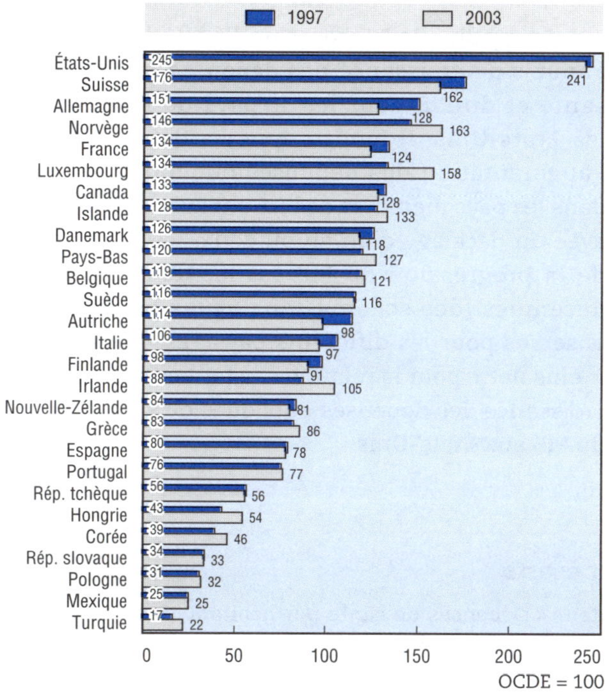

Graphique 3.3. **Dépenses de santé, variation relative à la moyenne de l'OCDE, 1997 à 2003**

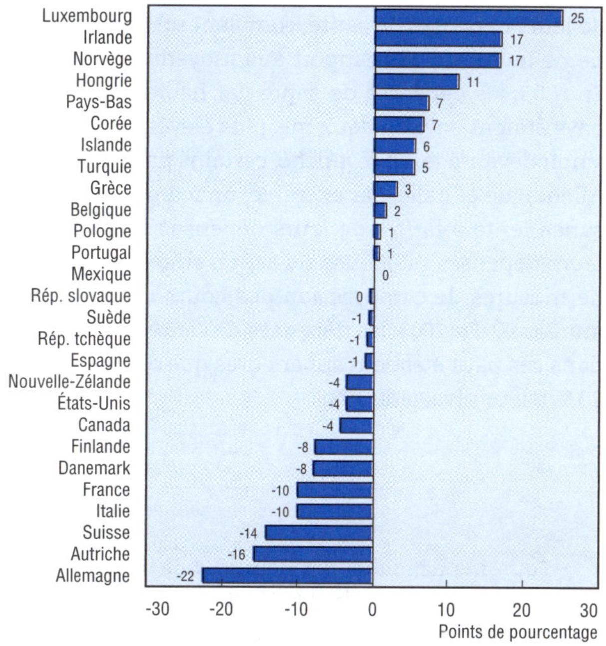

Source : *Eco-Santé OCDE 2005.*

StatLink : *http://dx.doi.org/10.1787/657114611827*

Entre 1980 et 2003, les dépenses de santé ont augmenté en valeur réelle d'environ 3 % par an, en moyenne, dans les pays de l'OCDE, mais sur des périodes plus courtes les taux de croissance diffèrent considérablement (graphique 3.4, tableau A.3.3). Sur la période la plus récente (1997-2003), les dépenses de santé ont augmenté, en moyenne, de 4.3 % par an, soit deux fois plus vite que la croissance économique globale. Il s'agit d'une progression importante par rapport à la période précédente (1992-1997), au cours de laquelle le taux de croissance des dépenses de santé n'a été que légèrement supérieur au taux de la croissance économique (voir l'indicateur « Dépenses de santé par rapport au PIB »). Si l'Union européenne et les États-Unis ont affiché des taux de croissance très différents dans les années 80, leur schéma de croissance a été beaucoup plus semblable au cours de la dernière décennie (graphique 3.5).

Les moyennes pour l'ensemble des pays de l'OCDE masquent des disparités considérables d'un pays à l'autre concernant la croissance de leurs dépenses de santé (tableaux A.3.5 et A.3.6). Si l'on se concentre sur la période 1992-2003, on observe que plusieurs pays (République tchèque, Corée, Irlande et Turquie), qui avaient au début des années 90, un revenu et des dépenses de santé par habitant inférieurs, ont enregistré une progression exceptionnellement élevée de leurs dépenses de santé, comblant une grande partie de leur écart par rapport à la moyenne de l'OCDE. En 2003, les dépenses de santé par habitant dans ces pays étaient environ deux fois plus élevées qu'en 1992 sinon davantage. En revanche, certains pays (Finlande, Allemagne et Italie, par exemple) ont connu une croissance lente à la fois de leurs dépenses totales et de leurs dépenses publiques de santé, suite à l'adoption de mesures de compression des coûts au début des années 90. En 2003, les dépenses de santé par habitant dans ces pays n'étaient supérieures que d'environ 10 à 20 % à leur niveau de 1992.

Des pressions continues sont exercées sur les pouvoirs publics pour qu'ils ajustent les dépenses publiques de santé à la croissance économique (OCDE, 2004a). Le graphique 3.6 montre que, concernant l'évolution des dépenses publiques de santé dans les pays de l'OCDE, la dernière décennie peut grossièrement se subdiviser en deux périodes distinctes. Sur la période 1992-1997, on observe dans de nombreux pays une croissance économique stable à laquelle correspond une croissance analogue, voire plus lente, des dépenses publiques de santé, tandis qu'au début des années 2000, une croissance économique lente s'est accompagnée d'une forte poussée des dépenses publiques de santé dans tous les pays. Dans certains pays, comme le Royaume-Uni et le Canada, des augmentations considérables des dépenses publiques de santé ont reflété pour partie des politiques délibérées visant à atténuer les pressions exercées sur la demande par la compression des coûts au milieu des années 90 (Coomber, 2002; Huber et Orosz, 2003; Wanless, 2002). Toutefois, des données récentes laissent à penser qu'en 2003 de nombreux pays de l'OCDE ont subi un nouveau ralentissement des dépenses de santé. En Allemagne, en Nouvelle-Zélande et en Pologne, par exemple, le taux de croissance est demeuré inférieur à 1 %; en Italie et au Portugal, il a été négatif.

Le graphique 3.5 compare l'évolution des taux annuels de croissance des dépenses publiques de santé et du PIB pour les 15 pays de l'UE et pour les États-Unis. Il montre que les fluctuations de l'augmentation des dépenses publiques de santé dans les pays membres de l'UE ont suivi étroitement, avec un décalage d'un an ou deux, les fluctuations de la progression du PIB sur les deux dernières décennies (des schémas analogues peuvent être observés pour les différents pays). La tendance est moins nette pour la relation existant entre le taux de croissance des dépenses publiques de santé et celui du PIB aux États-Unis.

Définition et écarts

Pour une définition des dépenses de santé, voir l'indicateur « Dépenses de santé par habitant ». Les taux de croissance sont calculés en valeur réelle (sur la base de l'indice des prix du PIB de 2000).

Note : Sur le graphique 3.4, les périodes de temps ont été définies selon les différentes périodes caractéristiques de l'évolution globale des dépenses de santé, pour la moyenne de l'OCDE : la première et la troisième périodes sont caractérisées par un taux de croissance faible, tandis que la deuxième et la quatrième sont caractérisées par un taux de croissance plus élevé.

PANORAMA DE LA SANTÉ : LES INDICATEURS DE L'OCDE 2005 – ISBN 92-64-01264-8 – © OCDE 2005

Graphique 3.4. **Taux de croissance annuel moyen des dépenses de santé, en termes réels, 1980 à 2003**

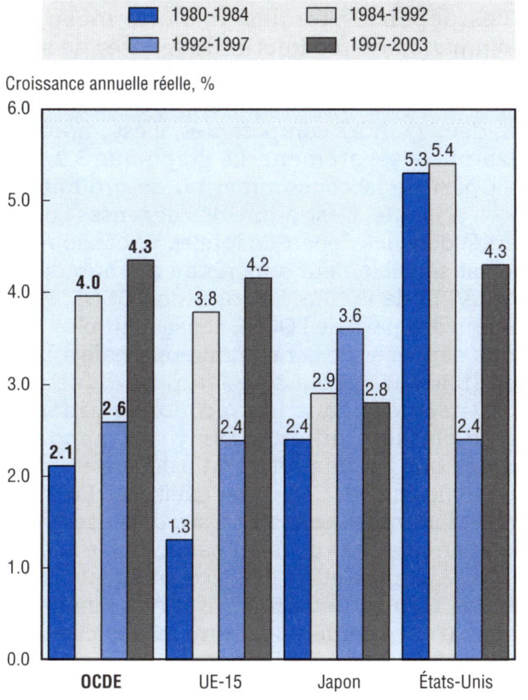

Graphique 3.5. **Dépenses publiques de santé et PIB, UE-15 et États-Unis, 1980 à 2003**

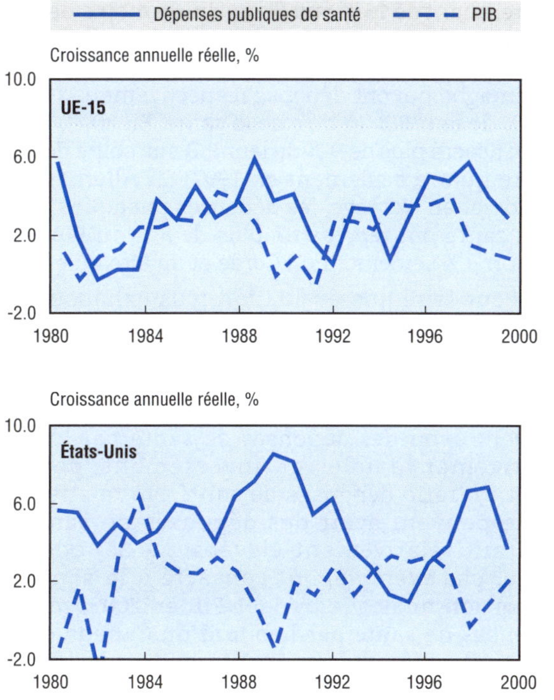

Graphique 3.6. **Augmentation des dépenses publiques de santé et du PIB, par habitant**

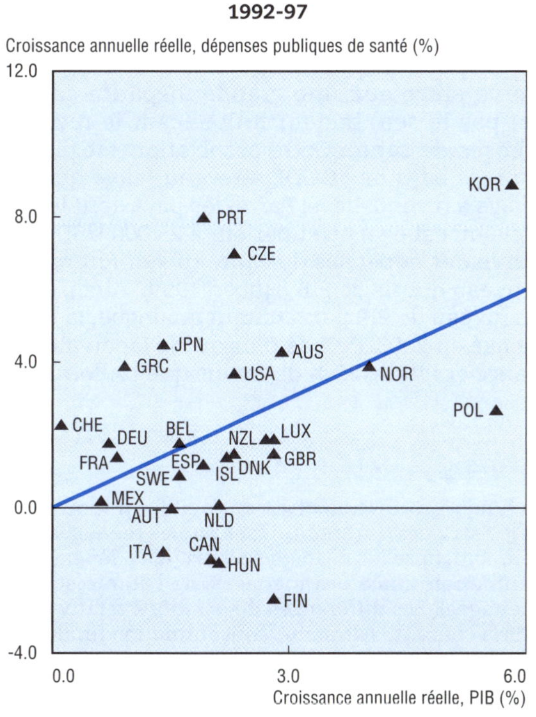

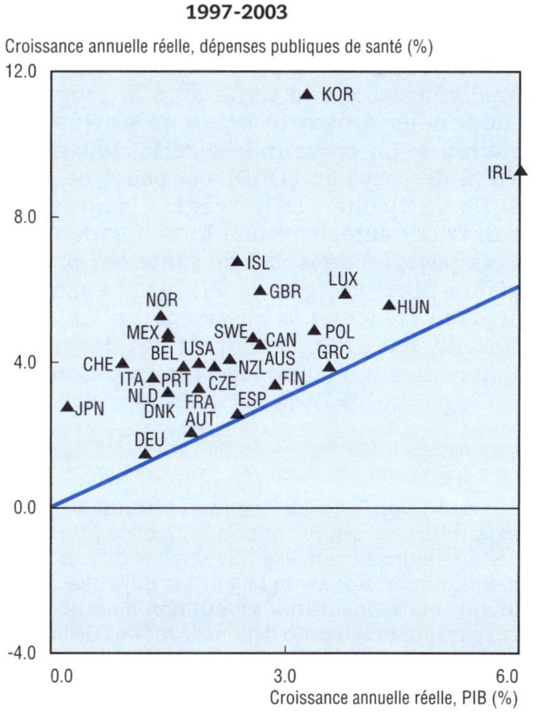

Source : *Eco-Santé OCDE 2005.*

StatLink : *http://dx.doi.org/10.1787/642288063177*

En 2003, les pays de l'OCDE ont consacré, en moyenne, 8.8 % de leur PIB aux dépenses de santé. Cette proportion varie considérablement d'un pays à l'autre, allant de 15 % aux États-Unis à moins de 6 % en République slovaque et en Corée (graphique 3.7). Derrière les États-Unis, on trouve la Suisse et l'Allemagne qui ont dépensé respectivement 11.5 % et 11.1 % de leur PIB au titre de la santé. En 2003, 14 pays ont consacré plus de 9 % de leur PIB aux soins de santé, contre quatre seulement en 1997. En Allemagne, en Islande et en Norvège, les dépenses publiques au titre de la santé ont représenté plus de 8 % du PIB contre environ 3 % seulement en Corée et au Mexique.

Pour faire une évaluation plus exhaustive des dépenses de santé d'un pays, il faut considérer ensemble le ratio dépenses de santé/PIB et les dépenses de santé par habitant. Des pays ayant un ratio dépenses de santé/PIB relativement élevé peuvent avoir des dépenses de santé par habitant relativement faibles et, inversement, des pays ayant un ratio dépenses de santé/PIB relativement faible peuvent avoir des dépenses de santé par habitant relativement élevées. Le Canada et la Grèce, par exemple, ont consacré à la santé une proportion analogue de leur PIB en 2003, mais les dépenses de santé par habitant du Canada ont été supérieures d'environ 50 % à celles de la Grèce (graphiques 3.1 et 3.7).

L'évolution dans le temps du ratio dépenses de santé/PIB (graphique 3.8) reflète l'effet conjugué de l'évolution du PIB et des dépenses de santé. Sur la période 1997-2003, les pays de l'OCDE ont enregistré un accroissement de la proportion de leur revenu national consacrée à la santé dû à la progression des dépenses de santé et au ralentissement économique. En moyenne, le ratio dépenses de santé/PIB des pays de l'OCDE est passé de 7.8 % à 8.8 %. En particulier, la Norvège, l'Islande et les États-Unis ont enregistré une forte augmentation : dans ces pays, les dépenses de santé ont progressé deux fois plus vite que le PIB. Des exceptions notoires ont été toutefois observées; en Finlande et en Espagne, par exemple, la part des dépenses de santé dans le PIB n'a que légèrement progressé, la croissance des dépenses de santé n'ayant été que légèrement supérieure à la croissance économique (graphique 3.8).

Les dépenses totales de santé mesurent la consommation de produits et de services de soins de santé et les dépenses d'équipement en infrastructures de soins de santé. Étant donnée la différence de nature de ces deux grandes composantes, il est important de les examiner séparément. Le graphique 3.9 montre que la part de la consommation de produits et de services de santé (c'est-à-dire des dépenses courantes de santé) dans les dépenses totales de consommation finale est sensiblement supérieure au ratio dépenses de santé/PIB dans tous les pays de l'OCDE. Près des deux tiers des pays de l'OCDE consacrent plus de 10 % de leurs dépenses de consommation finale à la santé. Cet indicateur révèle que les pays dont le taux d'investissement dans leur économie générale est élevé se classent différemment par rapport à cet indicateur que par rapport au ratio dépenses totales de santé/PIB (Irlande et Corée, par exemple). En 2003, par exemple, l'Irlande a consacré à ses dépenses de santé un pourcentage de sa consommation finale analogue à celui de l'Australie et de la Grèce, alors que son ratio dépenses totales de santé/PIB a été sensiblement inférieur. (Pour la différence entre les indicateurs, voir ci-dessous l'encadré « Définition et écarts ».)

Le graphique 3.10 montre l'association positive bien connue entre le PIB par habitant et les dépenses de santé par habitant dans les différents pays de l'OCDE. Si, globalement, les pays dont le PIB est plus élevé tendent à consacrer à leurs dépenses de santé une proportion plus importante de leur PIB, on observe entre eux une grande disparité car le PIB n'est pas le seul facteur influençant le niveau des dépenses de santé. Cette association est plus forte parmi les pays de l'OCDE à revenu faible que parmi les pays à revenu élevé. Parmi les pays dont le niveau de revenu est égal ou supérieur à 25 000 USD PPA, on observe des dépenses de santé très différentes pour un niveau donné de PIB (Huber, 1999). Ainsi, en dépit d'un niveau de PIB par habitant analogue, la France a dépensé en 2003 35 % de plus que le Japon au titre de la santé et l'Italie 25 % de moins que l'Allemagne.

Définition et écarts

Par définition, le Produit intérieur brut (PIB) = consommation finale + formation brute de capital – importations + exportations. La consommation finale englobe les produits et les services qui sont utilisés par les ménages pour satisfaire leurs exigences individuelles ou par la collectivité pour satisfaire les besoins sociaux. (Les dépenses de consommation finale englobent les dépenses liées à la consommation finale des ménages, de l'administration générale et des institutions à but non lucratif au service des ménages). Les différences de positions relatives des pays par rapport au ratio dépenses totales de santé/PIB et dépenses courantes de santé/consommation finale sont dues à des niveaux différents d'investissement (dans l'ensemble de l'économie et dans le secteur de la santé) et à des différences de solde des échanges extérieurs entre les pays.

Le graphique 3.8 montre la variation du ratio dépenses de santé/PIB pour deux sous-périodes de la période 1992-2003. Les chiffres du graphique font référence à la somme des deux périodes. Pour les pays dont le ratio a diminué au cours de la première sous-période, la variation totale (qui est le solde d'un chiffre négatif et d'un chiffre positif) est inférieure à l'augmentation de la deuxième période.

Graphique 3.7. **Dépenses de santé en pourcentage du PIB, 2003**

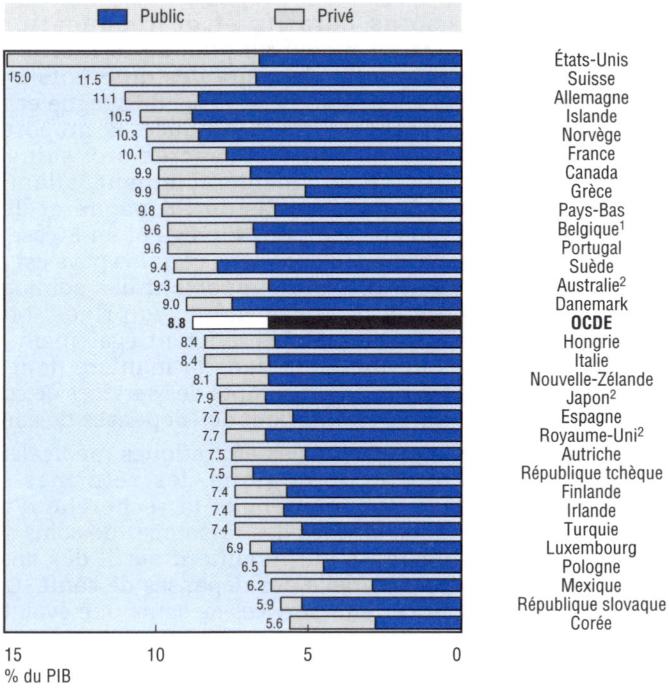

Graphique 3.8. **Variations des dépenses de santé en pourcentage du PIB, 1992 à 2003**

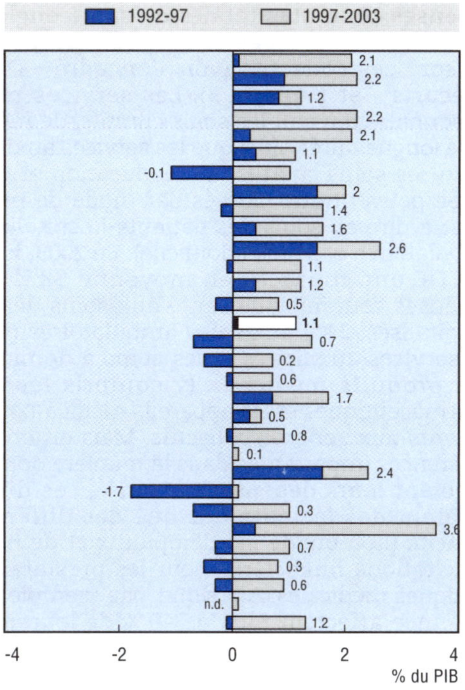

1. Les données pour les dépenses publiques/privées correspondent aux dépenses de santé courantes.
2. 2002.

Graphique 3.9. **Dépenses de santé courantes en pourcentage de la consommation finale, 2003**

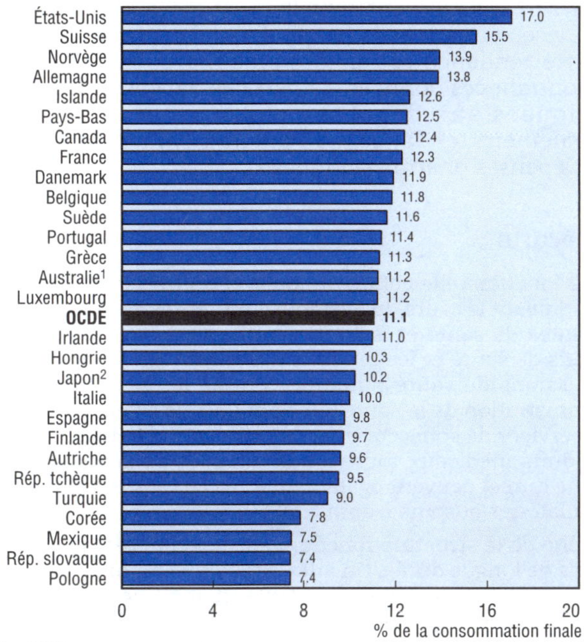

1. 2001.
2. 2002.

Source : *Eco-Santé OCDE 2005.*

Graphique 3.10. **Dépenses de santé et PIB par habitant, 2003**

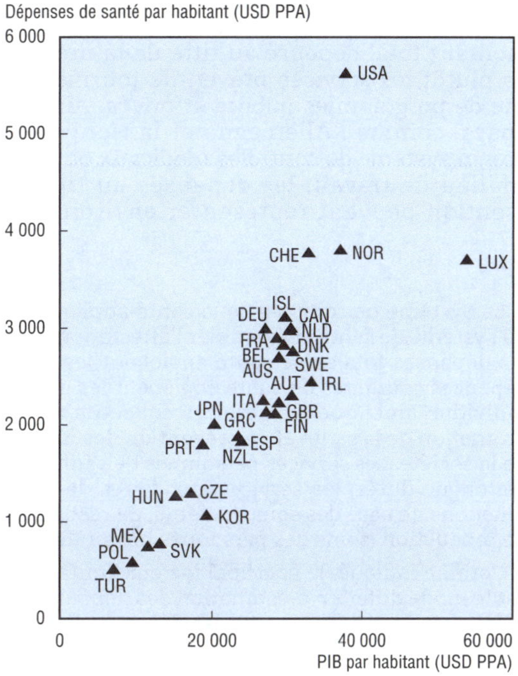

StatLink : *http://dx.doi.org/10.1787/518675100547*

III.4. DÉPENSES DE SANTÉ PAR FONCTION

Les pays de l'OCDE diffèrent par leur mode d'affectation des dépenses de santé en fonction du type de service fourni et de produits médicaux consommés (graphique 3.11 et tableau A.3.9). Les dépenses courantes totales de santé englobent les produits et services médicaux personnels et les services collectifs (voir l'encadré « Définition et écarts » et l'annexe B). Les services médicaux personnels couvrent les soins curatifs, de rééducation et de longue durée ainsi que les services auxiliaires. En outre, les soins curatifs, de rééducation et de longue durée peuvent être classés par mode de production (c'est-à-dire en soins des patients hospitalisés, soins ambulatoires et soins à domicile). En 2003, les pays de l'OCDE ont consacré en moyenne 38 % de leurs dépenses courantes de santé aux soins des patients hospitalisés, 34 % aux soins ambulatoires (y compris les services auxiliaires et les soins à domicile), 22 % aux produits médicaux (y compris les produits pharmaceutiques et les appareils médicaux) et les 6 % restants aux services collectifs. Mais on observe des différences importantes dans la manière dont les pays affectent leurs dépenses de santé; ces différences reflètent des facteurs tels que des différences de capacité (nombre de lits d'hôpitaux et de médecins), d'incitations financières pour les prestataires et de pratiques médicales. Alors que, par exemple, l'Italie et la France affectent plus de 40 % de leurs dépenses courantes de santé aux soins des patients hospitalisés, le Canada et l'Espagne leur affectent moins de 33 %, mais affectent de ce fait une proportion plus élevée de leurs ressources aux soins ambulatoires.

Les « services collectifs » englobent les dépenses au titre de la prévention et de la santé publique, qui ne représentent en moyenne qu'environ 3 % des dépenses courantes de santé. Ce chiffre ne reflète pas le montant total dépensé au titre de la prévention, mais plutôt les services préventifs fournis sous la forme de programmes publics et privés. Ainsi, dans les pays, comme l'Allemagne et la Hongrie, où il existe un système de contrôles médicaux obligatoires en milieu de travail, les dépenses au titre de la prévention peuvent représenter environ 5 % des dépenses courantes de santé (graphique 3.12). Des soins préventifs sont également dispensés dans le cadre des soins ambulatoires mais on ne connaît pas leur importance.

Les « soins curatifs et de rééducation » représentent en moyenne plus de la moitié des dépenses courantes de santé des différents pays, allant de 43 % en Hongrie à 67 % en Espagne et aux États-Unis. Lorsqu'elle est indiquée, la proportion des dépenses de santé consacrée aux soins de longue durée varie considérablement, allant de moins de 2 % dans le cas de l'Espagne et de la Hongrie à plus de 20 % en Norvège et en Suisse. La faible proportion déclarée dans certains pays est due pour partie au rôle plus important des soins non professionnels dans les ménages privés. Mais, actuellement, les données reflètent également des différences de méthode dans la manière dont les différents pays rendent compte des services de soins de longue durée à l'intérieur des dépenses de santé.

L'évolution des règles et pratiques médicales et l'innovation technologique, les réformes des mécanismes de paiement et la recherche d'une affectation plus efficace des ressources de soins sont autant de facteurs qui modifient au fil des ans la structure fonctionnelle des dépenses de santé. On a observé pour certains services de santé une évolution consistant à dispenser en ambulatoire et à domicile des soins qui étaient jusque-là dispensés à des patients hospitalisés. Cette évolution se reflète dans la diminution de la part des soins à des patients hospitalisés par rapport au total des dépenses liées aux soins curatifs et de rééducation dans 9 des 12 pays entre 1997 et 2003 (graphique 3.13). En outre, du fait que les dépenses liées aux soins en hospitalisation de jour, dont la proportion s'accroît dans de nombreux pays de l'OCDE, sont actuellement englobées dans les services aux patients hospitalisés, il est probable que cette tendance est encore plus marquée que ne le montrent ces données. La part des dépenses de santé allouées aux dépenses pharmaceutiques a eu également tendance à augmenter (voir l'indicateur « Dépenses pharmaceutiques »).

Définition et écarts

Le Système de comptes de la santé applique une approche fonctionnelle cohérente pour définir les frontières du système de santé et examiner l'affectation des ressources. Suivant le cadre du Système de comptes de la santé, les dépenses totales de santé englobent les dépenses courantes de santé et la formation brute de capital. Les dépenses courantes de santé englobent les services personnels de santé et les produits fournis directement aux individus ainsi que les services collectifs, couvrant les missions de santé publique comme les services de promotion de la santé et de prévention des maladies et l'administration de la santé, qui sont fournis à l'ensemble de la société. Les services personnels de santé englobent les services de soins curatifs, de rééducation et les soins de longue durée, les services auxiliaires de soins et les produits médicaux fournis aux malades externes. Les fonctions de base des soins (curatifs, de rééducation, de longue durée) peuvent également être classées par mode de production (soins des personnes hospitalisées, soins ambulatoires et soins à domicile).

Comme indiqué, le principal facteur limitant la comparabilité de la structure fonctionnelle des différents pays est le mode différent d'estimation des dépenses liées aux soins de longue durée. Un autre problème important est le fait que dans certains pays les dépenses liées aux soins des personnes hospitalisées demeurent rattachées aux dépenses des hôpitaux (c'est-à-dire qu'elles englobent d'autres services tels que les soins ambulatoires dispensés à l'hôpital). Pour des raisons analogues, les services auxiliaires peuvent être englobés dans les dépenses liées aux soins des personnes hospitalisées ou dans les dépenses liées aux soins ambulatoires. (Pour une discussion plus détaillée des questions méthodologiques, voir Orosz et Morgan, 2004.)

Graphique 3.11. **Dépenses courantes en services médicaux, biens médicaux et services collectifs, 2003**

Les pays sont classés selon la part des soins en établissements (hospitaliers et autres) dans les dépenses courantes de santé

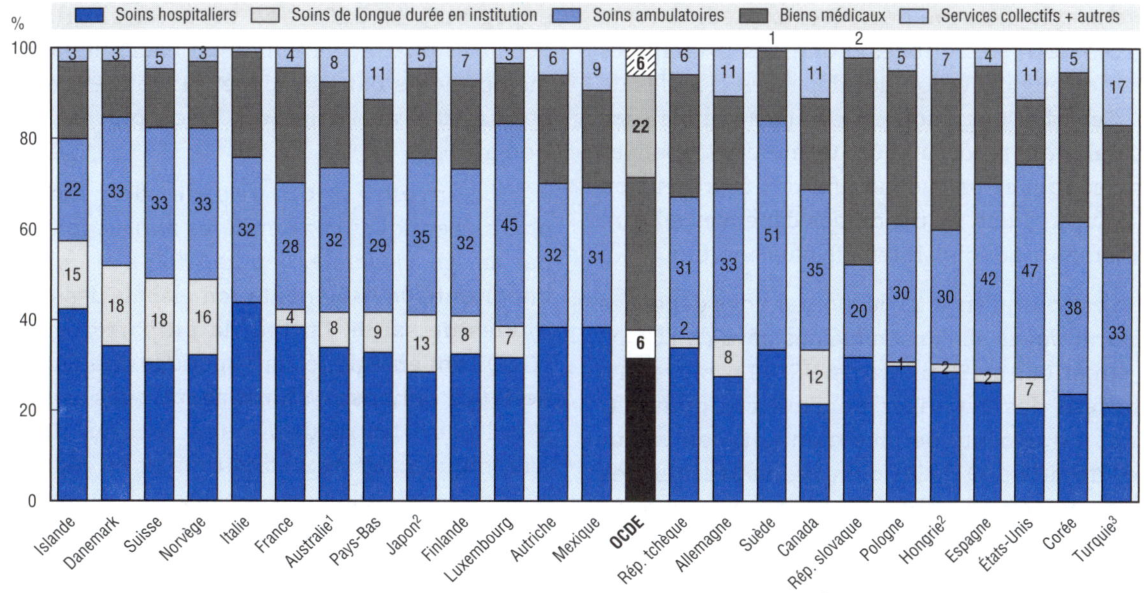

1. 2001.
2. 2002.
3. 2000.

Graphique 3.12. **Dépenses en santé publique et prévention, 2003**

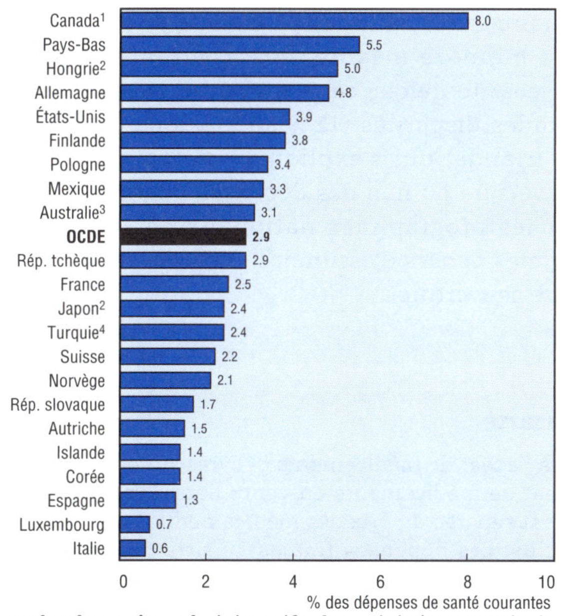

1. Inclut les coûts administratifs des ministères provinciaux/territoriaux et fédéraux.
2. 2002.
3. 2001.
4. 2000.

Source : Eco-Santé OCDE 2005.

Graphique 3.13. **Part des soins hospitaliers dans les soins curatifs et de réadaptation, 1997 et 2003**

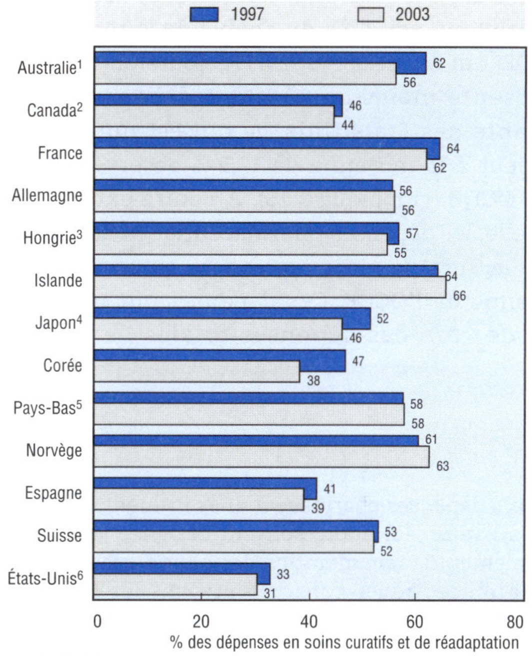

1. 1997-2001.
2. 1999-2003.
3. 1998-2002.
4. 1997-2002.
5. 1998-2003.
6. N'inclut pas les tarifs des médecins facturant indépendamment pour les soins en hôpitaux.

StatLink : *http://dx.doi.org/10.1787/287276527633*

III.5. DÉPENSES PHARMACEUTIQUES

Dans les pays de l'OCDE, les produits pharmaceutiques représentent une part de plus en plus importante des dépenses de santé. La mise sur le marché et la diffusion de nouveaux médicaments a été, ces dernières années, l'une des principales causes de l'augmentation des dépenses globales de santé. Cela dit, la relation est complexe en ce sens qu'une augmentation à court terme des dépenses pharmaceutiques peut conduire, dès à présent ou dans le futur, à une réduction des dépenses au titre de traitements de soins intensifs plus onéreux.

On estime qu'en 2003, le montant des dépenses pharmaceutiques de l'ensemble des pays de l'OCDE a été supérieur à 450 milliards USD. En moyenne, le montant des dépenses pharmaceutiques par habitant a augmenté de plus d'un tiers, en valeur réelle, depuis 1997. On observe toutefois des différences considérables entre les niveaux de dépenses pharmaceutiques selon les pays, qui reflètent des différences de volume, de structure de la consommation et de niveau de prix (graphique 3.14 et tableau A.3.10). Les différences de niveau de revenus entre les pays sont également un facteur important affectant les dépenses au titre des médicaments. En 2003, les États-Unis ont dépensé au titre des produits pharmaceutiques 728 USD PPA par habitant, soit près du double de la moyenne de l'OCDE, qui est de 380 USD PPA. Toutefois, ce chiffre représente moins de 13 % des dépenses totales de santé des États-Unis, ce qui est quelque peu inférieur à la moyenne de 17.5 % observée dans la zone OCDE (graphique 3.15). À l'autre extrémité de l'échelle, les dépenses pharmaceutiques du Mexique et de la Turquie n'ont représenté qu'un tiers de la moyenne de l'OCDE. Ces dépenses ont représenté plus de 20 % des dépenses totales de santé en France, en Italie et en Espagne et considérablement plus dans certains pays membres d'Europe de l'Est. Ainsi, bien que la Hongrie et le Danemark aient enregistré en 2003 des niveaux similaires de dépenses pharmaceutiques par habitant, la part des médicaments dans les dépenses totales de santé a été de 10 % au Danemark et de plus de 25 % en Hongrie.

La progression rapide des dépenses pharmaceutiques ces dernières années (plus de 5 % par an, en moyenne, depuis 1997) a été une cause importante de l'augmentation globale des dépenses totales de santé. En fait, la plupart des pays de l'OCDE ont enregistré sur la période une progression de leurs dépenses pharmaceutiques supérieure à celle de leurs dépenses totales de santé (graphique 3.16). Aux États-Unis et en Australie, le taux de progression des dépenses pharmaceutiques a été plus de deux fois supérieur à celui des dépenses totales sur la période. Une progression importante a été également observée en Irlande et en Corée; toutefois, ces deux pays partaient d'un niveau par habitant relativement bas en début de période.

En moyenne dans les pays de l'OCDE, 60 % des dépenses pharmaceutiques sont financées sur fonds publics (tableau A.3.11), le financement des 40 % restants provenant des paiements directs et, dans une moindre mesure, des assurances-maladie privées. Toutefois, cette moyenne masque de très grandes disparités (11 % au Mexique contre 84 % en Irlande) qui s'expliquent notamment par la couverture ou non des dépenses pharmaceutiques par les programmes nationaux de santé et les régimes publics d'assurance et par les modalités de cette couverture.

Définition et écarts

Les dépenses pharmaceutiques incluent les dépenses liées à l'achat de médicaments délivrés sur ordonnance et à l'automédication, souvent désignée sous le terme d'achat de médicaments en vente libre. Elles incluent également la rémunération des pharmaciens lorsque celle-ci est séparée du prix des médicaments. Les produits pharmaceutiques consommés dans les hôpitaux sont exclus. Les dépenses finales au titre des produits pharmaceutiques incluent les marges des grossistes et des détaillants et la taxe sur la valeur ajoutée.

PANORAMA DE LA SANTÉ : LES INDICATEURS DE L'OCDE 2005 – ISBN 92-64-01264-8 – © OCDE 2005

Graphique 3.14. **Dépenses de produits pharmaceutiques, par habitant, 2003**

Graphique 3.15. **Dépenses de produits pharmaceutiques en pourcentage des dépenses totales de santé, 2003**

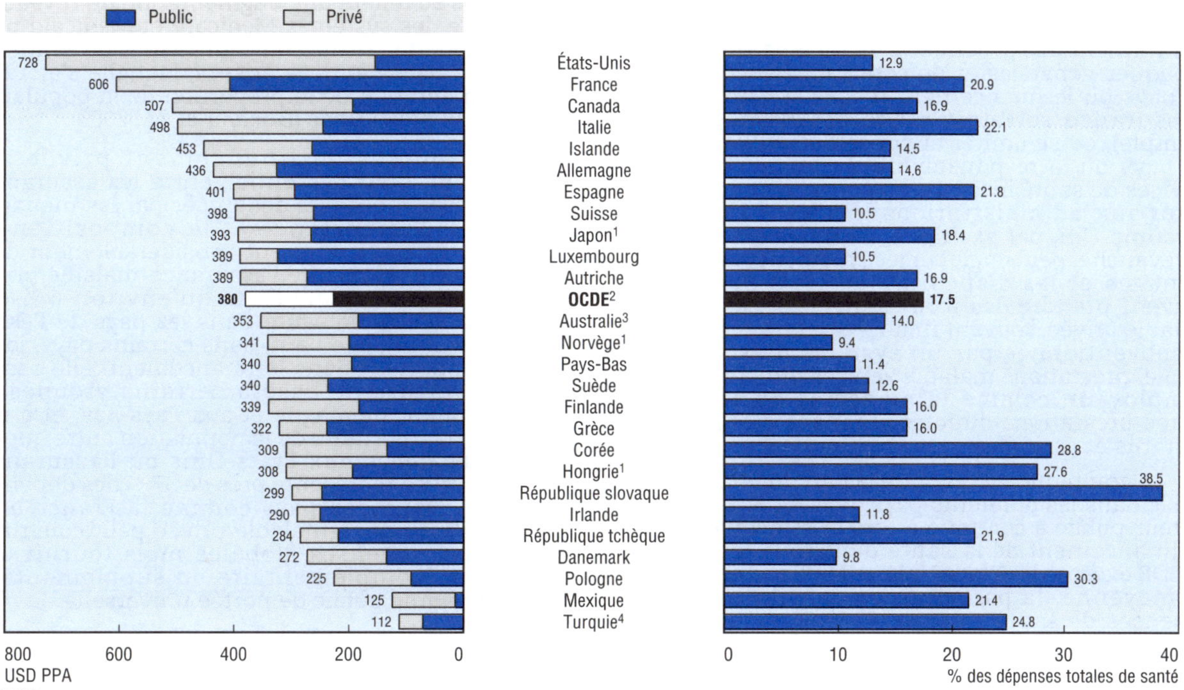

1. 2002.
2. La moyenne OCDE exclut la Pologne et la Turquie, car des séries longues consistantes ne sont pas disponibles.
3. 2001.
4. 2000.

Graphique 3.16. **Croissance annuelle des dépenses pharmaceutiques et des dépenses totales de santé, 1997-2003**

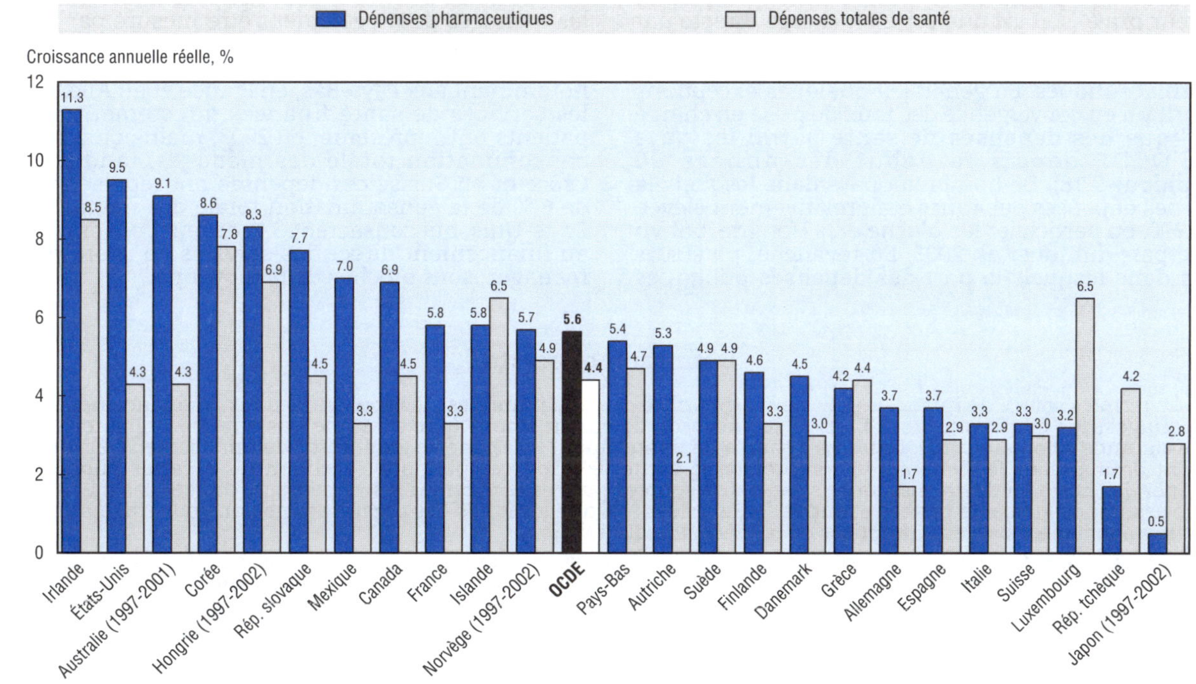

Source : *Eco-Santé OCDE 2005*.

StatLink : *http://dx.doi.org/10.1787/370274503505*

Des méthodes différentes de financement des soins de santé peuvent affecter le niveau et la répartition des dépenses de santé, et l'accès de la population aux services de santé. Dans les pays de l'OCDE, les soins de santé sont financés à la fois par des sources publiques et des sources privées. Le financement public peut être un mélange de recettes publiques générales et de cotisations sociales dans les pays où le financement repose sur un système d'assurance sociale (France et Allemagne, par exemple), ou se limiter aux recettes publiques dans les pays où la responsabilité du financement des services de santé incombe au gouvernement central et/ou aux administrations locales (Finlande et Royaume-Uni, par exemple). Le financement privé, en revanche, peut englober les paiements directs des ménages et les dispositifs de tiers-payant qui peuvent prendre des formes diverses : assurance-maladie privée, souvent financée par les employeurs et subventionnée par un système d'exonération fiscale, prestations maladie versées directement par l'employeur, comme la médecine du travail, et autres prestations directes émanant d'organismes caritatifs et assimilés.

Le graphique 3.17 montre la part du financement public dans les différents pays de l'OCDE. En 2003, le secteur public a continué à être la principale source de financement de la santé dans tous les pays de l'OCDE excepté les États-Unis, le Mexique et la Corée. En moyenne, la part du secteur public dans les dépenses de santé a été de 72 %. Dans un certain nombre de pays d'Europe centrale et orientale (Républiques tchèque et slovaque), de nombreux pays nordiques, au Luxembourg, au Royaume-Uni et au Japon, le financement public représente plus de 80 % de toutes les dépenses de santé.

De nombreux pays de l'OCDE à revenu élevé ont enregistré une diminution modérée de la part du secteur public dans les dépenses de santé depuis les années 90, suite à l'adoption de politiques visant à déplacer une partie de la charge publique vers le secteur privé (soit *via* une prise en charge directe par les patients soit *via* une assurance-maladie privée), en particulier dans le cas des produits pharmaceutiques. En général, à quelques exceptions près, il y a eu convergence des taux de prise en charge publique des dépenses de santé parmi les pays de l'OCDE depuis le début des années 90 (graphique 3.18). De nombreux pays dans lesquels la part des dépenses publiques était relativement élevée en 1990, en particulier la Pologne et la Hongrie, ont vu cette part diminuer en 2003. En revanche, plusieurs pays dans lesquels la part des dépenses publiques était faible en 1990 (les États-Unis et la Suisse, par exemple) ont vu cette part progresser au fil des ans. Aux États-Unis, l'augmentation de la part des dépenses de santé financée par le secteur public dans les années 90 reflète une augmentation du niveau de couverture des systèmes Medicare et Medicaid pour mieux répondre aux besoins en termes de santé des personnes âgées et défavorisées, laquelle s'ajoute à une augmentation de la proportion de la population éligible aux prestations (Docteur *et al.*, 2003).

Les sources de financement privées se répartissent, pour l'essentiel, entre les assurances privées et les montants déboursés par les ménages. Toutefois, l'importance et la composition du financement privé diffèrent considérablement d'un pays à l'autre. Alors que l'assurance-maladie privée ne représente en moyenne qu'environ 6 % des dépenses totales de santé dans les pays de l'OCDE (graphique 3.19), elle peut, dans certains pays, jouer un rôle important dans le financement. Elle assure une couverture de base à certains groupes de population en Allemagne et aux Pays-Bas, et à une proportion importante de la population autre que les personnes âgées aux États-Unis où l'assurance-maladie privée représente près de 37 % des dépenses de santé. Dans des pays comme la France et le Canada, l'assurance-maladie privée peut couvrir 10 à 15 % des dépenses globales mais fournit une couverture complémentaire ou supplémentaire dans un régime public de portée universelle.

Dans les pays où la part de l'assurance-maladie privée est la plus élevée, la part des paiements directs tend à être moindre, bien que la relation existant entre l'importance de l'assurance-maladie privée et des paiements directs dans le financement global soit faible (OCDE, 2004c). Dans certains pays d'Europe de l'Est, le niveau des paiements directs est probablement sous-estimé en raison de la pratique des paiements complémentaires non officiels.

Le poids des dépenses financées directement par les ménages peut également être mesuré par la part de ces dépenses dans la consommation finale des ménages (tableau A.3.13). Dans plusieurs pays, notamment aux Pays-Bas, en France et en Allemagne, les services de santé financés directement par les patients ont représenté, en 2003, moins de 2 % de la consommation totale des ménages, tandis qu'en Grèce et en Suisse ces dépenses ont représenté plus de 6 % de la consommation totale des ménages. Les États-Unis, qui consacrent 3 % de leur consommation au financement direct des services de santé par les ménages, sont proches de la moyenne.

Définition et écarts

Le terme « source de financement » peut être utilisé de deux manières : les sources ultimes de financement (les ménages, les employeurs et l'État) et les accords de financement (par exemple l'assurance obligatoire ou l'assurance volontaire, etc.). Le terme « source de financement » désigne ici les accords de financement tels qu'ils sont définis dans le Système de comptes de la santé. Les sources publiques incluent les recettes publiques générales et les fonds de la sécurité sociale. Les sources privées recouvrent les versements directs des ménages, les assurances-maladie privées et autres fonds privés tels que les fonds des organisations non gouvernementales et le financement par les entreprises de la médecine du travail.

Les paiements directs sont les dépenses supportées directement par un patient ne bénéficiant d'aucune assurance. Ils incluent la participation aux frais, les paiements directs sans la participation aux frais, et les paiements non officiels aux prestataires de soins.

PANORAMA DE LA SANTÉ : LES INDICATEURS DE L'OCDE 2005 – ISBN 92-64-01264-8 – © OCDE 2005

Graphique 3.17. **Part publique des dépenses totales de santé, 2003**

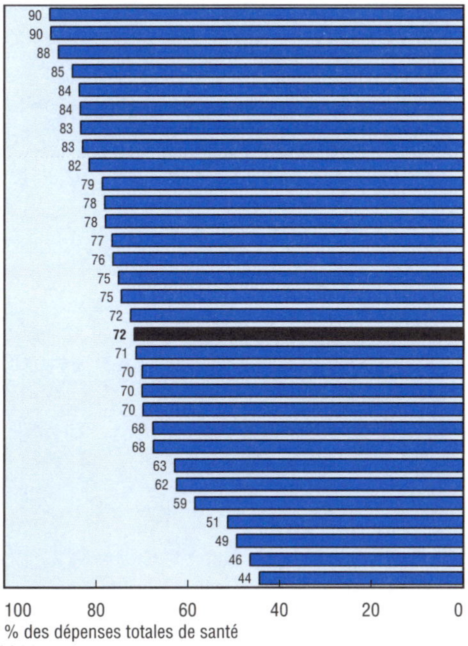

Graphique 3.18. **Variation de la part publique des dépenses totales de santé, 1990 à 2003**

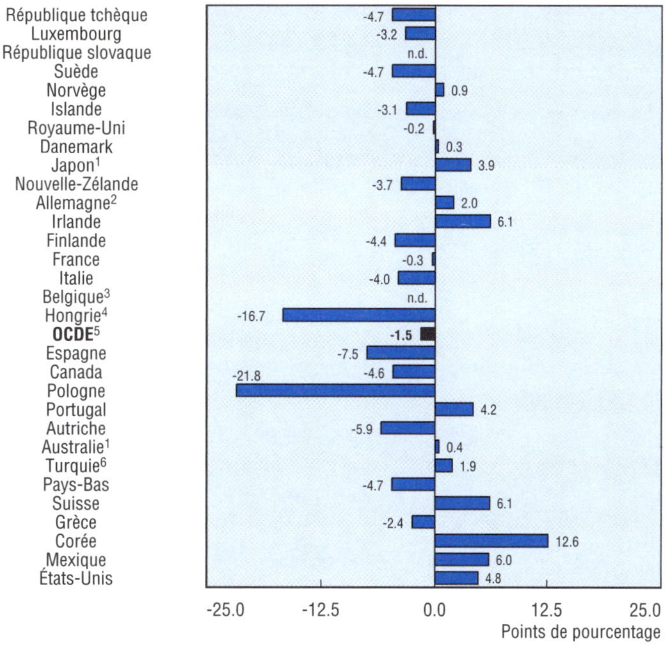

1. 2002.
2. 1992.
3. Dépenses de santé courantes.
4. 1991.
5. La moyenne OCDE exclut la Belgique et la République slovaque.
6. 2000.

Graphique 3.19. **Part de l'assurance privée dans les dépenses totales de santé, 2003**

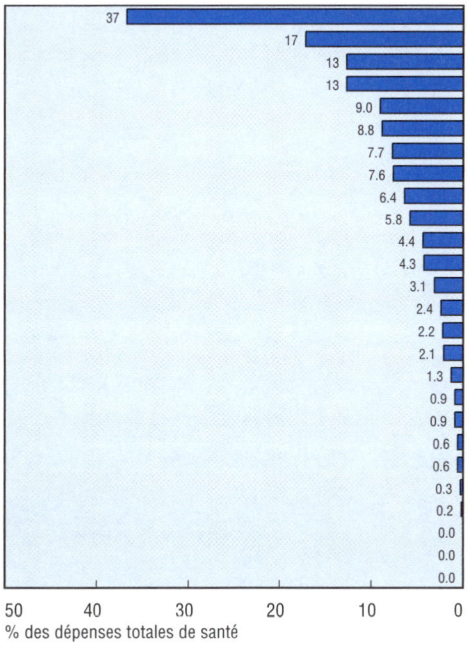

Graphique 3.20. **Versements nets des ménages en pourcentage des dépenses totales de santé, 2003**

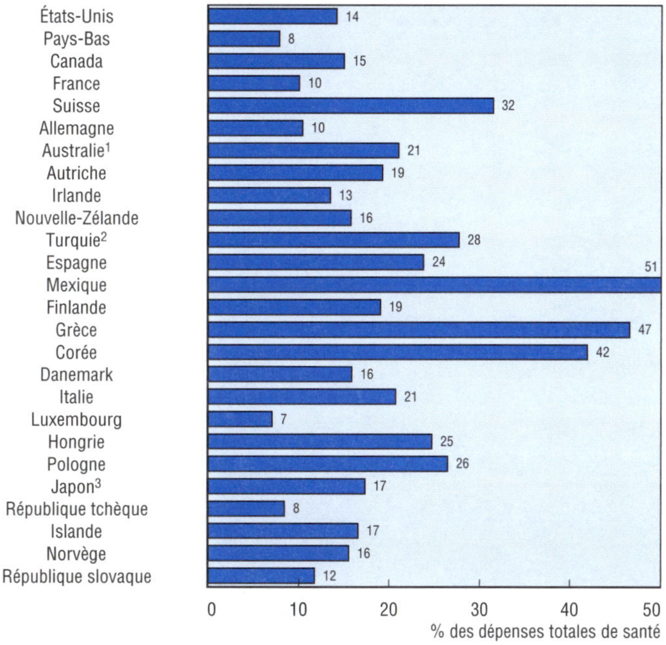

1. 2001.
2. 2000.
3. 2002.

Source : *Eco-Santé OCDE 2005.*

StatLink : *http://dx.doi.org/10.1787/215835511831*

ISBN 92-64-01264-8
Panorama de la santé : Les indicateurs de l'OCDE 2005

PARTIE IV

Déterminants non médicaux de la santé

Selon l'Organisation mondiale de la santé, le tabac est la deuxième cause de décès dans le monde; il est directement responsable du décès d'un adulte sur dix, soit environ 5 millions de décès chaque année dans le monde (OMS, 2002). Il est un facteur aggravant pour au minimum deux des principales causes de mortalité prématurée : les maladies du système circulatoire et plusieurs types de cancers. En outre, le tabac contribue de manière importante à l'apparition de maladies respiratoires, tandis que sa consommation pendant la grossesse peut avoir pour conséquence des bébés dont le poids de naissance est moindre et souffrant de maladies. Le tabac demeure le plus gros risque pour la santé évitable dans les pays de l'OCDE.

La proportion de fumeurs quotidiens dans la population adulte varie considérablement d'un pays de l'OCDE à l'autre. Le Canada, les États-Unis, la Suède et l'Australie affichent la plus faible proportion de fumeurs quotidiens avec 20 % ou moins d'adultes déclarant fumer tous les jours en 2003 ou pour l'année la plus récente (graphique 4.1). La Grèce affiche la proportion la plus élevée (35 % en 2000), suivie de la Hongrie et du Luxembourg. Bien que de grandes disparités subsistent, la proportion de fumeurs dans la plupart des pays de l'OCDE a accusé un net déclin au cours des dernières décennies (graphique 4.3).

Historiquement, dans les années d'après-guerre, la plupart des pays de l'OCDE ont eu tendance à suivre un schéma général marqué dans un premier temps par une très forte proportion de fumeurs parmi les hommes (environ 50 %, voire davantage). C'était le cas pour de nombreux pays de l'OCDE dans les années 60 et 70; cela continue de l'être aujourd'hui pour le Japon, la Corée et la Turquie. Cette période a été généralement suivie, dans les années 80 et 90, d'une nette diminution de la consommation de tabac, en particulier chez les hommes. Cette baisse peut être attribuée, pour une large part, aux politiques mises en œuvre, face à l'accroissement des maladies liées au tabac, pour réduire sa consommation par des campagnes de sensibilisation du public, une interdiction de la publicité sur le tabac et une augmentation des taxes (Banque mondiale, 1999).

La prévalence de fumeurs demeure plus élevée parmi les hommes que parmi les femmes dans tous les pays de l'OCDE à l'exception de la Suède. En 2003, l'écart entre les hommes et les femmes était particulièrement élevé en Corée, au Japon et en Turquie et, dans une moindre mesure, au Mexique, en Pologne et en Grèce (graphique 4.2). Néanmoins, cet écart s'est rétréci (passant de 19 % en 1980, à 10 % en 1990 et à 7 % en 2003) car, sur les vingt dernières années, la proportion de fumeurs a diminué plus rapidement chez les hommes que chez les femmes dans la plupart des pays. Au Japon, la proportion de fumeurs chez les hommes est tombée de 70 % en 1980 à 48 % en 2003, tandis que chez les femmes elle est restée stable, à 14 %. La proportion de fumeurs chez les hommes a également fortement diminué en Suède (passant de 36 % en 1980 à 17 % en 2003), mais chez les femmes elle a moins diminué (passant de 29 % en 1980 à 18 % en 2003). Dans un certain nombre de pays, la proportion de fumeurs chez les femmes est restée stable voire a augmenté (dans le cas de la Finlande et de la France) entre 1980 et 2003. En 2003, c'est aux Pays-Bas, en Hongrie et en Grèce, qu'elle était la plus élevée (voisine de 30 %).

Le graphique 4.4 montre la corrélation existant entre la consommation de tabac (mesurée en grammes par habitant) et l'incidence des cancers du poumon dans les différents pays de l'OCDE une vingtaine d'années plus tard. À une consommation de tabac plus élevée au niveau national sont également associés des taux plus élevés de mortalité par cancer du poumon 15 ou 25 ans plus tard dans les différents pays de l'OCDE.

Définition et écarts

La proportion de fumeurs quotidiens se définit par le pourcentage de la population des 15 ans et plus déclarant fumer tous les jours.

La comparabilité internationale est limitée en raison de l'absence de standardisation de la mesure des habitudes de fumer dans les enquêtes sur la santé menées dans les différents pays de l'OCDE. Des disparités subsistent dans la formulation des questions, les catégories de réponses et les méthodes d'enquête.

 PANORAMA DE LA SANTÉ : LES INDICATEURS DE L'OCDE 2005 – ISBN 92-64-01264-8 – © OCDE 2005

Graphique 4.1. **Pourcentage de la population adulte qui déclare fumer quotidiennement, 2003**

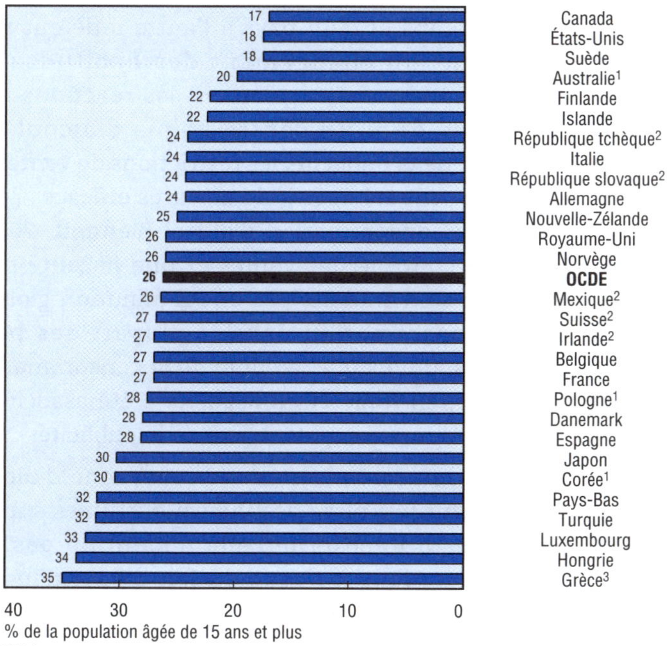

1. 2001.
2. 2002.
3. 2000.

Graphique 4.2. **Pourcentage de femmes et d'hommes qui déclarent fumer quotidiennement, 2003**

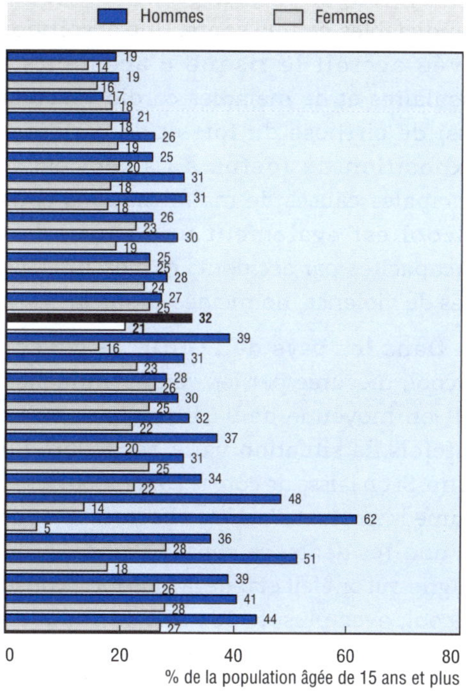

Graphique 4.3. **Tendances de la prévalence du tabagisme, pourcentage de la population adulte, 1980-2003**

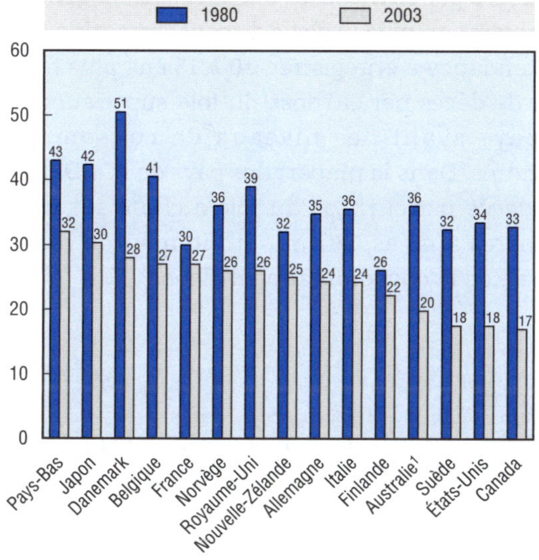

1. 2001.

Source : Eco-Santé OCDE 2005.

Graphique 4.4. **Consommation de tabac, 1980 et incidence du cancer du poumon, 2002**

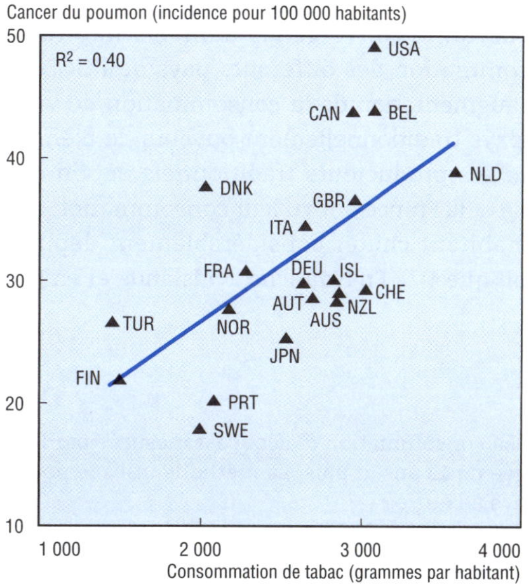

StatLink : *http://dx.doi.org/10.1787/073418025688*

Alors qu'une consommation d'alcool faible à modérée peut avoir des effets bénéfiques pour la santé (OMS, 2004), une consommation excessive d'alcool engendre un grand nombre d'effets préjudiciables pour la santé. Une absorption d'alcool élevée accroît le risque d'accidents cérébro-vasculaires et de maladies cardio-vasculaires mais aussi de cirrhose du foie et de certains cancers. L'exposition du foetus à l'alcool est l'une des principales causes de malformations congénitales. L'alcool est également une cause de décès et d'incapacités par accidents et blessures, agressions, actes de violence, homicides et suicides.

Dans les pays de l'OCDE, la consommation d'alcool, mesurée par les ventes annuelles d'alcool, était en moyenne de 9.6 litres par adulte en 2003. Toutefois, la situation varie beaucoup d'un pays à l'autre. Si on laisse de côté le Luxembourg, en raison du volume important d'achats effectués dans ce pays par des non-résidents, ce sont la France, l'Irlande et la Hongrie qui ont fait état de la plus forte consommation d'alcool, avec plus de 13 litres par adulte et par an en 2002-2003. À l'autre extrême, la Turquie, le Mexique et certains pays nordiques (Norvège, Islande et Suède) ont fait état de niveaux relativement faibles de consommation d'alcool, s'échelonnant entre 1.5 et 7 litres par adulte (graphique 4.5).

Bien que la consommation moyenne d'alcool ait progressivement diminué dans de nombreux pays de l'OCDE au cours des vingt dernières années, elle a augmenté dans d'autres (graphique 4.6). On a observé une certaine convergence dans les habitudes de consommation des différents pays de l'OCDE, avec une augmentation de la consommation de vin dans des pays traditionnellement buveurs de bière et *vice versa*. Les producteurs traditionnels de vin comme l'Italie et la France ont vu leur consommation d'alcool par habitant chuter considérablement depuis 1980 (graphique 4.7). En revanche, en Islande et en Irlande, la consommation d'alcool par habitant a augmenté de plus de 40 % entre 1980 et 2003 (bien que, dans le cas de l'Islande, elle soit partie d'un niveau très bas et demeure relativement faible).

Les variations de la consommation d'alcool dans le temps et d'un pays à l'autre reflètent non seulement un changement des habitudes de consommation mais également les réactions aux politiques de lutte contre l'abus d'alcool. La limitation de la publicité, les restrictions de ventes et la fiscalité ont été autant de mesures efficaces pour réduire la consommation d'alcool (Bennett, 2003). Un strict contrôle des ventes et une fiscalité plus lourde se sont traduits par une diminution globale de la consommation dans la plupart des pays nordiques, tandis que la chute de la consommation en France, en Italie et en Espagne a été associée à une réglementation plus stricte de la publicité.

Bien que la consommation moyenne d'alcool par habitant fournisse des indications utiles sur les tendances à long terme, elle n'identifie pas les sous-populations à risque du fait d'habitudes de consommation nocives pour la santé. Bien souvent, le gros de la consommation d'une population est le fait d'une minorité, telle que les hommes jeunes (OMS, 2004). Cette information ne peut être obtenue qu'à partir d'enquêtes plus détaillées sur les habitudes de consommation.

Le graphique 4.8 montre la relation existant entre la consommation d'alcool en 1990 et le nombre des décès par cirrhose du foie en 2002. En général, les pays ayant un niveau élevé de consommation d'alcool ont tendance à enregistrer, 10 à 15 ans plus tard, des taux de décès par cirrhose du foie supérieurs à ceux de pays ayant des niveaux de consommation moindres. Dans la plupart des pays de l'OCDE, le taux des décès par cirrhose du foie a chuté sur les vingt dernières années, suivant étroitement la réduction globale de la consommation d'alcool.

Définition et écarts

La consommation d'alcool est mesurée par les ventes annuelles d'alcool pur, en nombre de litres par personne âgée de 15 ans et plus. La méthode utilisée pour convertir les boissons alcoolisées en alcool pur peut varier d'un pays à l'autre.

En Italie, les statistiques de la consommation d'alcool concernent la population des 14 ans et plus, en Suède celle des 16 ans et plus, au Japon celle des 20 ans et plus. Dans certains pays comme le Luxembourg, les ventes nationales ne reflètent pas avec exactitude la consommation effective des résidents, dans la mesure où les achats des non-résidents peuvent créer un décalage important entre les ventes nationales et la consommation.

 PANORAMA DE LA SANTÉ : LES INDICATEURS DE L'OCDE 2005 – ISBN 92-64-01264-8 – © OCDE 2005

Graphique 4.5. **Consommation d'alcool en litres par habitant âgé de 15 ans et plus, 2003**

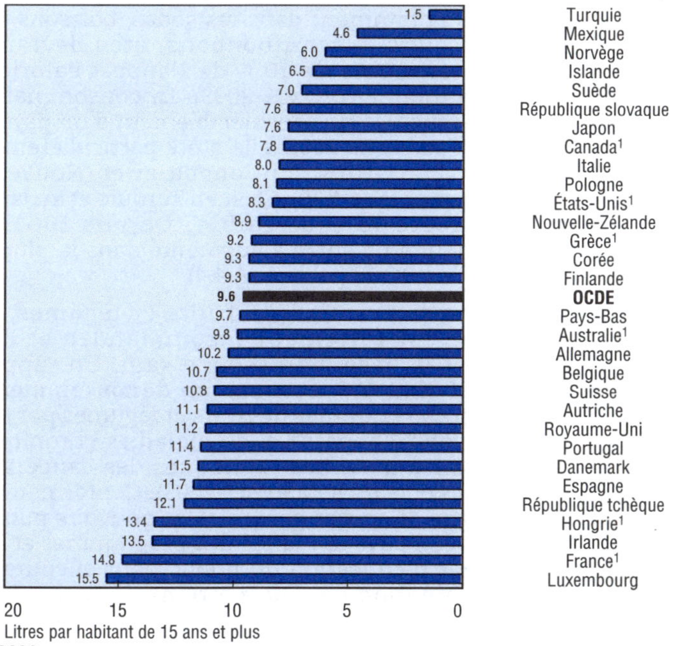

1. 2002.

Graphique 4.6. **Variations de la consommation d'alcool par habitant âgé de 15 ans et plus, 1980 à 2003**

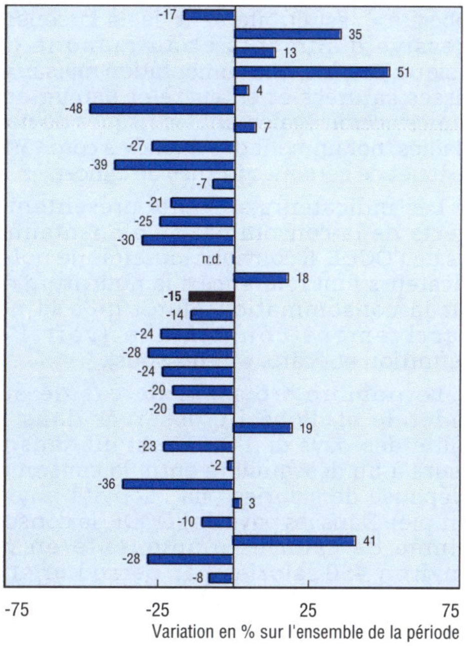

Graphique 4.7. **Tendances de la consommation d'alcool, certains pays de l'OCDE, 1980 à 2003**

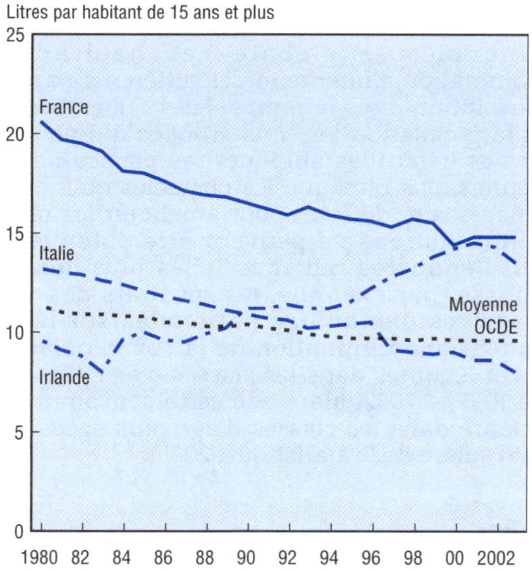

Graphique 4.8. **Mortalité par cirrhose du foie en 2002 et consommation d'alcool en 1990**

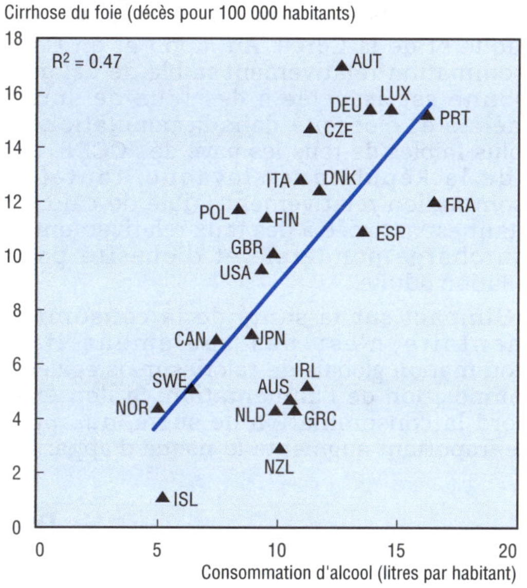

Source : Eco-Santé OCDE 2005.

StatLink : *http://dx.doi.org/10.1787/322410113847*

La santé et la nutrition sont étroitement liées. L'épidémie d'obésité, qui est en train de devenir dans de nombreux pays de l'OCDE un grave problème de santé publique (voir l'indicateur « Surcharge pondérale et obésité »), est étroitement liée à la consommation excessive d'aliments et au manque d'activité physique. De plus, une alimentation malsaine, riche en graisses saturées et en sucre et pauvre en fruits et légumes accroît également les risques de nombreuses maladies, notamment des maladies coronariennes, de diabète et de certaines formes de cancer.

Les indicateurs suivants présentent certains aspects de la consommation alimentaire dans les pays de l'OCDE. Il convient toutefois de noter que ces indicateurs font référence à la nourriture disponible pour la consommation plutôt qu'à la nourriture effectivement consommée (voir l'encadré « Définition et écarts » ci-dessous).

Le nombre croissant de cas de surcharge pondérale et d'obésité observés dans la quasi-totalité des pays de l'OCDE est dû dans une large mesure à un déséquilibre entre la consommation et la dépense de calories (via l'activité physique, par exemple). Dans les pays de l'OCDE, la consommation estimée de calories a augmenté en moyenne d'environ 450 calories par personne et par jour entre 1961 et 2002. En 2002, les États-Unis étaient le pays où la consommation de calories par personne était la plus élevée; le Portugal et la Grèce arrivaient juste derrière (graphique 4.9). Ces trois pays sont également ceux dans lesquels la consommation de calories par habitant a le plus augmenté depuis 1961 (tableau A.4.3). À l'autre extrémité, le Japon était en 2002 le pays où la consommation de calories par personne était la plus faible, suivi de la République slovaque et de la Corée. Au Japon et en Corée, la consommation relativement faible de calories par personne est associée à des taux de surcharge pondérale et d'obésité dans la population adulte les plus faibles de tous les pays de l'OCDE. Dans le cas de la République slovaque, toutefois, la consommation relativement faible de calories par habitant est associée à des taux relativement élevés de surcharge pondérale et d'obésité parmi la population adulte.

L'impact sur la santé de la consommation alimentaire n'est pas seulement lié à la consommation globale de calories mais également à la composition de l'alimentation. Si l'on examine d'abord la consommation de sucre, un apport de sucre important augmente le risque d'apparition de nombreuses maladies (comme les maladies cardio-vasculaires et le diabète), le risque de caries dentaires et d'obésité. Selon les recommandations actuelles de la FAO/OMS, les sucres ajoutés en particulier (contenus notamment dans les sodas, boissons aux fruits, biscuits, glaces, bonbons, etc.) devraient représenter moins de 10 % de l'apport calorique quotidien total (FAO/OMS, 2003). La consommation globale de sucre varie considérablement d'un pays de l'OCDE à l'autre. En 2002, elle a été particulièrement forte aux États-Unis, au Canada et en Nouvelle-Zélande (graphique 4.10). C'est en Turquie et au Japon qu'elle a été la plus faible. Depuis 1961, la consommation de sucre a augmenté dans la plupart des pays de l'OCDE (tableau A.4.4).

La consommation de fruits et légumes, en revanche, est fortement recommandée et doit constituer la base d'un régime sain. Un rapport récent de l'OMS/FAO recommande de consommer au minimum 400 grammes de fruits et légumes par jour pour prévenir l'apparition de maladies chroniques telles que les maladies cardiaques, les cancers, le diabète et l'obésité (OMS/FAO, 2005). Conformément à cette ligne directrice générale, les pouvoirs publics de nombreux pays ont lancé des programmes et des campagnes d'éducation du public pour encourager la consommation de cinq portions de fruits et de légumes par jour. En 2002, c'est dans les pays d'Europe méridionale (Grèce, Turquie, Portugal, Italie, Espagne) et en Corée que la consommation estimée de fruits et de légumes a été la plus forte. C'est dans les Républiques slovaque et tchèque et en Pologne qu'elle a été la plus faible (graphique 4.11).

Les données relatives à la nourriture disponible pour la consommation par personne ne fournissent qu'une mesure globale des habitudes de consommation alimentaire des différents pays et de leur évolution dans le temps. Elles n'identifient pas dans la population les sous-groupes qui pourraient avoir des habitudes alimentaires particulièrement malsaines, pas plus que les obstacles qu'il pourrait être nécessaire de lever pour améliorer les régimes. Ces informations ne peuvent être obtenues qu'à partir d'enquêtes nutritionnelles plus détaillées. En Suisse, par exemple, les résultats des vagues successives d'enquêtes nationales sur la santé indiquent une diminution de la consommation de fruits et légumes dans les classes d'âge plus jeunes entre 1992 et 2002, alors que cette consommation a augmenté dans les classes d'âge plus âgées (Office fédéral suisse de la statistique, 2005).

Définition et écarts

Les données sur la consommation alimentaire présentées dans cette section proviennent de la base de données Nutrition de la FAO. Elles font référence à la nourriture disponible à la consommation (c'est-à-dire parvenant jusqu'aux consommateurs) plutôt qu'à la nourriture effectivement consommée. Aux États-Unis, on a estimé que la nourriture disponible à la consommation est probablement supérieure de 30 % à la nourriture effectivement consommée, en raison des déchets (USDA, 1999), mais cette différence peut être inférieure ou supérieure selon le pays.

Les pommes de terre et autres tubercules riches en amidon ne sont pas pris en compte dans la consommation de fruits et légumes.

En Australie et en Nouvelle-Zélande, la consommation totale de calories est sous-estimée par rapport à d'autres pays, en raison de l'utilisation de facteurs de conversion différents pour le calcul de la fourniture d'énergie alimentaire. L'écart par rapport à d'autres pays de l'OCDE s'est resserré au fil du temps mais demeure d'environ 10 %.

Graphique 4.9. **Consommation totale de calories, 2002**

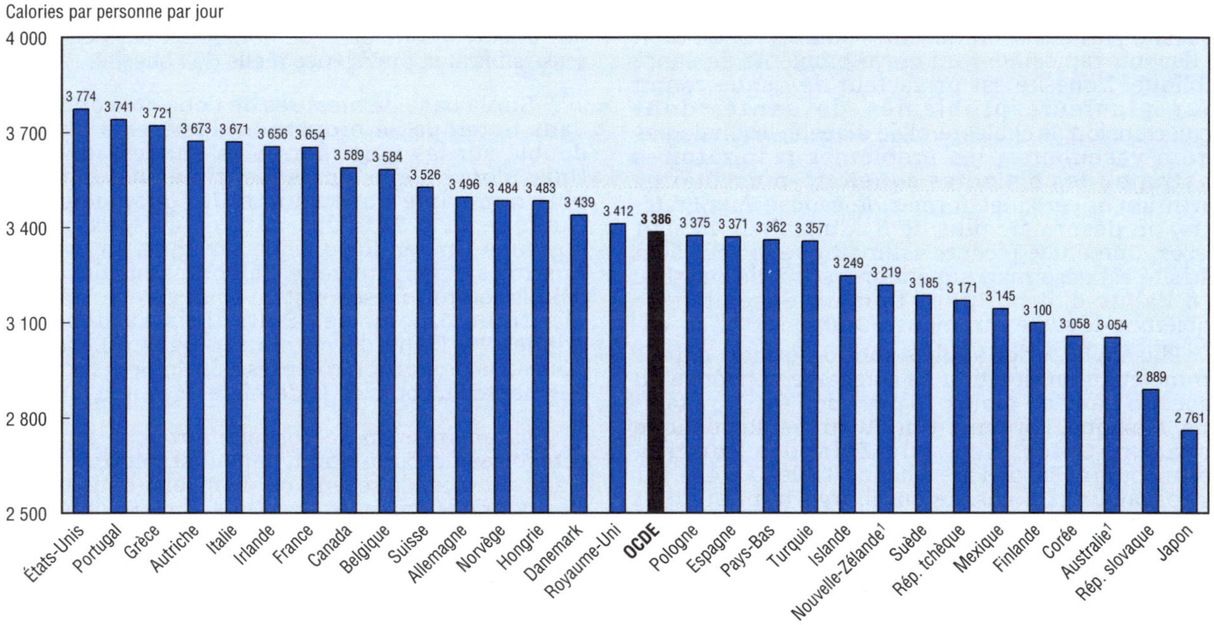

1. Les données pour l'Australie et la Nouvelle-Zélande ne sont pas directement comparables avec celles des autres pays, du fait de l'utilisation de facteurs de conversion différents ayant pour conséquence une sous-estimation d'environ 10 %.

Graphique 4.10. **Consommation de sucre, 2002**

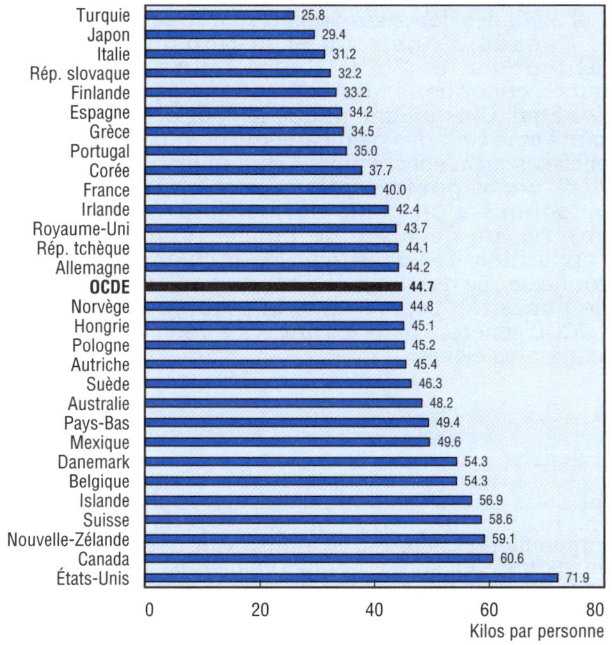

Graphique 4.11. **Consommation de fruits et légumes, 2002**

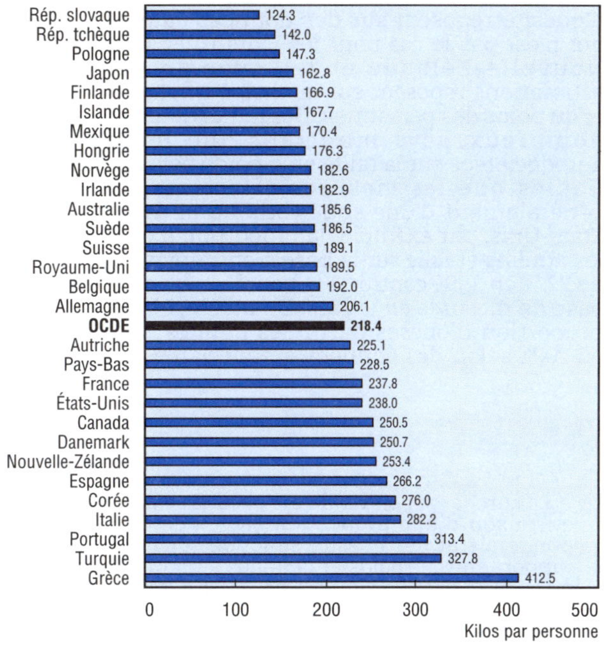

Source : Eco-Santé OCDE 2005. (Les données proviennent de la base de données FAOSTAT sur la nutrition. Les données reflètent la quantité de nourriture disponible pour la consommation et non la quantité de nourriture réellement consommée.)

StatLink : *http://dx.doi.org/10.1787/410677507445*

Dans de nombreux pays de l'OCDE, l'accroissement des cas de surcharge pondérale et d'obésité parmi les enfants et les adultes est en train de devenir rapidement un grave problème de santé publique. L'obésité est un facteur de risque connu pour plusieurs problèmes de santé, dont l'hypertension, le cholestérol, le diabète, les maladies cardio-vasculaires, les problèmes respiratoires (l'asthme), les maladies squeletto-musculaires (l'arthrite) et certaines formes de cancer. Aux États-Unis, où désormais plus de 3 adultes sur 10 sont obèses, une étude récente estimait que le coût lié à l'obésité est désormais supérieur au coût lié au tabac et à l'abus d'alcool pour tout un ensemble de problèmes de santé chroniques (Sturm, 2002).

Plus de 50 % des adultes sont désormais définis comme étant en situation de surcharge pondérale ou d'obésité dans au moins 10 pays de l'OCDE : États-Unis, Mexique, Royaume-Uni, Australie, République slovaque, Grèce, Nouvelle-Zélande, Hongrie, Luxembourg et République tchèque (tableau A.4.6). Par comparaison, les cas de surcharge pondérale et d'obésité sont beaucoup moins nombreux dans les deux pays asiatiques de l'OCDE (Japon et Corée) et dans certains pays européens (France et Suisse), bien qu'ils soient également en augmentation dans ces pays. Si l'on se concentre sur la seule obésité (qui présente des risques plus grands pour la santé que la simple surcharge pondérale), la prévalence de l'obésité parmi les adultes varie entre 3 % au Japon et en Corée à 31 % aux États-Unis (graphiques 4.12 et 4.13).

Il convient toutefois de noter que dans la plupart des pays, les estimations de la proportion des personnes en situation de surcharge pondérale et d'obésité reposent sur des données *autodéclarées*, ce qui n'est pas le cas pour les États-Unis, l'Australie, la Nouvelle-Zélande et le Royaume-Uni où les estimations reposent sur la *mesure effective* de la taille et du poids des personnes. Des indications émanant de nombreux pays montrent que les données autodéclarées sur la taille et le poids ne sont pas aussi fiables que les mesures effectives, en raison généralement d'une sous-estimation du poids. Aux États-Unis, par exemple, la proportion d'obèses parmi les adultes établie sur la base d'entretiens directs était de 22 % en 1999 contre 31 % pour la même année sur la base de mesures effectives. De même, en Australie, la proportion d'obèses parmi les adultes était de 18 % en 2001 selon des données autodéclarées contre 22 % en 1999 sur la base de mesures effectives de la taille et du poids. Cela signifie que les estimations actuelles des taux d'obésité dans de nombreux pays de l'OCDE *sous-estiment* la prévalence réelle de l'obésité.

Sur la base de mesures de l'obésité cohérentes dans le temps, la proportion d'obèses a plus que doublé sur les vingt dernières années aux États-Unis, alors qu'elle a presque triplé en Australie et plus que triplé au Royaume-Uni (graphique 4.14). Quelque 21 à 24 % des adultes au Mexique, au Royaume-Uni, en République slovaque, en Grèce, en Australie et en Nouvelle-Zélande sont désormais définis comme obèses, soit un pourcentage à peu près identique à celui des États-Unis au début des années 90. Dans de nombreux pays d'Europe de l'Ouest, la proportion d'obèses a également fortement augmenté au cours de la dernière décennie.

La progression de l'obésité a touché toutes les catégories de population, sans distinction de sexe, d'âge, de race, de revenu ou de niveau d'instruction. Des données émanant des États-Unis et du Canada indiquent toutefois que l'obésité tend à être plus répandue parmi les catégories à faible revenu que parmi les catégories à revenu élevé (Statistique Canada et CDC, 2004).

Parce que l'obésité est associée à des risques plus élevés de maladies chroniques, elle est liée à une augmentation importante des dépenses de santé. Au niveau macroéconomique, on estime que les coûts de santé pouvant être attribués à l'obésité représentaient environ 5 à 7 % des dépenses totales de santé des États-Unis à la fin des années 90 et entre 2 et 3.5 % des dépenses de santé d'autres pays comme le Canada, l'Australie et la Nouvelle-Zélande (Thompson et Wolf, 2001). À un niveau plus microéconomique, des estimations en provenance des États-Unis indiquent que le coût des services de santé et le coût des médicaments pour des personnes obèses sont respectivement supérieurs de 36 % et de 77 % par rapport à ces mêmes coûts pour des personnes d'un poids normal (Sturm, 2002). On observe un décalage de plusieurs années entre l'apparition de l'obésité et les problèmes de santé connexes, ce qui donne à penser que l'accroissement de l'obésité observé dans la plupart des pays de l'OCDE génèrera dans les années à venir des coûts de santé plus élevés.

Définition et écarts

La surcharge pondérale et l'obésité se définissent comme un poids excessif présentant des risques pour la santé en raison d'une proportion élevée de corps gras. La mesure la plus fréquemment utilisée de la surcharge pondérale et de l'obésité se fonde sur l'indice de masse corporelle (IMC) qui est un simple chiffre évaluant le rapport entre le poids et la taille^2 d'un individu (le poids étant exprimé en kilos et la taille en mètres). Sur la base de la classification actuelle de l'OMS (OMS, 1997), des personnes ayant un IMC compris entre 25 et 30 sont définies comme étant en état de surcharge pondérale et celles ayant un IMC supérieur à 30 sont définies comme obèses. Toutefois, cette classification risque de n'être pas appropriée pour tous les groupes ethniques, qui peuvent avoir des niveaux de risque équivalents pour un IMC inférieur (les asiatiques, par exemple) ou supérieur (AIHW, 2004). Elle n'est pas non plus appropriée pour mesurer la surcharge pondérale et l'obésité chez les enfants.

Pour la plupart des pays, les estimations de la surcharge pondérale et de l'obésité sont autodéclarées dans le cadre d'enquêtes sur la santé auprès d'échantillons de population. Ce n'est pas le cas pour l'Australie, la Nouvelle-Zélande, le Royaume-Uni et les États-Unis, où les estimations sont tirées d'examens de santé à l'occasion desquels la taille et le poids des personnes sont effectivement mesurés. Ces différences de méthode de collecte des données limitent sérieusement leur comparabilité. Les estimations obtenues à partir d'examens de santé sont généralement plus élevées et plus fiables que celles provenant des enquêtes, mais seul un petit nombre de pays procède régulièrement à ce type d'enquêtes.

Graphique 4.12. **Pourcentage de la population ayant un IMC > 30 (population obèse), 2003 ou année la plus récente**

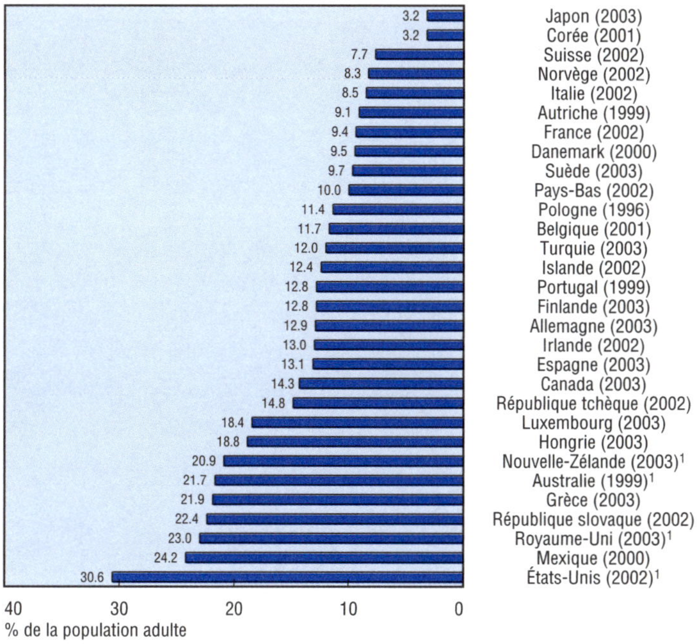

Graphique 4.13. **Pourcentage de femmes et d'hommes ayant un IMC > 30 (population obèse), 2003 ou année la plus récente**

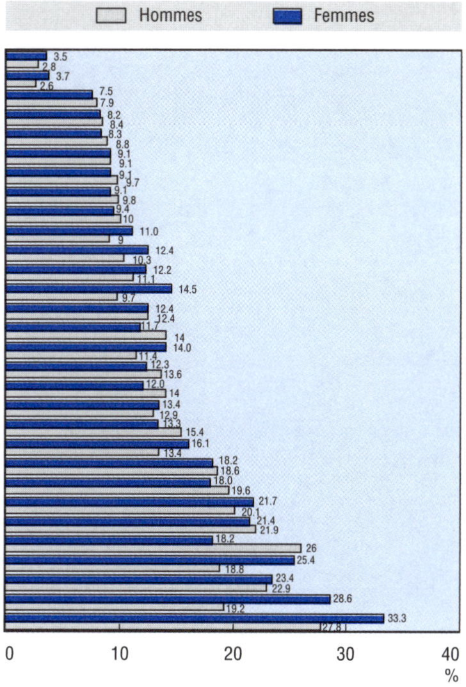

1. Pour l'Australie, les États-Unis, la Nouvelle-Zélande et le Royaume-Uni, les données sont basées sur des enquêtes de santé avec examen, et non pas sur des enquêtes de santé avec entretien.

Graphique 4.14. **Augmentation de la prévalence de l'obésité parmi la population adulte dans les pays de l'OCDE**

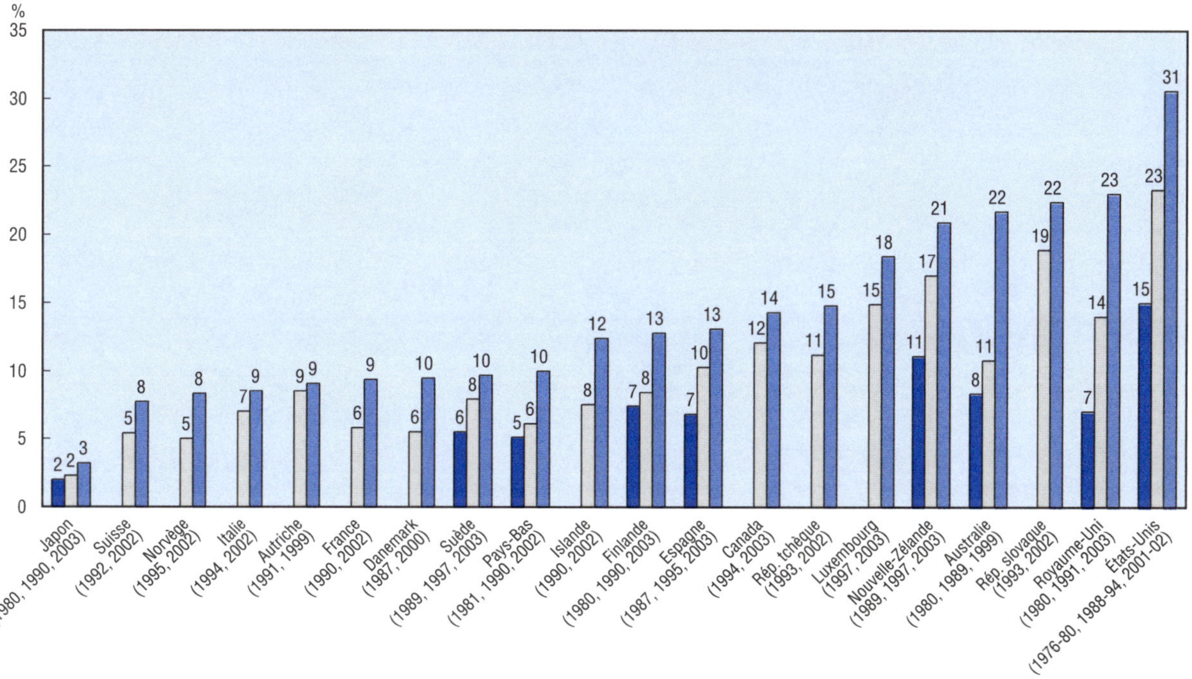

Voir annotations du tableau A.4.6.

Source : *Eco-Santé OCDE 2005.*

StatLink : *http://dx.doi.org/10.1787/271658637346*

ISBN 92-64-01264-8
Panorama de la santé : Les indicateurs de l'OCDE 2005

PARTIE V

Contexte démographique et économique

V.1. POPULATION TOTALE ET STRUCTURE DE LA POPULATION

L'accroissement naturel (naissances moins décès) de la population s'est ralenti, à des degrés divers, dans tous les pays de l'OCDE générant un phénomène de sociétés vieillissantes qui a des implications en termes de dépenses publiques et individuelles de santé et de protection sociale.

En 2003, les pays de l'OCDE représentaient plus de 1.15 milliard de personnes, soit environ un cinquième de la population mondiale. Les États-Unis demeurent le pays de l'OCDE le plus peuplé avec 290 millions de personnes, soit plus du quart de la population totale de la zone OCDE. Le Japon et le Mexique arrivent derrière avec chacun plus de 100 millions de personnes. À l'autre extrémité, l'Islande et le Luxembourg sont les deux pays les moins peuplés avec chacun moins d'un demi-million de personnes (graphique 5.1 et tableau A.5.1).

Depuis 1960, la population totale des pays de l'OCDE a augmenté de plus de 50 %; c'est entre 1960 et 1980 que la progression a été la plus forte en raison de taux de fécondité relativement élevés dans certains pays et d'une chute du taux de mortalité. Au cours des deux dernières décennies, l'accroissement de la population s'est considérablement ralenti dans de nombreux pays de l'OCDE, sous l'effet d'une chute des taux de fécondité (voir l'indicateur « Taux de fécondité »). Entre 1990 et 2003, le taux d'accroissement de la population pour tous les pays de l'OCDE a été pratiquement divisé par deux par rapport aux années 60 et 70, s'établissant en moyenne à environ 0.6 % par an. Mais, à l'intérieur de cette moyenne, les disparités sont grandes. Alors que le Mexique et la Turquie ont connu la plus forte progression de leur population depuis 1960, celle-ci ayant plus que doublé sur la période, dans certains pays d'Europe de l'Est la population est demeurée relativement inchangée depuis 1960, voire a diminué au cours des dernières décennies en raison de l'émigration et de la faiblesse des taux de fécondité (graphique 5.2). Dans la plupart des pays non européens, comme l'Australie, le Canada, la Nouvelle-Zélande et les États-Unis, la croissance de la population a été relativement importante au cours des quarante dernières années, du fait en partie de l'accroissement naturel mais également de l'émigration nette à destination de ces pays.

La demande de soins de santé et de soins de longue durée et leur financement, mais aussi les retraites et autres avantages sociaux, dépendent en partie de l'évolution de la structure démographique d'un pays. Le pourcentage de la population des 65 ans et plus a augmenté dans tous les pays de l'OCDE et ce phénomène devrait se poursuivre. En Italie et au Japon, près d'un cinquième de la population a plus de 65 ans; au Japon, cette proportion a triplé au cours des quarante dernières années (graphique 5.3).

Le ratio de dépendance économique des personnes âgées, qui compare le nombre de personnes âgées de 65 ans et plus à la population d'âge actif (15 à 64 ans), est un autre moyen utile d'évaluation de l'impact du vieillissement de la population. En 2003, ce ratio était de moins de un sur dix dans le cas de la Turquie et du Mexique, à plus d'un sur quatre en Italie et au Japon, mais aussi dans quelques autres pays européens, notamment en Allemagne et en France. La moyenne de l'OCDE, qui est d'environ un sur cinq, devrait plus que doubler d'ici à 2050; le ratio serait alors d'une personne âgée pour deux actifs. Dans la mesure où les personnes âgées tendent à être en moins bonne santé et donc à avoir davantage besoin de soins médicaux et de soins de longue durée, on peut penser que le vieillissement de la population va accroître les dépenses publiques dans ces domaines. À l'horizon 2050, ces dépenses pourraient représenter trois points de PIB supplémentaires (Bains et Oxley, 2004).

Définition et écarts

On entend par population totale l'ensemble des ressortissants présents dans le pays ou absents de façon temporaire et des étrangers installés dans le pays de façon permanente, en milieu d'année.

Le ratio de dépendance économique des personnes âgées compare la population des 65 ans et plus à la population d'âge actif que l'on considère couvrir toute la tranche d'âge comprise entre 15 et 64 ans. L'inclusion de la classe d'âge des 15-19 ans se justifie par l'hypothèse selon laquelle la fraction des adolescents de moins de 20 ans déjà dans la vie active est égale à la fraction de la population des personnes de 65 ans et plus encore en activité.

Il convient de noter que les chiffres de population indiqués pour l'Allemagne correspondent à l'ex-République fédérale pour les années antérieures à 1991.

Graphique 5.1. **Population totale des pays de l'OCDE, millions, 2003**

Graphique 5.2. **Accroissement de la population, 1960 à 2003**

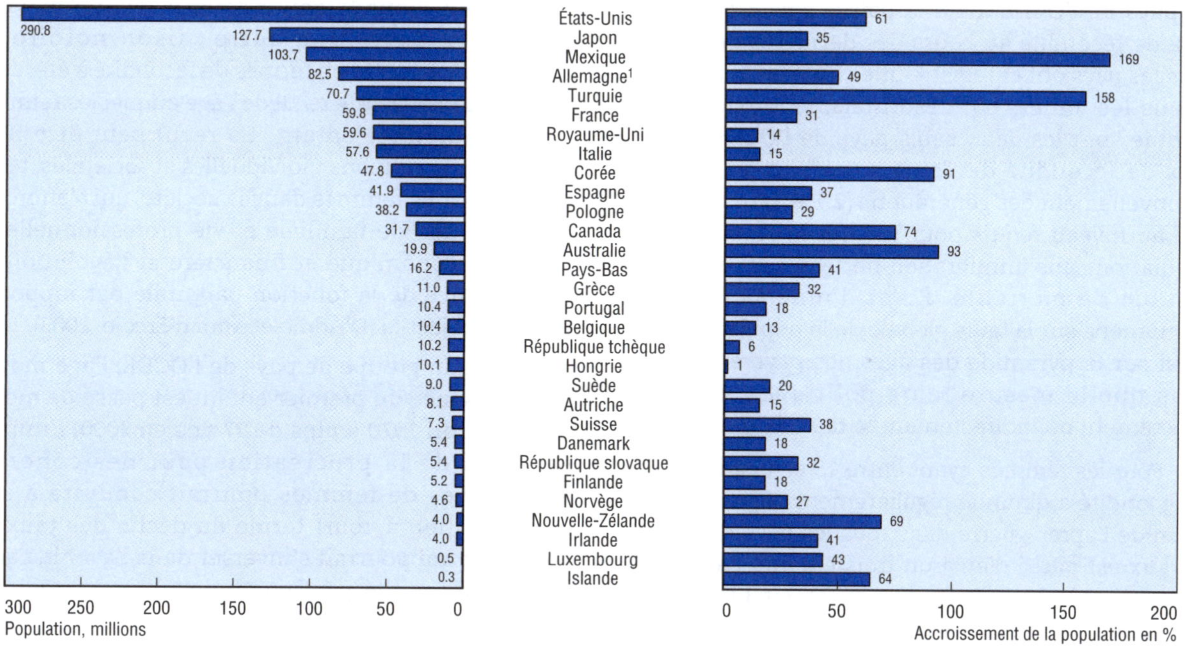

1. La population de 1960 se réfère aux chiffres de l'Allemagne de l'Ouest.

Graphique 5.3. **Pourcentage de la population âgée de 65 ans et plus, 1960 et 2003**

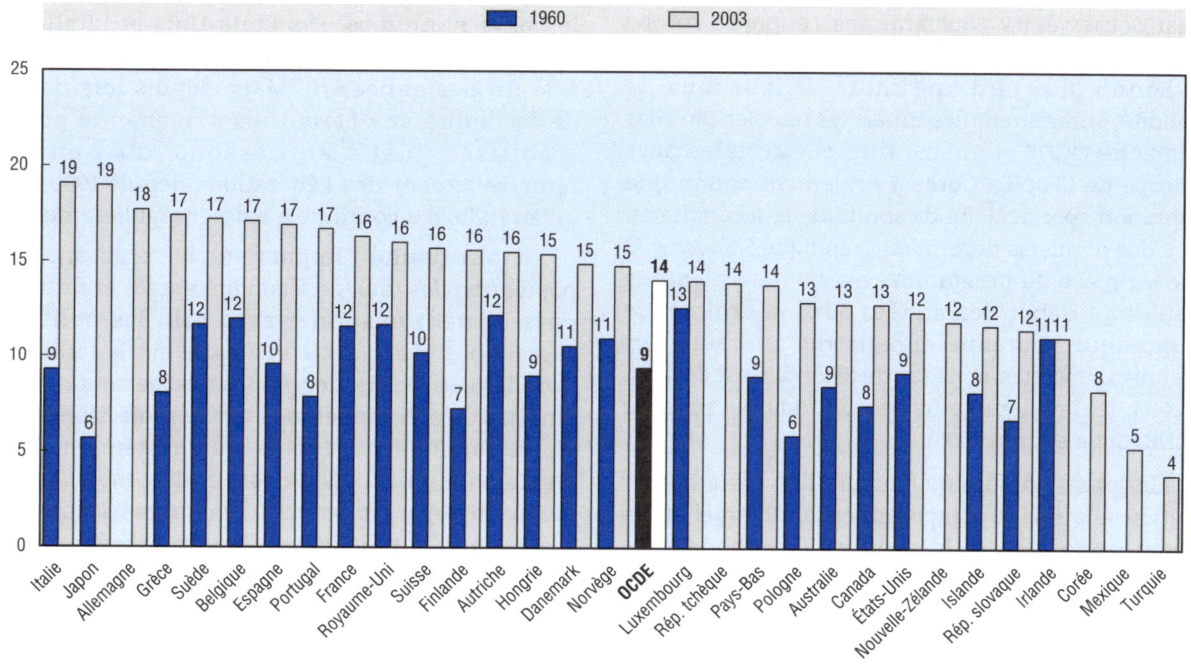

Source : *Eco-Santé OCDE 2005*.

StatLink : *http://dx.doi.org/10.1787/360112073847*

Avec le déclin du taux de mortalité, l'autre grand facteur du changement démographique observé dans les pays de l'OCDE a été la baisse spectaculaire du taux de fécondité au cours des dernières décennies. Tous les pays ont enregistré une chute de la fécondité depuis les années 60; désormais, le Mexique et la Turquie sont les deux seuls pays de l'OCDE dont le taux de fécondité demeure supérieur au seuil de renouvellement des générations (2.1 enfants), c'est-à-dire au niveau requis pour assurer la stabilité de la population sans immigration nette et sans évolution du taux de mortalité. Étant donné l'impact du phénomène sur la taille globale de la population mais aussi sur la pyramide des âges, les pays examinent dans quelle mesure leurs politiques affectent directement ou indirectement le taux de natalité.

Pour les femmes ayant entre 15 et 49 ans, le taux de fécondité a diminué régulièrement depuis le baby-boom de l'après-guerre dans tous les pays de l'OCDE. Ce taux est passé d'environ trois enfants par femme en 1960 à près de moitié moins en 2003 (tableau A.5.4). Le rythme du déclin a varié d'un pays à l'autre (graphique 5.4). Toutefois, même la Turquie et le Mexique, qui sont les deux seuls pays à conserver des taux de fécondité supérieurs à 2.1 enfants, ont enregistré une baisse spectaculaire par rapport aux niveaux observés il y a quarante ans. Les pays d'Europe méridionale, comme la Grèce, l'Italie et l'Espagne, qui ont connu plus tard une chute de leur taux de fécondité, enregistrent désormais les taux les plus bas de la zone OCDE au même titre que certains pays d'Europe de l'Est. La Corée a également connu une diminution spectaculaire de son taux de fécondité au cours des dernières décennies (graphique 5.5). Avec la mise en place du programme national de planning familial au début des années 60 et la croissance économique soutenue enregistrée au cours des décennies suivantes, son taux de fécondité est devenu, en 2003, le deuxième plus bas de tous les pays de l'OCDE (Choe et Park, 2005).

Un grand nombre de facteurs liés entre eux et reflétant à la fois le comportement individuel et les influences sociales et historiques de chaque pays affectent les taux de fécondité. La progression rapide de la mise à disposition de méthodes contraceptives dans la deuxième moitié du XXe siècle a joué un rôle majeur dans la chute de la fécondité dans de nombreux pays. Une autre raison notoire de l'évolution observée en termes de fécondité a été, dans de nombreux pays, le recul de l'âge auquel les femmes ont leur premier enfant. Ce recul peut être lié à différentes conditions individuelles et sociétales, telles que le rôle des femmes dans la société, qui s'efforcent de conjuguer vie familiale et vie professionnelle, la sécurité économique et financière et l'évolution de l'importance de la fonction parentale par rapport à d'autres objectifs (D'Addio et Mira d'Ercole, 2005).

Pour un groupe de pays de l'OCDE, l'âge moyen à la naissance du premier enfant est passé de moins de 24 ans en 1970 à plus de 27 ans en 2000. L'impact du recul de la procréation pour des cohortes successives de femmes pourrait conduire à une surestimation à court terme du déclin des taux de fécondité qui pourrait s'inverser dans l'avenir, car le taux de fécondité par âge au-delà d'un certain âge (30 ans, par exemple) augmente.

Des inversions de la tendance à la baisse des taux de fécondité ont été observées à des degrés divers dans un certain nombre de pays depuis 1980, notamment aux États-Unis, aux Pays-Bas et dans les pays nordiques. Les États-Unis et l'Italie, par exemple, avaient des taux de fécondité analogues à la fin des années 70. Mais, depuis lors, le taux de fécondité aux États-Unis a augmenté pour se stabiliser juste en-dessous du seuil de renouvellement des générations depuis 1990, alors qu'en Italie il a continué à baisser régulièrement.

Étant donné l'impact sur la structure de la population des taux de fécondité passés et futurs, les pays doivent examiner avec soin les politiques susceptibles d'avoir une incidence sur la taille de la famille. Des politiques familiales permettant aux femmes de concilier études ou vie professionnelle et vie de famille (par le biais d'un système de garde d'enfants à un prix abordable et de congé parental, par exemple) et l'impact des avantages fiscaux et des prestations familiales sont autant d'éléments qui peuvent modifier le taux de fécondité (OCDE, 2005b).

Définition et écarts

Le taux de fécondité pour une année spécifique est une estimation du nombre moyen d'enfants par femme en âge de procréer (entre 15 et 49 ans), en supposant que les taux de fécondité actuels par âge demeurent constants.

On considère qu'un taux de fécondité de 2.1 enfants par femme assure globalement la stabilité de la population (en supposant l'absence de flux migratoires nets et d'une évolution du taux de mortalité).

Graphique 5.4. **Taux de fécondité, nombre d'enfants par femme âgée de 15 à 49 ans, 1960, 1980 et 2003**

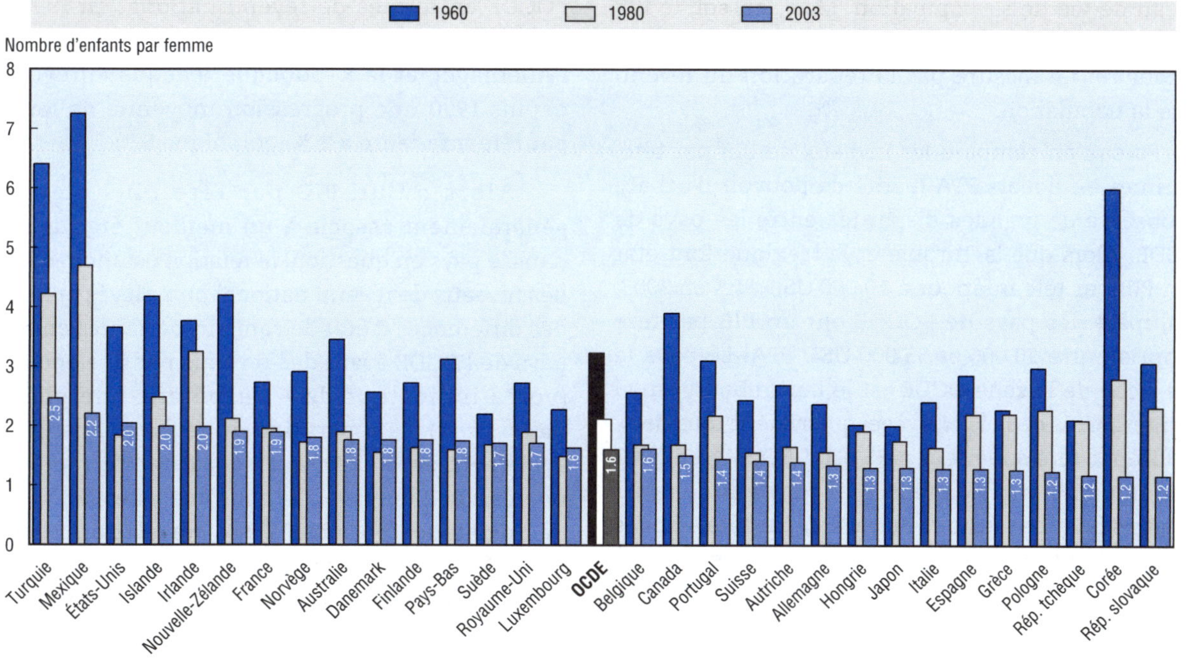

Graphique 5.5. **Taux de fécondité, 1970 à 2003**

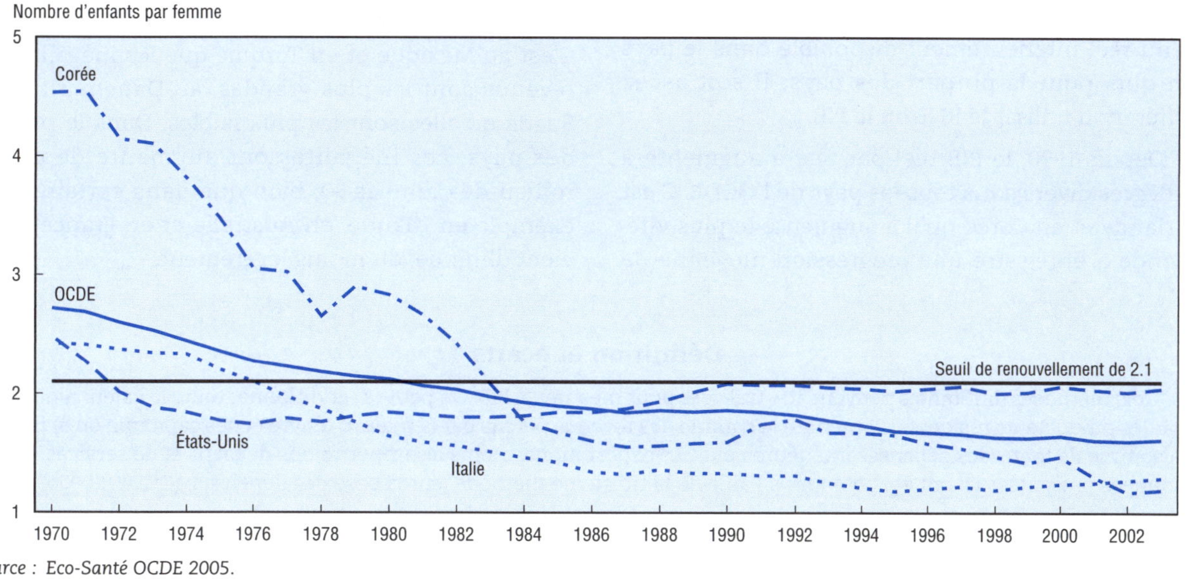

Source : Eco-Santé OCDE 2005.

StatLink : *http://dx.doi.org/10.1787/875215814661*

V.3. PRODUIT INTÉRIEUR BRUT (PIB) ET INÉGALITÉS DE REVENUS

LE PIB par tête fournit une indication du niveau de développement économique d'un pays et du niveau de vie de sa population. Mais, en soi, le PIB par tête ne fournit qu'un niveau moyen du revenu national et ne mesure pas la répartition du revenu dans la population.

Lorsqu'on compare les niveaux de PIB par tête, exprimés en dollars PPA (parité de pouvoir d'achat), on observe de grandes disparités entre les pays de l'OCDE. Alors que la Turquie et le Mexique font état d'un PIB par tête inférieur à 10 000 USD PPA en 2003, la plupart des pays de l'OCDE ont un PIB par tête compris entre 20 000 et 35 000 USD PPA. Le pays le plus riche de la zone OCDE est le Luxembourg, suivi des États-Unis et de la Norvège, qui avaient tous deux un PIB par tête supérieur à 35 000 USD PPA en 2003 (graphique 5.6 et tableau A.5.5). Il convient de noter toutefois que ces mesures du revenu par tête établies à l'aide du PIB sont quelque peu surestimées dans un certain nombre de pays, notamment au Luxembourg et en Irlande, en raison du nombre de travailleurs étrangers contribuant au produit intérieur du pays dans le cas du Luxembourg et de l'importance des sociétés étrangères dans le cas de l'Irlande. Le revenu national brut (RNB) est plus proche d'une mesure du revenu réel intérieurement disponible dans le pays bien que, pour la plupart des pays, il soit assez indifférent d'utiliser le RNB ou le PIB.

Depuis 1990, le PIB réel par tête a augmenté à des degrés divers dans tous les pays de l'OCDE. C'est en Irlande et en Corée qu'il a augmenté le plus vite. L'Irlande a enregistré une progression moyenne de son PIB par tête de près de 6 % par an, ce qui lui a permis de passer de la deuxième moitié des pays de l'OCDE en termes de revenu national en 1990 à la quatrième place en 2003. En revanche, la Suisse, l'Allemagne et la République tchèque enregistrent depuis 1990 une progression moyenne de leur PIB par tête inférieure à 1 % (graphique 5.7).

Alors qu'un PIB par tête plus élevé est généralement associé à un meilleur état de santé dans le pays en question, la relation est moins nette à des niveaux de revenu national plus élevés et il existe des différences d'état de santé importantes entre des pays de l'OCDE ayant des revenus par tête analogues (voir l'indicateur de « L'espérance de vie à la naissance »). La répartition du revenu national peut également avoir un impact sur l'état de santé de la population d'un pays. Certains analystes ont fait état de l'existence possible d'une corrélation négative entre l'espérance de vie dans un pays et les inégalités de revenus, l'espérance de vie étant plus grande dans les pays où les inégalités de revenus sont moindres (Wilkinson, 1996, 2000). Le graphique 5.8 présente une mesure des inégalités de revenus entre les pays de l'OCDE, exprimée par le coefficient de Gini et le changement observé depuis le milieu des années 80. C'est au Mexique et en Turquie que les inégalités de revenus sont les plus grandes, au Danemark et en Suède qu'elles sont les plus faibles. Dans la plupart des pays, ces inégalités ont augmenté depuis le milieu des années 80, bien que dans certains (par exemple en Irlande, en Australie et en France) elles aient diminué, du moins légèrement.

Définition et écarts

Trois méthodes différentes peuvent être utilisées pour mesurer le PIB. On peut : 1) additionner toute la valeur ajoutée par les producteurs résidents; 2) prendre la somme des revenus perçus par la main-d'œuvre et des capitaux; ou 3) faire la somme de toutes les dépenses intérieures plus les exportations, moins les importations de biens et de services. Les données présentées ici ont été obtenues à l'aide de la troisième méthode (sur la base des dépenses) (OCDE, 2000b).

Il est préférable d'effectuer les comparaisons du PIB entre les pays sur la base des parités de pouvoir d'achat (PPA) et non pas simplement des cours de change du marché. Les parités de pouvoir d'achat reflètent le montant de monnaie nationale qui permettra d'acheter le même panier de biens et de services dans un pays donné qu'en dollars américains aux États-Unis. Parce que le coût de la vie est souvent moindre dans les pays pauvres, le calcul du revenu par tête à l'aide des PPA réduit généralement la différence entre les pays les plus riches et les pays les plus pauvres de l'OCDE. Le PIB réel est mesuré en déflatant les composantes des dépenses par les indices de prix appropriés, en prenant l'année 2000 comme année de référence.

La répartition des revenus est mesurée par le coefficient de Gini. Le coefficient de Gini est défini par la zone située entre la courbe de Lorenz (qui montre les proportions cumulées de la population, des groupes les plus pauvres aux plus riches, par rapport à la part cumulée des revenus qu'ils perçoivent) et la ligne de 45° (« ligne de l'égalité parfaite »). Les valeurs s'échelonnent entre 0 dans le cas de « l'égalité parfaite » et 100 dans le cas de « l'inégalité parfaite ». Une augmentation du coefficient de Gini représente donc une augmentation des inégalités.

Graphique 5.6. **Produit intérieur brut par habitant, 2003**

Graphique 5.7. **Taux de croissance annuelle du PIB par habitant, en termes réels, 1990 à 2003**

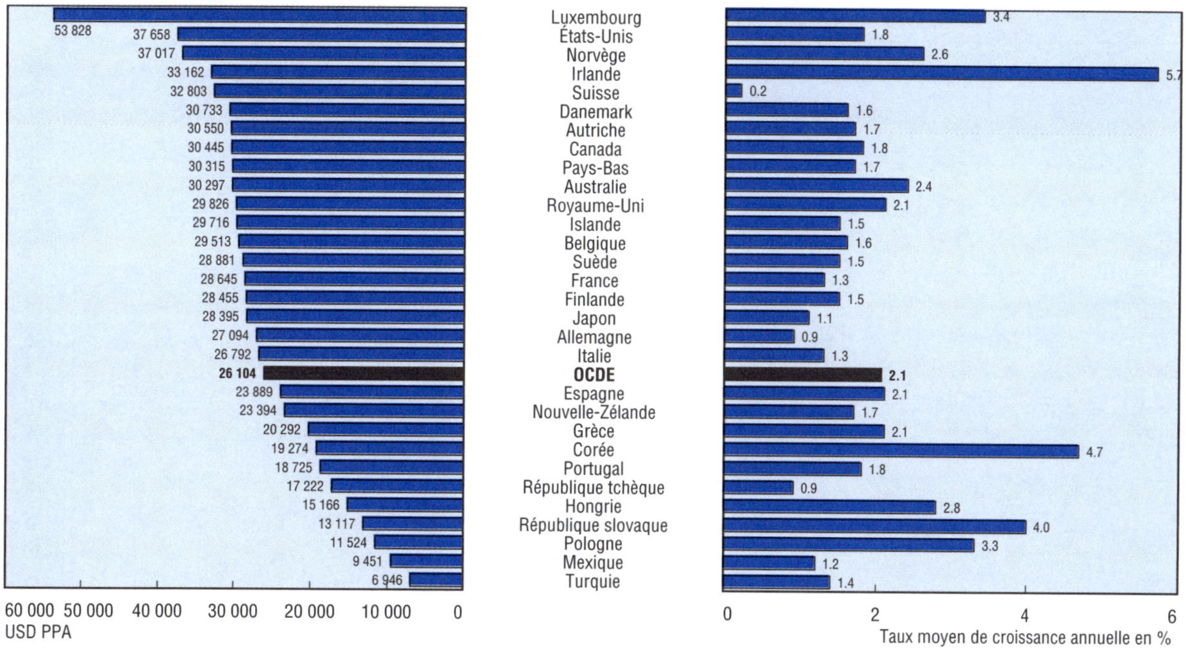

Source : *Eco-Santé OCDE 2005.*

Graphique 5.8. **Inégalité des revenus, coefficient de Gini, milieu des années 80 et 2000**

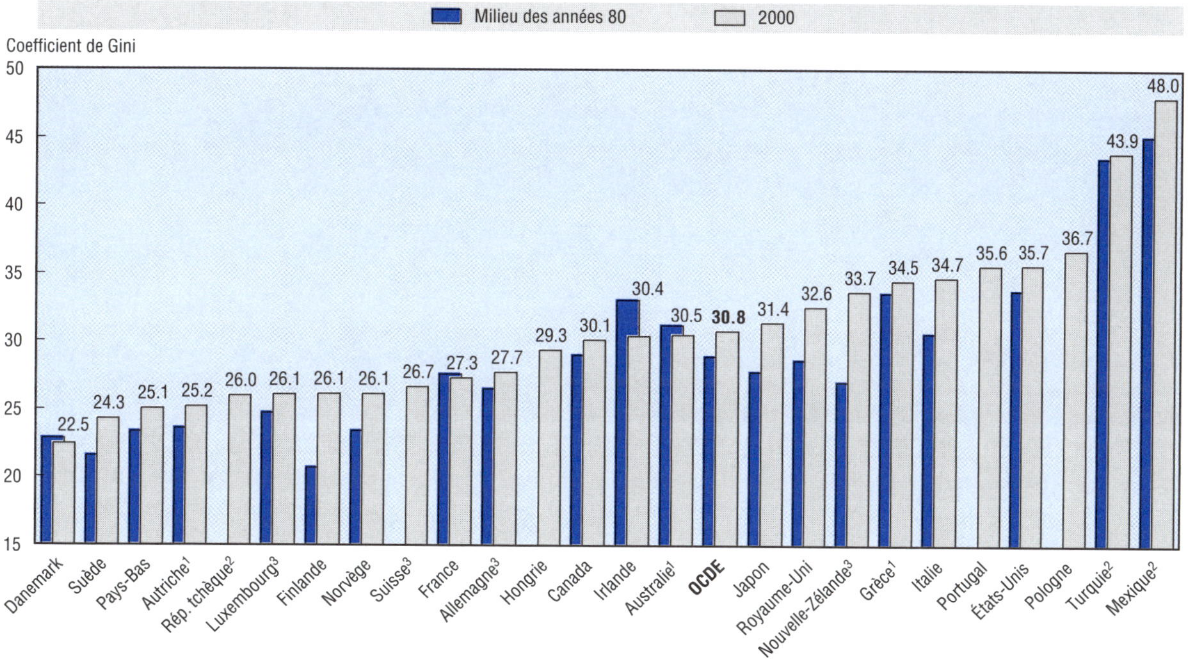

Note : Un coefficient de Gini élevé reflète une plus grande inégalité des revenus.

1. 1999.
2. 2002.
3. 2001.

Source : Förster et Mira d'Ercole (2005).

StatLink : *http://dx.doi.org/10.1787/503130576660*

ISBN 92-64-01264-8
Panorama de la santé : Les indicateurs de l'OCDE 2005

Bibliographie

AIHW – Australian Institute of Health and Welfare (2005), *A Picture of Australia's Children*, May 2005, Canberra, pp.37-39.

AIHW – Australian Institute of Health and Welfare (2004), *Australia's Health 2004*, AIHW Cat. n° AUS 44, Canberra.

AMWAC – Australian Medical Workforce Advisory Committee and Australian Institute of Health Welfare (1996), *Female Participation in the Australian Medical Workforce*, AMWAC Report 1996.1, Sydney.

Babazano, A. et A.L. Hillman (1994), « A Comparison of International Health Outcomes and Health Care Spending », *International Journal of Technology Assess Health Care*, vol. 10(3), pp. 376-381.

Bains, M. et H. Oxley (2004), « Projections des dépenses de santé et de soins de longue durée liées au viellissement de la population », chapitre 7 in *Vers des systèmes de santé plus performants : Études thématiques*, OCDE, Paris, pp. 319-331.

Banque mondiale (1999), *Curbing the Epidemic: Governments and the Economics of Tobacco Control*, Editions Prabhat Jha.

Bennett, J. (2003), « Investment in Population Health in Five OECD Countries », Documents de l'OCDE sur la santé, n° 2, OCDE, Paris.

Bewley, S. et J. Cockburn (2002), « The Unfacts of "Request" Caesarean Section », *BJOG: An International Journal of Obstetrics & Gynaecology*, vol. 109, pp. 597-605.

Buchan, J. et L. Calman (2004), « Skill-mix and Policy Change in the Health Workforce: Nurses in Advanced Roles », Documents de l'OCDE sur la santé, n° 17, Paris.

BVCV Callens, Pirenne & Co (2002), *Bedrijfsrevisoren, vertegenwoordigd door B. Callens, Vlaamse Huisartseninkomens, vergelijkende studie met het ambtenaarswezen en de privésector*, Anvers.

Center for Disease Control (2000), *Recommendations of the Advisory Committee on Immunisation Practices (ACIP), Morbidity and Mortality Weekly Report*, vol. 49(RR-3), pp. 1-38.

Center for Disease Control (2003), *National Vital Statistics Report*, vol. 52, n° 10, US National Center for Health Statistics, pp.87-88.

Center for Disease Control (2004), « Influenza Vaccination and Self-reported Reasons for Not Receiving Influenza Vaccination Among Medicare Beneficiaries Aged 65 Years and Older – United States, 1991-2002 », *Morbidity and Mortality Weekly Report*, vol. 53(43), pp. 1012-1015.

Choe, M.K. et K.A. Park (2005), « Fertility Decline in South Korea: forty years of policy-behaviour dialogue », East West Center, International Union for the Scientific Study of Population, XXV International Population Conference, Tours, France.

Cutler, D. et R. Huckman (2003), « Technological Development and Medical Productivity: the diffusion of angioplasty in New York state », *Journal of Health Economics*, vol. 22(2), mars 2003, pp. 187-217.

Cutler, D. *et al.* (2003), « Why Have Americans Become More Obese? », Discussion Paper n° 1994, Harvard Institute of Economic Research, janvier 2003.

D'Addio, A.C. et M. Mira d'Ercole (2005), « Trends and Determinants of Fertility Rates in OECD Countries: The role of policies », Documents de l'OCDE sur les affaires sociales, l'emploi et les migrations, n° 27, OCDE, Paris.

Declercq E., F. Menacker et M. Macdorman (2005), « Rise in "No Indicated Risk" Primary Caesareans in the United States, 1991-2001: cross sectional analysis », *British Medical Journal*, vol. 330, pp. 71-72.

Department of Health (2005), *Choosing Health: Making Healthy Choices Easier*, Londres.

Docteur, E. *et al.* (2003), « The US Health System: An Assessment and Prospective Directions for Reform », Documents de travail de l'OCDE sur les affaires économiques, n° 350, OCDE, Paris.

DREES (2005), *Études et Résultats*, n° 387, ministère de la Solidarité, de la Santé et de la Famille, Paris, mars 2005.

Eun-Hwan Oh, Y. Imanaka et E. Evans (2005), « Determinants of the Diffusion of Computed Tomography and Magnetic Resonance Imaging », *International Society for Technology Assessment in Health Care*, vol. 21(1).

FAO/WHO (2003), « Diet, Nutrition and the Prevention of Chronic Diseases; Report of the joint WHO/FAO expert consultation », WHO Technical Report Series, n° 916.

Förster, M. and M. Mira d'Ercole (2005), « Income Distribution and Poverty in OECD Countries in the Second Half of the 1990s », Documents de travail de l'OCDE sur les affaires sociales, l'emploi et les migrations, n° 22, OCDE, Paris.

Häkkinen, U. *et al.* (2004), « Regional Differences in Outcome of the Treatment of AMI Patients: does an increase in the use of evidence based technology matter? », document présenté à la réunion NHESG, Reykjavik, août 2004.

Hisashige, A. (1992), « The Introduction and Evaluation of MRI in Japan », *International Society for Technology Assessment in Health Care*, vol. 3, n° 126.

Institute of Cancer Research (2003), *Prostate Cancer, Fact Sheet*, website accessed on 10/05/2005 (*www.icr.ac.uk/everyman/about/prostate.html*).

International Agency for Research on Cancer (IARC) (2004), *GLOBOCAN 2002: Cancer Incidence, Mortality and Prevalence Worldwide*, IARC CancerBase n° 5, Version 2.0, IARCPress, Lyon.

Jeong, H.S. et A. Gunji (1994), « The Influence of System Factors upon the Macro-economic Efficiency of Health Care: implications for the health policies of developing and developed countries », *Health Policy*, vol. 27.

Jeong, H.S. et J. Hurst (2001), « An Assessment of the Performance of the Japanese Health Care System », Documents hors série de l'OCDE sur le marché du travail et les politiques sociales, n° 56, Paris.

Kane, C.K. et H. Loeblich (2003), « Physician Income: The Decade in Review », *Physicians Socioeconomic Statistics, 2003 Edition*, AMA Press, Chicago, pp. 5-11.

Kiely, J., K. Brett, S. Yu and D. Rowley (1995), « Low Birth Weight and Intrauterine Growth Retardation », in L. Wilcox et J. Marks (dir. pub.), *From Data to Action: CDC's Public Health Surveillance for Women, Infants, and Children*, USDHHS, CDC, Atlanta, pp. 185-202.

Kroneman, M. et J. Siegers (2004), « The Effect of Hospital Bed Reduction on the Use of Beds: A comparative study of 10 European countries », *Social Science and Medicine*, vol. 59, pp. 1731-1740.

Marshall, M. *et al.* (2002), *Quality Indicators for General Practice: A practical guide to clinical quality indicators for primary health professionals and managers*, Royal Society of Medicine Press, Londres.

Mathers, C. *et al.* (2005), « Counting the Dead and What They Died From: an assessment of the global status of cause of death data », *Bulletin of the World Health Organisation*, vol. 83(3), mars 2005, pp. 171-177.

Max Planck Institute for Demographic Research (1999), « Male-female Differences in Mortality in the Developed World », MPIDR Working Paper 1999-2000, par A. Gjonça, C. Tomassini et J.W. Vaupel, Allemagne.

Moïse, P. (2003), « The Heart of the Health Care System: Summary of the Ischaemic Heart Disease Part of the OECD Ageing-Related Diseases Study », *A Disease-based Comparison of Health Systems: What is Best and at What Cost?*, OCDE, Paris.

Moïse, P., S. Jacobzone *et al.* (2003), « OECD Study of Cross-national Differences in the Treatment, Costs and Outcomes for Ischaemic Heart Disease », Documents de travail de l'OCDE sur la santé, n° 3, OCDE, Paris.

Moon, L., P. Moïse et S. Jacobzone (2003), « Stroke Care in OECD Countries: A Comparison of Treatment, Costs and Outcomes in 17 OECD Countries », Documents de travail de l'OCDE sur la santé, n° 5, OCDE, Paris.

National Cancer Institute (2004), « Radiation Therapy for Cancer: Questions and Answers », *Cancer Facts*, vol. 7.1.

National Center for Health Statistics (2004), *Health, United States, 2004, with Chart on Trends in the Health of Americans*, Hyattsville, Maryland.

OCDE (2000a), *Système de comptes de la santé*, OCDE, Paris.

OCDE (2000b), *Comptes nationaux*, OCDE, Paris.

OCDE (2003a), *A Disease-based Comparison of Health Systems: What is Best and at What Cost?*, OCDE, Paris.

OCDE (2003b), *Examens de l'OCDE des systèmes de santé : La Corée*, OCDE, Paris.

OCDE (2004a), *Vers des systèmes de santé plus performants*, OCDE, Paris.

OCDE (2004b), *Vers des systèmes de santé plus performants : Études thématiques*, OCDE, Paris.

OCDE (2004c), *L'assurance-maladie privée dans les pays de l'OCDE*, OCDE, Paris.

OCDE (2005a), *Les pensions dans les pays de l'OCDE : Panorama des politiques publiques, OCDE*, Paris.

OCDE (2005b), *Accroître les chances de chacun : Pour une politique sociale active au bénéfice de tous*, OCDE, Paris.

OCDE (2005c), *Examens de l'OCDE des systèmes de santé : Le Mexique*, OCDE, Paris.

OCDE (2005d), *Eco-Santé OCDE 2005 – Statistiques et indicateurs pour 30 pays*, CD-ROM, Paris.

Ohmi, H., K. Hirooka, A. Hata et Y. Mochizuki (2001), « Recent Trend of Increase in Proportion of Low Birth Weight Infants in Japan », *International Journal of Epidemiology*, vol. 30, pp. 1269-1271.

Orosz, E. et D. Morgan (2004), « SHA-Based National Health Accounts in Thirteen OECD Countries: A Comparative Analysis », Documents de l'OCDE sur la santé, n° 16, OCDE, Paris.

Retzlaff-Roberts, D., C. Chang et R. Rubin (2004), « Technical Efficiency in the Use of Health Care Resources: a comparison of OECD countries », *Health Policy*, vol. 69, pp.55-72.

Secretaria de Salud (2003), *Nacimientos por cesarean en Mexico, Sintesis Ejecutiva*, Mexico.

Simoens, S. et J. Hurst (2004), « Équilibrer l'offre et la demande de médecins et d'infirmières », chapitre 4 dans *Vers des systèmes de santé plus performants : Études thématiques*, OCDE, Paris.

Simoens, S., M. Villeneuve et J. Hurst (2005), « Tackling Nurse Shortages in OECD Countries », Documents de travail de l'OCDE sur la santé, n° 19, OCDE, Paris.

Singleton, J.A. *et al.* (2000), « Influenza, Pneumococcal, and Tetanus Toxoid Vaccination of Adults – United States, 1993-1997 », in CDC Surveillance Summaries, *Morbidity and Mortality Weekly Report*, vol. 49(SS-9), pp. 39-63, cité dans National Center for Health Statistics (2004), *Health, United States, 2004*, Hyattsville, Maryland.

Sourty Le-Guellec, M. (2001), *Le potentiel de développement de la chirurgie ambulatoire de la cataracte en France, en 1999*, Rapport n° 1357, CREDES, septembre 2001.

Statistique Canada et Centers for Disease Control and Prevention (2004), *Joint Canada/United States Survey of Health, 2002-2003*, Statistique Canada Cat. 82M0022-XIE, Ottawa.

Statistics Netherlands (2004), *The Netherlands on the European Scale*, août 2004, deuxième édition.

Stegmayr, B. *et al.* (1997), « Stroke Incidence and Mortality Correlated to Stroke Risk Factors in the WHO MONICA Project », *Stroke*, vol. 28(7), pp.1367-1374.

Sturm, R. (2002), « The Effects of Obesity, Smoking and Drinking on Medical Problems and Costs », *Health Affairs*, vol. 21, n° 2, mars/avril 2002, pp. 245-253.

Swiss Federal Statistical Office (2005), *Development of Daily Fruit and Vegetable Consumption as a Function of Âge Groups*, accès au tableaux sur le site *www.bfs.admin.ch*, juin 2005.

Thompson, D. et A.M. Wolf (2001), « The Medical-care Burden of Obesity », *Obesity Reviews 2*, International Association for the Study of Obesity, pp.189-197.

Tunstall-Pedoe, H. *et al.* (2000), « Estimation of Contribution of Changes in Coronary Care to Improving Survival, Event Rates, and Coronary Heart Disease Mortality across the WHO MONICA Project Populations », *The Lancet*, vol. 355, pp.688-700.

Tyrrell, L. et D. Dauphinee (1999), *Task Force on Physician Supply in Canada*, document préparé pour la Canadian Medical Forum Task Force, novembre 1999, Ottawa.

UNICEF et OMS (2004), *Low Birthweight: Country, regional and global estimates*, UNICEF, New York.

US Preventive Services Task Force (1996), *Guide to Clinical Preventive Services*, 2e édition, US Department of Health and Human Services, Washington DC.

USDA (1999), « US Food Supply Providing More Food and Calories », article by Judy Putnam in *Food Review*, vol. 22, n° 3, septembre-décembre 1999.

Van der Heyden, J. *et al.* (2003), « Measurement of the Use of Curative Health Services: Health Interview Survey *versus* National Registers », *Archives of Public Health*, vol. 61, n° 4, Bruxelles, pp. 177-190.

Van Doorslaer, E., C. Masseria *et al.* (2004), « L'inégalité de l'utilisation des services de santé en fonction du revenu dans 21 pays de l'OCDE », chapitre 3 dans *Vers des systèmes de santé plus performants : Études thématiques*, OCDE, Paris.

OMS (2003), *The World Oral Health Report 2003: continuous improvement of oral health in the 21st century – the approach of the WHO Global Oral Health Programme*, P.E. Petersen, Genève.

OMS (2002), *L'Atlas du tabac*, Judith Mackay, Genève.

OMS (2004), *Global Status Report on Alcohol 2004*, OMS, Genève.

OMS (2005), *Rougeole*, Fact Sheet n° 286, mars 2005, OMS, Genève.

OMS/EURO (2005), *Communiqué de presse EURO 09/05*, Copenhague, 27 avril 2005.

OMS/FAO (2005), *Fruits and Vegetables for Health*, rapport d'un atelier conjoint FAO/OMS, 1-3 septembre 2004, Kobé, Japon.

Wilkinson, R.G. (1996), *Unhealthy Societies: the afflictions of inequality*, Routledge, Londres.

Wilkinson, R.G. (2000), « Putting the Picture Together: prosperity, redistribution, health and welfare », in M. Marmot et R. Wilkinson (dir.pub.), *Social Determinants of Health*, Oxford University Press.

ANNEXE A

Annexe statistique

1. État de santé

2. Ressources en santé et leur utilisation

3. Dépenses de santé et financement

4. Déterminants non-médicaux de la santé

5. Contexte démographique et économique

Tableau A.1.1. **Espérance de vie à la naissance, population totale, 1960 à 2003**

	1960	1970	1980	1990	2000	2003
Allemagne	69.6	70.4	72.9	75.2	78.0	78.4
Australie	70.9	70.8	74.6	77.0	79.3	80.3
Autriche	68.7	70.0	72.6	75.5	78.1	78.6
Belgique	70.6	71.0	73.4	76.1	77.7	78.1 (2002)
Canada	71.3 (1961)	72.9 (1971)	75.3	77.6	79.3	79.7 (2002)
Corée	52.4	62.6 (1971)	65.4 (1979)	71.0 (1989)	75.5 (1999)	76.9 (2002)
Danemark	72.4	73.3	74.3	74.9	76.9	77.2
Espagne	69.8	72.0	75.6	76.8	79.1	80.5
États-Unis	69.9	70.9	73.7	75.3	76.8	77.2 (2002)
Finlande	69.0	70.8	73.4	74.9	77.6	78.5
France	70.3	72.2	74.3	76.9	79.0	79.4
Grèce	69.9	72.0	74.5	77.1	78.1	78.1
Hongrie	68.0	69.2	69.1	69.4	71.7	72.4
Irlande	70.0	71.2	72.9	74.9	76.5	77.8 (2002)
Islande	72.9	74.3	76.7	78.0	79.7	80.7
Italie	69.8 (1961)	72.0 (1971)	74.0	76.9	79.6	79.9
Japon	67.8	72.0	76.1	78.9	81.2	81.8
Luxembourg	69.4	70.3	72.5	75.4	78.0	78.2 (2002)
Mexique	57.5	60.9	67.2	71.2	74.1	74.9
Norvège	73.6	74.2	75.8	76.6	78.7	79.5
Nouvelle-Zélande	71.3	71.5	73.2	75.4	78.7	78.7 (2002)
Pays-Bas	73.5	73.7	75.9	77.0	78.0	78.6
Pologne	67.8	70.0	70.2	71.5	73.8	74.7
Portugal	64.0	67.5	71.5	73.9	76.6	77.3
République slovaque	70.6	69.8	70.6	71.0	73.3	73.9 (2002)
République tchèque	70.7	69.6	70.3	71.5	75.1	75.3
Royaume-Uni	70.8	71.9	73.2	75.7	77.9	78.5
Suède	73.1	74.7	75.8	77.6	79.7	80.2
Suisse	71.6	73.8	76.2	77.4	79.8	80.4 (2002)
Turquie	48.3	54.2	58.1	66.5	68.1	68.7
Moyenne (30)	**68.5**	**70.3**	**72.6**	**74.9**	**77.2**	**77.8**
Médiane	**70.0**	**71.1**	**73.4**	**75.5**	**78.0**	**78.5**

Note : Chaque pays calcule l'espérance de vie de sa population selon des méthodologies qui peuvent varier d'un pays à l'autre. Ces différences méthodologiques peuvent affecter la comparabilité des estimations notifiées par les pays, car en fonction de la méthode, l'espérance de vie calculée d'un pays peut varier d'une fraction d'année. L'espérance de vie à la naissance pour la *population totale* est estimée par le Secrétariat de l'OCDE pour tous les pays, en prenant une moyenne non pondérée de l'espérance de vie pour les hommes et les femmes.

Source : Eco-Santé OCDE 2005. (Pour les 22 pays européens, la base de données *Eurostat NewCronos* est la principale source de données à partir de 1985.)

Tableau A.1.2. **Espérance de vie à la naissance, femmes, 1960 à 2003**

	1960	1970	1980	1990	2000	2003
Allemagne	72.4	73.6	76.1	78.4	81.0	81.3
Australie	73.9	74.2	78.1	80.1	82.0	82.8
Autriche	71.9	73.4	76.1	78.8	81.1	81.6
Belgique	73.5	74.2	76.8	79.4	80.8	81.1 (2002)
Canada	74.2 (1961)	76.4 (1971)	78.9	80.8	81.9	82.1 (2002)
Corée	53.7	66.1 (1971)	69.5 (1979)	75.1 (1989)	79.2 (1999)	80.4 (2002)
Danemark	74.4	75.9	77.3	77.7	79.3	79.5
Espagne	72.2	74.8	78.6	80.3	82.5	83.7
États-Unis	73.1	74.7	77.4	78.8	79.5	79.9 (2002)
Finlande	72.5	75.0	77.6	78.9	81.0	81.8
France	73.6	75.9	78.4	80.9	82.7	82.9
Grèce	72.4	73.8	76.8	79.5	80.6	80.7
Hongrie	70.1	72.1	72.7	73.7	75.9	76.5
Irlande	71.9	73.5	75.6	77.6	79.1	80.3 (2002)
Islande	75.0	77.3	79.7	80.5	81.4	82.4
Italie	72.3 (1961)	74.9 (1971)	77.4	80.1	82.5	82.9
Japon	70.2	74.7	78.8	81.9	84.6	85.3
Luxembourg	72.2	73.4	75.9	78.5	81.1	81.5 (2002)
Mexique	59.2	63.2	70.2	74.1	76.5	77.4
Norvège	75.8	77.3	79.2	79.8	81.4	81.9
Nouvelle-Zélande	73.9	74.6	76.3	78.3	81.1	81.1 (2002)
Pays-Bas	75.4	76.5	79.2	80.1	80.5	80.9
Pologne	70.6	73.3	74.4	76.3	77.9	78.9
Portugal	66.8	70.8	75.2	77.4	80.0	80.6
République slovaque	72.7	72.9	74.3	75.4	77.4	77.8 (2002)
République tchèque	73.4	73.0	73.9	75.4	78.4	78.5
Royaume-Uni	73.7	75.0	76.2	78.5	80.2	80.7
Suède	74.9	77.1	78.8	80.4	82.0	82.4
Suisse	74.5	76.9	79.6	80.7	82.6	83.0 (2002)
Turquie	50.3	56.3	60.3	68.7	70.4	71.0
Moyenne (30)	**71.0**	**73.4**	**76.0**	**78.2**	**80.2**	**80.7**
Médiane	**72.6**	**74.4**	**76.8**	**78.8**	**80.9**	**81.1**

Note : Chaque pays calcule l'espérance de vie de sa population selon des méthodologies qui peuvent varier d'un pays à l'autre. Ces différences méthodologiques peuvent affecter la comparabilité des estimations notifiées par les pays, car en fonction de la méthode, l'espérance de vie calculée d'un pays peut varier d'une fraction d'année.

Source : Eco-Santé OCDE 2005. (Pour les 22 pays européens, la base de données *Eurostat NewCronos* est la principale source de données à partir de 1985.)

Tableau A.1.3. **Espérance de vie à la naissance, hommes, 1960 à 2003**

	1960	1970	1980	1990	2000	2003
Allemagne	66.9	67.2	69.6	72.0	75.0	75.5
Australie	67.9	67.4	71.0	73.9	76.6	77.8
Autriche	65.4	66.5	69.0	72.2	75.1	75.6
Belgique	67.7	67.8	70.0	72.7	74.6	75.1 (2002)
Canada	68.4 (1961)	69.3 (1971)	71.7	74.4	76.7	77.2 (2002)
Corée	51.1	59.0 (1971)	61.3 (1979)	66.8 (1989)	71.7 (1999)	73.4 (2002)
Danemark	70.4	70.7	71.2	72.0	74.5	74.9
Espagne	67.4	69.2	72.5	73.3	75.7	77.2
États-Unis	66.6	67.1	70.0	71.8	74.1	74.5 (2002)
Finlande	65.5	66.5	69.2	70.9	74.2	75.1
France	67.0	68.4	70.2	72.8	75.3	75.8
Grèce	67.3	70.1	72.2	74.6	75.5	75.4
Hongrie	65.9	66.3	65.5	65.1	67.4	68.3
Irlande	68.1	68.8	70.1	72.1	73.9	75.2 (2002)
Islande	70.7	71.2	73.7	75.4	78.0	79.0
Italie	67.2 (1961)	69.0 (1971)	70.6	73.6	76.6	76.9
Japon	65.3	69.3	73.4	75.9	77.7	78.4
Luxembourg	66.5	67.1	69.1	72.3	74.8	74.9 (2002)
Mexique	55.8	58.5	64.1	68.3	71.6	72.4
Norvège	71.3	71.0	72.3	73.4	76.0	77.0
Nouvelle-Zélande	68.7	68.3	70.0	72.4	76.3	76.3 (2002)
Pays-Bas	71.5	70.8	72.5	73.8	75.5	76.2
Pologne	64.9	66.6	66.0	66.7	69.7	70.5
Portugal	61.2	64.2	67.7	70.4	73.2	74.0
République slovaque	68.4	66.7	66.8	66.6	69.2	69.9 (2002)
République tchèque	67.9	66.1	66.8	67.6	71.7	72.0
Royaume-Uni	67.9	68.7	70.2	72.9	75.5	76.2
Suède	71.2	72.2	72.8	74.8	77.4	77.9
Suisse	68.7	70.7	72.8	74.0	76.9	77.8 (2002)
Turquie	46.3	52.0	55.8	64.2	65.8	66.4
Moyenne (30)	**66.0**	**67.2**	**69.3**	**71.6**	**74.2**	**74.9**
Médiane	**67.4**	**68.1**	**70.1**	**72.4**	**75.1**	**75.5**

Note : Chaque pays calcule l'espérance de vie de sa population selon des méthodologies qui peuvent varier d'un pays à l'autre. Ces différences méthodologiques peuvent affecter la comparabilité des estimations notifiées par les pays, car en fonction de la méthode, l'espérance de vie calculée d'un pays peut varier d'une fraction d'année.

Source : Eco-Santé OCDE 2005. (Pour les 22 pays européens, la base de données *Eurostat NewCronos* est la principale source de données à partir de 1985.)

Tableau A.1.4. **Espérance de vie à 65 ans, femmes, 1960 à 2003**

	1960	1970	1980	1990	2000	2003
Allemagne	14.6	15.0	16.7	17.6	19.4	19.6 (2001)
Australie	15.6	15.6	17.9	19.0	20.4	21.0
Autriche	14.7	14.9	16.3	17.8	19.4	19.9
Belgique	14.8	15.3	16.9	18.5	19.5	19.7 (2002)
Canada	16.1 (1961)	17.5 (1971)	18.9	19.9	20.4	20.6 (2002)
Corée	..	14.6 (1971)	15.1 (1979)	16.2 (1989)	18.0 (1999)	18.7 (2002)
Danemark	15.3	16.7	17.6	17.8	18.3	18.3 (2002)
Espagne	15.3	16.0	17.9	19.0	20.4	..
États-Unis	15.8	17.0	18.3	18.9	19.2	19.5 (2002)
Finlande	13.7	14.4 (1971)	16.5	17.7	19.3	19.6 (2002)
France	15.6	16.8	18.2	19.8	21.2	21.3 (2001)
Grèce	14.6	15.2	16.8	18.0	18.3	18.8 (2002)
Hongrie	13.8	14.3	14.6	15.3	16.4	16.7
Irlande	14.4	15.0	15.7	16.9	17.8	18.6 (2002)
Islande	..	17.8 (1973)	19.1	19.5	19.6	20.4
Italie	15.3 (1961)	16.2 (1971)	17.1	18.8	20.4	20.7 (2001)
Japon	14.1	15.3	17.7	20.0	22.4	23.0
Luxembourg	14.5	14.9	16.0	18.2	19.7	19.9 (2002)
Mexique	14.6	15.6	17.0	18.0	18.3	18.6
Norvège	16.0	16.7	18.0	18.5	19.7	19.7 (2002)
Nouvelle-Zélande	15.6	16.0	17.0	18.3	20.0	20.0 (2002)
Pays-Bas	15.3	16.1	18.0	18.9	19.2	19.5
Pologne	14.9	15.3	15.5	16.9	17.3	18.1
Portugal	15.3	15.0	16.5	17.0	18.7	19.1
République slovaque	14.6	14.5	15.4	15.7	16.5	17.0 (2002)
République tchèque	14.5	14.2	14.3	15.2	17.1	17.4 (2002)
Royaume-Uni	15.1	16.0	16.6	17.9	18.9	19.1 (2002)
Suède	15.3	16.8	17.9	19.0	20.0	20.3
Suisse	..	..	18.3 (1982)	19.4	20.7	21.0 (2002)
Turquie	12.1	12.6	12.8	13.9	14.2	14.3
Moyenne la plus récente[a]	..	..	..	..	..	**19.4**
Moyenne cohérente (29)[b]	..	**15.6**	**16.8**	**17.9**	**19.0**	**19.3**
Médiane	**14.9**	**15.3**	**17.0**	**18.1**	**19.4**	**19.6**

Note : Chaque pays calcule l'espérance de vie de sa population selon des méthodologies qui peuvent varier d'un pays à l'autre. Ces différences méthodologiques peuvent affecter la comparabilité des estimations notifiées par les pays, car en fonction de la méthode, l'espérance de vie calculée d'un pays peut varier d'une fraction d'année.

a) La moyenne comprend tous les pays de l'OCDE pour lesquels des données récentes sont disponibles.

b) Exclut la Suisse.

Source : *Eco-Santé OCDE 2005*. (Pour les 22 pays européens, la base de données *Eurostat NewCronos* est la principale source de données à partir de 1985.)

Tableau A.1.5. **Espérance de vie à 65 ans, hommes, 1960 à 2003**

	1960	1970	1980	1990	2000	2003
Allemagne	12.4	12.0	13.0	14.0	15.7	16.0 (2001)
Australie	12.5	11.9	13.7	15.2	16.9	17.6
Autriche	12.0	11.7	12.9	14.3	16.0	16.4
Belgique	12.4	12.1	13.0	14.3	15.5	15.8 (2002)
Canada	13.5 (1961)	13.7 (1971)	14.5	15.7	16.8	17.2 (2002)
Corée	..	10.2 (1971)	10.4 (1979)	12.2 (1989)	14.1 (1999)	14.9 (2002)
Danemark	13.7	13.7	13.6	14.0	15.2	15.4 (2002)
Espagne	13.1	13.3	14.8	15.4	16.5	..
États-Unis	12.8	13.1	14.1	15.1	16.3	16.6 (2002)
Finlande	11.5	11.4 (1971)	12.5	13.7	15.5	15.8 (2002)
France	12.5	13.0	13.6	15.5	16.7	16.9 (2001)
Grèce	13.4	13.9	14.6	15.7	16.2	16.7 (2002)
Hongrie	12.3	12.0	11.6	12.0	12.7	12.9
Irlande	12.6	12.4	12.6	13.3	14.6	15.3 (2002)
Islande	..	15.0 (1973)	15.8	16.2	18.1	17.8
Italie	13.4 (1961)	13.3 (1971)	13.3	15.1	16.5	16.7 (2001)
Japon	11.6	12.5	14.6	16.2	17.5	18.0
Luxembourg	12.5	12.1	12.3	14.2	15.5	15.9 (2002)
Mexique	14.2	14.8	15.4	16.2	16.8	17.1
Norvège	14.5	13.8	14.3	14.6	16.0	16.2 (2002)
Nouvelle-Zélande	13.0	12.4	13.2	14.7	16.7	16.7 (2002)
Pays-Bas	13.9	13.3	13.7	14.4	15.3	15.8
Pologne	12.7	12.5	12.0	12.7	13.6	14.0
Portugal	13.0	12.2	12.9	13.9	15.3	15.7
République slovaque	13.2	12.3	12.3	12.2	12.9	13.3 (2002)
République tchèque	12.5	11.1	11.2	11.6	13.7	14.0 (2002)
Royaume-Uni	11.9	12.0	12.6	14.0	15.7	16.1 (2002)
Suède	13.7	14.2	14.3	15.3	16.7	17.0
Suisse	..	..	14.6 (1982)	15.3	16.9	17.4 (2002)
Turquie	11.2	11.5	11.7	12.4	12.6	12.7
Moyenne la plus récente[a]	..	..	..	..	..	**15.9**
Moyenne cohérente (29)[b]	..	**12.7**	**13.3**	**14.3**	**15.6**	**15.9**
Médiane	**12.7**	**12.4**	**13.3**	**14.4**	**15.9**	**16.1**

Note : Chaque pays calcule l'espérance de vie de sa population selon des méthodologies qui peuvent varier d'un pays à l'autre. Ces différences méthodologiques peuvent affecter la comparabilité des estimations notifiées par les pays, car en fonction de la méthode, l'espérance de vie calculée d'un pays peut varier d'une fraction d'année.

a) La moyenne comprend tous les pays de l'OCDE pour lesquels des données récentes sont disponibles.

b) Exclut la Suisse.

Source : Eco-Santé OCDE 2005. (Pour les 22 pays européens, la base de données *Eurostat NewCronos* est la principale source de données à partir de 1985.)

Tableau A.1.6. **Mortalité, toutes causes confondues, taux de mortalité pour 100 000 habitants normalisés par rapport à l'âge, 1960 à 2002**

	1960	1970	1980	1990	2000	2002
Allemagne	1 221	1 129	924	807	640	621 (2001)
Australie	1 092	1 121	848	690	546	526 (2001)
Austriche	1 204	1 161	976	772	622	611
Belgique	1 185	1 105	955	754	..	..
Canada	1 053	934	794	679	575	565 (2001)
Corée	..	..	..	800	755	712
Danemark	1 023	916	877	829	716	..
Espagne	1 099	1 037 (1969)	784	701	578	560
États-Unis	1 100	1 021	842	757	686	674 (2001)
Finlande	1 279	1 193	928	826	666	638
France	1 090	925	804	650	575	569 (2001)
Grèce	948	844	801	711	668	636
Hongrie	1 256	1 207	1 244	1 191	1 009	969
Irlande	1 150	1 150	1 059	890	759	719 (2001)
Islande	873	879	705	645	569	534
Italie	1 121	1 006	866	704	563	546 (2001)
Japon	1 281	1 047	760	586	474	449
Luxembourg	1 061	1 172	1 024	794	629	629
Mexique	..	1 269	1 116 (1981)	950	..	..
Norvège	915	889	786	740	621	609
Nouvelle-Zélande	1 061	1 084	982	776	599	..
Pays-Bas	935	922	777	715	659	645
Pologne	1 151	1 141	1 116	1 068	888	840
Portugal	1 262	1 225	1 080	885	720	691
République slovaque	..	..	..	994 (1992)	942	916
République tchèque	..	..	..	1 118	847	834
Royaume-Uni	1 094	1 050	940	786	695 (1999)	645
Suède	984	849	794	682	573	567 (2001)
Suisse	1 064	949	782	671	550	529 (2001)
Turquie	..	..	..	..	..	..
Moyenne la plus récente[a]	**..**	**..**	**..**	**..**	**..**	**650**
Moyenne cohérente (24)[b]	**1 096**	**1 035**	**895**	**773**	**649**	**629**
Médiane	**1 094**	**1 049**	**871**	**772**	**640**	**629**

Note : Les taux de mortalité sont normalisés par rapport à l'âge en fonction de la structure de la population de l'ensemble des pays de l'OCDE de 1980.

a) La moyenne comprend tous les pays pour lesquels des données récentes sont disponibles (2000+).

b) Exclut la Belgique, la Corée, le Mexique, la République slovaque, la République tchèque et la Turquie. La moyenne en 2002 inclut les données de 2000 pour le Danemark et la Nouvelle-Zélande.

Source : Eco-Santé OCDE 2005. Les statistiques de mortalité sont extraites de la base de données sur la mortalité de l'OMS (mars 2005).

Tableau A.1.7. **Pourcentage de la mortalité due aux principales causes de décès, 1980 et 2002**

	Maladies circulatoires		Cancer		Maladies respiratoires		Causes externes	
	1980	2002	1980	2002	1980	2002	1980	2002
Allemagne	48.7	43.4 (2001)	21.6	26.9 (2001)	5.4	5.6 (2001)	6.8	5.3 (2001)
Australie	52.4	35.9 (2001)	21.1	30.6 (2001)	7.0	8.0 (2001)	6.8	7.0 (2001)
Austriche	50.9	44.2	20.8	26.5	5.0	5.1	8.5	7.2
Belgique	41.8	..	23.1	..	6.6	..	8.1	..
Canada	47.7	32.3 (2001)	23.4	30.9 (2001)	6.6	7.6 (2001)	8.2	6.7 (2001)
Corée	..	26.3	..	24.0	..	7.6	..	9.4
Danemark	45.9	33.0 (2000)	25.1	29.7 (2000)	7.2	9.0 (2000)	7.8	6.6 (2000)
Espagne	46.3	31.5	19.6	28.3	9.3	10.2	5.3	5.7
États-Unis	49.1	35.8 (2001)	21.5	25.0 (2001)	6.4	9.2 (2001)	8.1	7.7 (2001)
Finlande	52.6	40.7	19.4	21.9	8.9	7.3	8.0	10.0
France	35.1	26.9 (2001)	23.9	30.5 (2001)	5.7	5.3 (2001)	10.3	9.3 (2001)
Grèce	43.7	47.8	18.5	24.1	7.4	7.1	5.8	5.0
Hongrie	53.0	49.2	18.3	25.1	6.9	3.5	8.7	7.8
Irlande	51.3	38.6 (2001)	18.8	26.5 (2001)	13.2	14.1 (2001)	5.0	5.7 (2001)
Islande	47.9	38.6	23.1	30.3	9.8	7.4	9.2	7.1
Italie	47.2	38.0 (2001)	21.6	31.1 (2001)	7.1	5.5 (2001)	6.1	6.1 (2001)
Japon	44.6	28.9	20.7	32.6	8.4	12.3	6.3	9.5
Luxembourg	47.8	36.9	22.0	25.9	4.0	9.4	8.1	9.4
Mexique	..	..	..	..	..	..	..	..
Norvège	47.5	36.2	21.1	27.4	8.2	9.3	7.5	6.4
Nouvelle-Zélande	49.6	38.8 (2000)	20.2	30.2 (2000)	11.6	7.5 (2000)	7.1	6.8 (2000)
Pays-Bas	44.4	32.6	27.1	28.7	6.0	8.9	5.4	4.2
Pologne	50.1	46.7	16.3	24.2	5.5	4.3	6.7	7.2
Portugal	43.6	36.0	14.1	22.1	7.4	8.1	6.8	6.8
République slovaque	..	54.6	..	21.8	..	5.7	..	5.7
République tchèque	..	51.8	..	26.5	..	4.3	..	6.8
Royaume-Uni	49.1	37.2	22.1	28.2	13.7	11.8	4.3	4.1
Suède	52.4	41.4 (2001)	22.1	26.7 (2001)	5.4	5.9 (2001)	7.5	6.7 (2001)
Suisse	46.8	35.1 (2001)	23.7	28.3 (2001)	5.5	5.7 (2001)	9.0	7.5 (2001)
Turquie	..	..	..	..	..	..	..	..
Moyenne la plus récente[a]	**..**	**38.5**	**..**	**27.2**	**..**	**7.6**	**..**	**7.0**
Moyenne cohérente (24)[b]	**47.8**	**37.7**	**21.1**	**27.6**	**7.6**	**7.8**	**7.2**	**6.9**
Médiane	**47.8**	**37.2**	**21.5**	**26.9**	**7.0**	**7.5**	**7.5**	**6.8**

Note : Les taux de mortalité sont normalisés par rapport à l'âge en fonction de la structure de la population de l'ensemble des pays de l'OCDE de 1980.

a) La moyenne comprend tous les pays pour lesquels des données récentes sont disponibles (2000+).

b) Exclut la Belgique, la Corée, le Mexique, la République slovaque, la République tchèque et la Turquie.

Source : Eco-Santé OCDE 2005. Les statistiques de mortalité sont extraites de la base de données sur la mortalité de l'OMS (mars 2005).

PANORAMA DE LA SANTÉ : LES INDICATEURS DE L'OCDE 2005 – ISBN 92-64-01264-8 – © OCDE 2005

Tableau A.1.8. **Taux de mortalité due aux maladies cardio-vasculaires, taux pour 100 000 habitants normalisés par rapport à l'âge, 2002**

		Crise cardiaque	Accident cérébro-vasculaire	Autres maladies cardio-vasculaires	Total
Allemagne	(2001)	116.6	53.5	99.1	269.2
Australie	(2001)	102.5	44.9	41.4	188.8
Autriche		123.0	58.6	88.3	269.9
Belgique		..	..	..	..
Canada	(2001)	102.6	36.5	43.0	182.1
Corée		35.6	113.9	38.0	187.5
Danemark	(2000)	106.0	57.0	73.6	236.6
Espagne		58.7	49.2	68.3	176.2
États-Unis	(2001)	132.8	41.1	67.7	241.6
Finlande		156.5	58.7	44.5	259.7
France	(2001)	45.1	35.9	72.3	153.3
Grèce		81.3	108.0	114.7	304.0
Hongrie		209.3	130.0	137.7	477.0
Irlande	(2001)	146.1	58.9	72.3	277.3
Islande		112.7	44.1	49.6	206.4
Italie	(2001)	67.2	55.8	84.6	207.6
Japon		31.6	55.2	43.0	129.8
Luxembourg		72.4	66.1	93.4	231.9
Mexique		..	..	..	..
Norvège		102.2	51.9	66.1	220.2
Nouvelle-Zélande	(2000)	129.7	54.9	47.9	232.5
Pays-Bas		72.6	52.1	85.5	210.2
Pologne		119.0	95.1	178.0	392.1
Portugal		60.6	116.8	71.1	248.5
République slovaque		266.8	84.9	147.8	499.5
République tchèque		170.6	124.6	137.1	432.3
Royaume-Uni		123.7	63.3	52.6	239.6
Suède	(2001)	114.6	53.1	67.2	234.9
Suisse	(2001)	80.4	33.1	72.3	185.8
Turquie		..	..	..	..
Moyenne (27)[a]		**108.9**	**66.6**	**79.9**	**255.4**
Médiane		**106.0**	**55.8**	**72.3**	**234.9**

Note : Les taux de mortalité sont normalisés par rapport à l'âge en fonction de la structure de la population de l'ensemble des pays de l'OCDE de 1980.

a) Exclut la Belgique, le Mexique et la Turquie.

Source : *Eco-Santé OCDE 2005*. Les statistiques de mortalité sont extraites de la base de données sur la mortalité de l'OMS (mars 2005).

Tableau A.1.9. **Taux de mortalité due à une crise cardiaque, taux pour 100 000 habitants normalisés par rapport à l'âge, 1960, 1980 et 2002**

	1960			1980			2002		
	Femme	Homme	Total	Femme	Homme	Total	Femme	Homme	Total
Allemagne	165.1	257.2	204.3	107.6	249.7	162.2	84.6	163.0	116.6 (2001)
Australie	242.9	451.8	338.0	164.9	341.5	242.5	73.8	136.8	102.5 (2001)
Autriche	188.4	296.8	232.8	100.5	219.3	147.1	93.0	166.8	123.0
Belgique	95.5	172.6	130.5	80.4	186.7	126.0	..	..	..
Canada	254.8	451.1	351.8	159.1	322.0	231.8	71.3	142.6	102.6 (2001)
Corée	..	..	..	..	..	..	27.4	47.3	35.6
Danemark	216.2	329.4	269.4	179.6	366.1	261.2	74.5	148.0	106.0 (2000)
Espagne	80.7	108.6	93.0	49.1	108.7	75.1	37.5	85.4	58.7
États-Unis	272.6	490.1	374.0	168.5	330.2	237.1	98.9	176.6	132.8 (2001)
Finlande	244.9	457.0	330.8	168.9	411.4	265.2	108.9	223.9	156.5
France	53.6	104.4	74.4	47.3	108.0	73.5	27.8	68.6	45.1 (2001)
Grèce	99.6	105.7	102.3	44.2	114.5	76.3	53.2	113.5	81.3
Hongrie	234.9	291.2	259.5	156.1	298.0	217.0	162.9	276.3	209.3
Irlande	258.5	385.1	319.4	177.2	367.3	264.9	98.6	204.6	146.1 (2001)
Islande	163.4	246.9	201.3	136.7	325.1	224.5	71.5	163.1	112.7
Italie	205.9	265.5	232.7	86.9	169.6	123.2	46.2	95.4	67.2 (2001)
Japon	78.0	109.0	91.0	40.0	68.1	52.0	21.3	44.8	31.6
Luxembourg	122.5	207.8	163.0	96.5	191.0	137.7	48.0	105.1	72.4
Mexique	..	..	..	..	..	..	..	..	..
Norvège	157.8	273.0	211.1	125.2	293.4	200.6	67.6	148.0	102.2
Nouvelle-Zélande	224.8	403.7	308.2	193.3	386.3	277.2	91.2	178.1	129.7 (2000)
Pays-Bas	176.6	259.6	215.9	106.1	246.2	167.2	48.7	105.5	72.6
Pologne	63.2	106.9	81.0	57.5	160.7	101.5	81.5	171.9	119.0
Portugal	121.1	158.4	136.9	64.2	124.3	89.6	42.2	83.8	60.6
République slovaque	..	..	..	..	..	..	215.9	341.3	266.8
République tchèque	..	..	..	..	..	..	128.4	230.9	170.6
Royaume-Uni	231.5	403.1	302.9	162.0	366.6	247.7	84.1	174.7	123.7
Suède	224.7	336.2	276.9	187.7	388.5	276.8	77.6	162.6	114.6 (2001)
Suisse	229.2	310.3	265.1	71.5	175.7	115.6	56.2	113.5	80.4 (2001)
Turquie	..	..	..	..	..	..	..	..	..
Moyenne la plus récente[a]	..	..	..	..	..	..	**77.5**	**150.8**	**108.9**
Moyenne cohérente (24)[b]	**179.6**	**283.7**	**226.5**	**118.8**	**255.5**	**177.8**	**71.7**	**143.9**	**102.8**
Médiane	**188.4**	**273.0**	**232.7**	**107.6**	**249.7**	**167.2**	**73.8**	**148.0**	**106.0**

Note : Les taux de mortalité sont normalisés par rapport à l'âge en fonction de la structure de la population de l'ensemble des pays de l'OCDE de 1980.

a) La moyenne comprend tous les pays pour lesquels des données récentes sont disponibles (2000+).

b) Exclut la Belgique, la Corée, le Mexique, la République slovaque, la République tchèque et la Turquie.

Source : Eco-Santé OCDE 2005. Les statistiques de mortalité sont extraites de la base de données sur la mortalité de l'OMS (mars 2005).

Tableau A.1.10. **Taux de mortalité due à un accident cérébro-vasculaire, taux pour 100 000 habitants normalisés par rapport à l'âge, 1960, 1980 et 2002**

	1960			1980			2002		
	Femme	Homme	Total	Femme	Homme	Total	Femme	Homme	Total
Allemagne	189.8	210.1	198.3	115.3	145.9	126.8	47.9	61.3	53.5 (2001)
Australie	156.3	156.3	157.0	104.5	116.0	110.7	42.2	47.5	44.9 (2001)
Autriche	161.5	194.2	174.5	133.1	168.7	146.7	53.1	67.1	58.6
Belgique	67.6	82.9	74.4	89.8	111.5	98.7	..	..	..
Canada	131.1	135.9	133.7	64.1	78.1	70.2	33.3	40.4	36.5 (2001)
Corée	..	..	..	..	..	..	97.4	139.7	113.9
Danemark	131.9	129.3	130.7	68.6	88.7	77.0	51.9	63.2	57.0 (2000)
Espagne	136.8	157.9	145.6	121.2	142.4	130.3	43.7	55.6	49.2
États-Unis	128.3	144.5	135.8	65.1	76.7	70.0	39.1	43.2	41.1 (2001)
Finlande	189.8	190.5	190.9	100.4	122.1	108.9	53.6	64.4	58.7
France	116.2	157.4	131.7	78.2	111.7	91.8	30.6	43.0	35.9 (2001)
Grèce	107.6	98.7	103.7	151.8	143.9	148.9	108.1	106.3	108.0
Hongrie	180.1	190.4	184.4	189.1	243.0	211.7	108.6	162.1	130.0
Irlande	141.8	130.4	136.3	127.3	132.0	129.7	53.9	64.8	58.9 (2001)
Islande	147.2	108.8	130.9	67.7	67.2	66.3	40.5	46.1	44.1
Italie	146.6	185.3	163.4	104.0	133.9	116.7	49.8	64.1	55.8 (2001)
Japon	252.0	351.2	295.2	150.2	212.3	176.5	43.5	71.3	55.2
Luxembourg	71.5	90.5	80.6	159.5	203.8	177.0	63.5	72.9	66.1
Mexique	..	..	..	..	..	..	..	..	..
Norvège	155.6	154.9	155.4	86.7	106.6	95.4	46.8	58.5	51.9
Nouvelle-Zélande	144.0	129.5	137.7	116.0	126.0	120.2	52.7	57.3	54.9 (2000)
Pays-Bas	124.9	119.2	122.3	73.6	89.5	80.4	47.5	57.9	52.1
Pologne	57.1	58.9	58.0	69.3	82.1	75.1	84.4	109.5	95.1
Portugal	181.0	217.7	196.0	250.1	306.2	273.9	104.2	132.7	116.8
République slovaque	..	..	..	..	..	..	70.9	105.6	84.9
République tchèque	..	..	..	..	..	..	113.9	139.0	124.6
Royaume-Uni	156.4	173.3	163.2	107.4	122.8	114.1	59.6	67.2	63.3
Suède	133.2	133.1	133.2	69.6	83.4	75.9	48.1	59.0	53.1 (2001)
Suisse	120.9	136.5	127.5	80.3	98.1	87.4	29.3	38.5	33.1 (2001)
Turquie	..	..	..	..	..	..	..	..	..
Moyenne la plus récente[a]	..	..	..	..	..	..	**59.9**	**75.5**	**66.6**
Moyenne cohérente (24)[b]	**144.2**	**156.4**	**149.4**	**110.5**	**133.4**	**120.1**	**55.7**	**68.9**	**61.4**
Médiane	**141.8**	**144.5**	**136.3**	**104.0**	**122.1**	**110.7**	**51.9**	**64.1**	**55.8**

Note : Les taux de mortalité sont normalisés par rapport à l'âge en fonction de la structure de la population de l'ensemble des pays de l'OCDE de 1980.

a) La moyenne comprend tous les pays pour lesquels des données récentes sont disponibles (2000+).

b) Exclut la Belgique, la Corée, le Mexique, la République slovaque, la République tchèque et la Turquie.

Source : Eco-Santé OCDE 2005. Les statistiques de mortalité sont extraites de la base de données sur la mortalité de l'OMS (mars 2005).

Tableau A.1.11. **Taux de mortalité due au cancer, taux pour 100 000 habitants normalisés par rapport à l'âge, 1960, 1980 et 2002**

	1960			1980			2002		
	Femme	Homme	Total	Femme	Homme	Total	Femme	Homme	Total
Allemagne	179.3	236.3	203.1	162.2	266.9	200.0	132.3	220.9	167.3 (2001)
Australie	132.9	192.5	158.5	136.4	239.1	179.1	126.7	205.6	161.0 (2001)
Autriche	182.6	277.0	220.0	162.9	274.0	203.0	126.6	216.6	161.9
Belgique	174.3	242.8	204.4	158.5	310.0	220.4	..	..	..
Canada	156.4	200.1	177.3	146.5	238.5	185.8	144.1	216.7	174.4 (2001)
Corée	..	..	..	..	..	..	105.5	271.4	170.5
Danemark	198.6	230.2	213.0	187.2	267.0	219.7	186.8	251.4	212.5 (2000)
Espagne	120.8	173.3	142.7	112.6	211.2	153.9	101.8	232.8	158.5
États-Unis	145.9	197.5	169.3	144.4	234.2	180.7	141.6	206.7	168.5 (2001)
Finlande	159.0	268.1	202.2	132.8	264.2	180.2	111.4	187.3	140.0
France	147.6	234.9	182.0	128.4	281.1	192.0	115.9	251.6	173.7 (2001)
Grèce	96.1	151.4	120.5	109.8	195.5	148.3	110.1	205.6	153.1
Hongrie	165.1	210.2	184.1	176.9	299.1	227.0	175.3	345.0	243.1
Irlande	150.1	182.6	165.5	169.1	237.9	199.3	161.0	233.9	190.5 (2001)
Islande	217.8	211.1	213.2	140.3	191.8	162.6	142.7	187.3	161.8
Italie	137.6	191.2	161.2	135.2	256.0	187.0	122.9	234.3	169.7 (2001)
Japon	127.6	185.6	153.5	117.3	211.3	157.1	99.9	210.5	146.5
Luxembourg	152.2	199.4	174.6	182.0	289.2	225.1	125.1	217.2	162.8
Mexique	..	..	..	..	..	..	..	..	..
Norvège	143.9	180.0	159.7	137.4	207.5	166.1	138.9	209.1	166.9
Nouvelle-Zélande	147.3	191.3	166.6	165.8	247.9	198.6	148.3	225.4	180.7 (2000)
Pays-Bas	170.5	228.0	197.5	149.9	297.0	210.8	147.2	242.4	185.0
Pologne	110.4	148.0	125.1	139.8	244.7	182.3	146.4	291.5	203.6
Portugal	104.8	140.0	119.0	119.7	200.0	152.5	108.5	212.0	152.4
République slovaque	..	..	..	..	..	..	139.1	291.8	200.0
République tchèque	..	..	..	..	..	..	164.9	305.6	221.4
Royaume-Uni	156.4	248.3	193.3	168.7	273.0	208.1	153.2	223.0	181.8
Suède	155.6	189.5	170.5	150.1	212.7	175.5	133.3	179.5	151.6 (2001)
Suisse	161.7	238.4	193.9	142.0	250.7	185.7	112.9	203.3	149.8 (2001)
Turquie	..	..	..	..	..	..	..	..	..
Moyenne la plus récente[a]	**..**	**..**	**..**	**..**	**..**	**..**	**134.2**	**232.5**	**174.4**
Moyenne cohérente (24)[b]	**150.8**	**204.4**	**173.6**	**146.6**	**245.4**	**186.7**	**133.9**	**225.4**	**171.5**
Médiane	**152.2**	**199.4**	**174.6**	**144.4**	**247.9**	**185.8**	**133.3**	**220.9**	**168.5**

Note : Les taux de mortalité sont normalisés par rapport à l'âge en fonction de la structure de la population de l'ensemble des pays de l'OCDE de 1980.

a) La moyenne comprend tous les pays pour lesquels des données récentes sont disponibles (2000+).

b) Exclut la Belgique, la Corée, le Mexique, la République slovaque, la République tchèque et la Turquie.

Source : Eco-Santé OCDE 2005. Les statistiques de mortalité sont extraites de la base de données sur la mortalité de l'OMS (mars 2005).

Tableau A.1.12. **Taux de mortalité due au cancer du poumon, taux pour 100 000 habitants normalisés par rapport à l'âge, femmes, hommes et population totale, 1960, 1980 et 2002**

	1960			1980			2002		
	Femme	Homme	Total	Femme	Homme	Total	Femme	Homme	Total
Allemagne	6.0	45.2	22.7	8.1	70.8	31.9	14.7	57.2	32.4 (2001)
Australie	4.6	35.9	19.0	13.0	70.8	38.2	20.0	46.8	32.1 (2001)
Autriche	7.3	65.5	31.2	10.4	72.5	34.0	16.2	52.8	31.3
Belgique	5.1	48.5	24.8	8.4	110.6	51.7	..	..	..
Canada	4.8	33.9	19.2	17.2	75.0	42.9	34.2	63.7	47.0 (2001)
Corée	..	..	..	..	..	..	16.0	67.8	36.1
Danemark	8.1	38.2	22.3	18.8	75.2	43.5	37.9	65.2	49.6 (2000)
Espagne	5.1	22.5	12.7	5.4	46.1	22.9	6.7	63.6	32.0
États-Unis	6.0	40.7	22.4	22.1	77.2	45.5	36.9	66.6	49.7 (2001)
Finlande	3.8	76.1	33.0	8.7	94.2	41.1	11.3	48.0	26.0
France	4.5	28.2	14.6	5.2	57.1	27.6	10.0	60.5	32.5 (2001)
Grèce	6.1	32.6	18.1	8.3	59.7	31.7	10.4	66.4	35.9
Hongrie	8.5	35.6	20.5	14.0	79.5	41.7	28.9	102.6	59.0
Irlande	7.3	32.0	19.5	19.8	62.9	39.7	25.1	54.3	37.8 (2001)
Islande	16.5	12.6	15.1	29.7	24.5	27.0	30.8	36.4	33.2
Italie	5.2	26.4	14.9	8.2	71.8	36.3	12.0	67.2	35.8 (2001)
Japon	4.6	13.4	8.6	10.2	36.1	21.2	12.1	47.1	26.8
Luxembourg	..	..	..	10.6	96.5	46.8	10.9	64.3	33.6
Mexique	..	..	..	..	..	..	..	..	..
Norvège	3.6	16.2	9.5	7.6	33.8	19.3	22.1	47.4	33.1
Nouvelle-Zélande	6.1	37.6	20.7	17.6	71.6	41.1	24.4	47.2	34.4 (2000)
Pays-Bas	4.6	53.9	28.0	8.1	113.0	52.9	23.8	74.6	45.0
Pologne	4.2	22.5	11.8	9.5	72.6	36.0	18.0	94.7	49.4
Portugal	2.9	11.4	6.4	5.0	28.7	15.0	7.2	39.5	21.4
République slovaque	..	..	..	..	..	..	9.8	73.0	35.5
République tchèque	..	..	..	..	..	..	17.0	79.2	43.0
Royaume-Uni	10.4	82.0	40.9	23.8	103.7	56.1	28.8	56.3	40.6
Suède	4.9	19.1	11.6	9.9	35.8	21.4	19.6	30.5	24.2 (2001)
Suisse	4.2	41.5	20.6	7.4	66.3	32.6	13.7	49.1	28.9 (2001)
Turquie	..	..	..	..	..	..	..	..	..
Moyenne la plus récente[a]	..	..	..	..	..	..	**19.2**	**60.1**	**36.5**
Moyenne cohérente (24)[b]	**6.1**	**35.8**	**19.3**	**12.4**	**66.5**	**35.3**	**19.8**	**58.4**	**36.3**
Médiane	**5.1**	**34.8**	**19.4**	**9.9**	**71.6**	**36.3**	**17.0**	**60.5**	**34.4**

Note : Les taux de mortalité sont normalisés par rapport à l'âge en fonction de la structure de la population de l'ensemble des pays de l'OCDE de 1980.

a) La moyenne comprend tous les pays pour lesquels des données récentes sont disponibles (2000+).

b) Exclut la Belgique, la Corée, le Mexique, la République slovaque, la République tchèque et la Turquie.

Source : *Eco-Santé OCDE 2005*. Les statistiques de mortalité sont extraites de la base de données sur la mortalité de l'OMS (mars 2005).

Tableau A.1.13. **Taux de mortalité due aux cancers du sein et de la prostate, taux pour 100 000 habitants normalisés par rapport à l'âge, 1960, 1980 et 2002**

	Sein *Pour 100 000 femmes*			Prostate *Pour 100 000 hommes*		
	1960	1980	2002	1960	1980	2002
Allemagne	21.4	27.0	25.1 (2001)	19.9	27.1	23.8 (2001)
Australie	24.4	24.9	21.3 (2001)	25.9	26.3	26.9 (2001)
Autriche	20.3	26.5	23.8	23.2	27.1	25.9
Belgique	26.7	33.0	..	23.8	29.7	..
Canada	30.4	29.5	24.2 (2001)	22.1	24.2	24.5 (2001)
Corée	..	..	5.5	..	..	7.3
Danemark	31.9	34.6	33.4 (2000)	23.2	28.9	34.3 (2000)
Espagne	10.6	17.2	18.2	16.5	22.0	21.0
États-Unis	27.5	27.9	22.4 (2001)	22.9	25.3	21.3 (2001)
Finlande	17.3	20.4	19.2	20.5	30.2	29.7
France	20.7	23.5	24.1 (2001)	26.2	26.5	24.8 (2001)
Grèce	6.0 (1961)	18.3	21.1	7.3 (1961)	12.8	17.9
Hongrie	15.3	26.2	27.7	17.9	26.8	25.7
Irlande	24.7	35.7	31.1 (2001)	15.2	25.3	32.5 (2001)
Islande	26.6	15.9	22.4	14.1	13.0	43.5
Italie	18.7	24.2	23.2 (2001)	13.3	18.1	17.4 (2001)
Japon	4.7	6.6	9.8	2.3	4.7	9.2
Luxembourg	..	30.2	23.7	..	31.2	18.8
Mexique	..	..	..	..	..	..
Norvège	22.0	23.0	21.3	27.7	37.3	36.7
Nouvelle-Zélande	25.8	34.0	27.0 (2000)	21.9	30.2	33.0 (2000)
Pays-Bas	32.0	33.3	30.1	23.1	28.3	28.6
Pologne	7.2	18.3	19.2	6.0	14.5	23.0
Portugal	15.2	18.8	19.8	15.6	24.5	26.6
République slovaque	..	..	22.1	..	..	23.5
République tchèque	..	..	25.5	..	..	30.0
Royaume-Uni	30.4	35.9	27.4	20.4	21.6	26.4
Suède	25.7	25.2	20.0 (2001)	28.7	35.0	36.6 (2001)
Suisse	29.8	31.1	23.7 (2001)	26.9	32.2	29.9 (2001)
Turquie	..	..	..	..	..	..
Moyenne la plus récente[a]	**..**	**..**	**22.7**	**..**	**..**	**25.9**
Moyenne cohérente (24)[b]	**21.2**	**25.3**	**23.3**	**19.2**	**24.7**	**26.6**
Médiane	**23.2**	**26.2**	**23.2**	**21.2**	**26.5**	**25.9**

Note : Les taux de mortalité sont normalisés par rapport à l'âge en fonction de la structure de la population de l'ensemble des pays de l'OCDE de 1980.

a) La moyenne comprend tous les pays pour lesquels des données récentes sont disponibles (2000+).

b) Exclut la Belgique, la Corée, le Mexique, la République slovaque, la République tchèque et la Turquie.

Source : Eco-Santé OCDE 2005. Les statistiques de mortalité sont extraites de la base de données sur la mortalité de l'OMS (mars 2005).

Tableau A.1.14. **Taux de mortalité due à des causes externes, taux pour 100 000 habitants normalisés par rapport à l'âge, 2002**

		Accidents de la route	Chutes accidentelles	Suicides	Homicides	Autres causes externes	Total
Allemagne	(2001)	8.7	5.0	11.0	0.7	7.5	32.9
Australie	(2001)	9.7	2.5	11.9	1.5	11.1	36.7
Autriche		11.1	8.0	16.1	0.9	8.1	44.2
Belgique		..	..	..	..	..	..
Canada	(2001)	9.2	4.1	10.8	1.5	12.1	37.7
Corée		20.1	8.6	18.7	1.6	18.2	67.2
Danemark	(2000)	9.1	6.2	11.4	1.2	19.1	47.0
Espagne		12.9	2.6	6.6	1.0	8.9	32.0
États-Unis	(2001)	15.7	3.9	10.0	7.1	15.1	51.8
Finlande		8.3	13.9	18.8	2.5	20.3	63.8
France	(2001)	12.7	5.4	15.0	0.8	18.9	52.8
Grèce		15.2	3.6	2.4	0.7	9.9	31.8
Hongrie		15.4	22.3	23.2	2.2	12.6	75.7
Irlande	(2001)	9.8	8.6	12.2	1.0	9.1	40.7
Islande		10.3	5.5	9.7	1.8	10.7	38.0
Italie	(2001)	12.3	8.8	5.6	0.9	5.7	33.3
Japon		7.7	3.0	18.7	0.5	12.6	42.5
Luxembourg		14.6	7.8	17.2	1.9	17.8	59.3
Mexique		..	..	..	..	..	..
Norvège		7.7	10.1	10.2	0.9	9.8	38.7
Nouvelle-Zélande	(2000)	13.4	5.1	12.0	1.4	8.8	40.7
Pays-Bas		6.4	3.8	8.4	1.2	7.3	27.1
Pologne		15.3	8.6	13.9	1.6	20.9	60.3
Portugal		19.8	4.4	9.5	1.6	11.5	46.8
République slovaque		13.0	6.4	11.9	2.1	18.4	51.8
République tchèque		13.3	13.8	12.8	1.2	16.0	57.1
Royaume-Uni		5.7	3.4	6.3	0.9	10.1	26.4
Suède	(2001)	6.3	3.4	11.3	0.9	16.3	38.2
Suisse	(2001)	..	8.5	15.4	1.1	..	39.5
Turquie		..	..	..	..	..	..
Moyenne (27)[a]		**11.7**	**6.9**	**12.3**	**1.5**	**13.0**	**45.0**
Médiane		**11.7**	**5.5**	**11.9**	**1.2**	**11.8**	**40.7**

Note : Les taux de mortalité sont normalisés par rapport à l'âge en fonction de la structure de la population de l'ensemble des pays de l'OCDE de 1980.

a) Exclut la Belgique, le Mexique et la Turquie. De plus, la moyenne pour les accidents de la route et les autres causes externes exclut la Suisse.

Source : Eco-Santé OCDE 2005. Les statistiques de mortalité sont extraites de la base de données sur la mortalité de l'OMS (mars 2005).

Tableau A.1.15. **Taux de mortalité due à un accident de la route, taux pour 100 000 habitants normalisés par rapport à l'âge, 1960 à 2002**

	1960	1970	1980	1990	2000	2002
Allemagne	25.6	32.2	20.3	13.6	9.5	8.7 (2001)
Australie	28.1	32.8	24.6	14.4	10.2	9.7 (2001)
Autriche	27.6	33.3	25.5	18.3	11.2	11.1
Belgique	19.2	29.8	24.9	18.1	..	..
Canada	21.8	25.0	22.1	13.9	9.6	9.2 (2001)
Corée	..	..	..	36.1	27.0	20.1
Danemark	17.1	24.2	13.5	11.2	9.1	..
Espagne	8.5	13.6 (1969)	17.1	19.9	14.6	12.9
États-Unis	22.6	27.0	22.4	18.5	15.8	15.7 (2001)
Finlande	18.1	23.7	11.4	13.8	7.5	8.3
France	18.1	23.2	20.4	17.5	12.5	12.7 (2001)
Grèce	4.8	11.6	17.1	21.2	18.2	15.2
Hongrie	6.7	16.3	19.1	26.9	13.3	15.4
Irlande	9.0	16.6	17.9	13.9	10.4	9.8 (2001)
Islande	5.3	16.6	10.1	11.1	11.7	10.3
Italie	17.8	24.3	19.2	14.9	12.1	12.3 (2001)
Japon	15.9	22.5	11.4	11.9	8.5	7.7
Luxembourg	23.8	41.6	29.6	18.7	18.7	14.6
Mexique	..	9.3	..	21.7	..	..
Norvège	8.6	15.0	9.1	8.1	8.6	7.7
Nouvelle-Zélande	16.5	24.2	19.8	22.3	13.4	..
Pays-Bas	17.6	24.8	13.7	8.8	7.0	6.4
Pologne	4.7	12.1	..	24.8	16.7	15.3
Portugal	9.1	22.5	29.4	28.0	13.0	19.8
République slovaque	..	..	..	20.6 (1992)	14.4	13.0
République tchèque	..	..	..	14.5	14.1	13.3
Royaume-Uni	14.3	14.2	12.1	9.8	5.8 (1999)	5.7
Suède	14.4	16.5	10.5	8.8	6.3	6.3 (2001)
Suisse	22.0	26.1	18.5	13.1	..	..
Turquie	..	..	..	..	..	..
Moyenne la plus récente[a]	..	..	..	..	..	**11.7**
Moyenne cohérente (23)[b]	**15.5**	**22.3**	**18.0**	**16.1**	**11.5**	**11.2**
Médiane	**17.1**	**23.5**	**18.8**	**14.9**	**11.9**	**11.7**

Note : Les taux de mortalité sont normalisés par rapport à l'âge en fonction de la structure de la population de l'ensemble des pays de l'OCDE de 1980.

a) La moyenne comprend tous les pays pour lesquels des données récentes sont disponibles (2000+).

b) Exclut la Belgique, la Corée, le Mexique, la République slovaque, la République tchèque, la Suisse et la Turquie. La moyenne en 2002 inclut les données de 2000 pour le Danemark et la Nouvelle-Zélande.

Source : Eco-Santé OCDE 2005. Les statistiques de mortalité sont extraites de la base de données sur la mortalité de l'OMS (mars 2005).

Tableau A.1.16. **Taux de mortalité due à une chute accidentelle, taux pour 100 000 habitants normalisés par rapport à l'âge, 1960 à 2002**

	1960	1970	1980	1990	2000	2002
Allemagne	20.8	21.5	12.5	9.9	5.3	5.0 (2001)
Australie	12.7	12.4	7.6	5.6	2.4	2.5 (2001)
Autriche	20.7	25.1	18.9	12.2	7.9	8.0
Belgique	9.5	17.3	16.0	8.1	..	..
Canada	13.5	9.7	8.3	6.8	3.8	4.1 (2001)
Corée	..	..	..	3.7	7.4	8.6
Danemark	20.5	13.0	11.2	13.9	6.2	..
Espagne	5.2	7.1 (1969)	6.3	2.4	2.6	2.6
États-Unis	13.2	9.0	5.4	4.1	3.6	3.9 (2001)
Finlande	21.2	15.2	12.1	13.6	13.5	13.9
France	14.0	19.2	16.0	11.8	5.4	5.4 (2001)
Grèce	13.1 (1961)	14.2	12.5	5.5	3.5	3.6
Hongrie	13.9	22.7	28.0	33.0	21.9	22.3
Irlande	9.4	13.1	10.7	7.7	7.9	8.6 (2001)
Islande	18.6	16.5	10.1	8.3	5.8	5.5
Italie	14.0	14.0	13.6	11.7	8.5	8.8 (2001)
Japon	6.3	6.3	4.4	3.0	3.2	3.0
Luxembourg	..	24.9	20.0	5.1	7.8	7.8
Mexique	..	3.8	..	10.4	..	..
Norvège	17.5	15.4	16.3	13.0	10.5	10.1
Nouvelle-Zélande	16.5	20.3	15.7	7.1	5.1	..
Pays-Bas	13.3	19.6	10.9	7.7	3.3	3.8
Pologne	1.5	7.4	..	11.8	9.8	8.6
Portugal	10.0	9.3	13.2	7.1	3.6	4.4
République slovaque	..	..	..	17.5 (1992)	8.3	6.4
République tchèque	..	..	..	26.5	14.8	13.8
Royaume-Uni	12.2	10.8	7.6	5.0	4.8 (1999)	3.4
Suède	18.0	11.1	14.0	7.9	3.0	3.4 (2001)
Suisse	20.6	20.8	15.3	16.0	8.7	8.5
Turquie	..	..	..	..	..	..
Moyenne la plus récente[a]	**..**	**..**	**..**	**..**	**..**	**6.9**
Moyenne cohérente (24)[b]	**14.2**	**14.9**	**12.6**	**9.6**	**6.6**	**6.6**
Médiane	**13.7**	**14.1**	**12.5**	**8.1**	**5.8**	**5.5**

Note : Les taux de mortalité sont normalisés par rapport à l'âge en fonction de la structure de la population de l'ensemble des pays de l'OCDE de 1980.

a) La moyenne comprend tous les pays pour lesquels des données récentes sont disponibles (2000+).

b) Exclut la Belgique, la Corée, le Mexique, la République slovaque, la République tchèque et la Turquie. La moyenne en 2002 inclut les données de 2000 pour le Danemark et la Nouvelle-Zélande.

Source : Eco-Santé OCDE 2005. Les statistiques de mortalité sont extraites de la base de données sur la mortalité de l'OMS (mars 2005).

Tableau A.1.17. **Taux de mortalité due à un suicide, taux pour 100 000 habitants normalisés par rapport à l'âge, 1960 à 2002**

	1960	1970	1980	1990	2000	2002
Allemagne	17.5	20.2	18.5	14.5	11.0	11.0 (2001)
Australie	11.3	13.3	11.2	12.5	11.8	11.9 (2001)
Autriche	21.2	23.0	23.7	20.5	16.5	16.1
Belgique	13.3	15.1	20.2	16.6	..	..
Canada	8.8	12.4	13.9	12.0	10.8	10.8 (2001)
Corée	..	..	..	7.9	14.1	18.7
Danemark	19.7	20.4	29.2	20.5	11.4	..
Espagne	6.0	4.6 (1969)	4.4	6.8	6.9	6.6
États-Unis	11.4	12.3	11.6	11.9	9.8	10.0 (2001)
Finlande	21.6	21.4	24.1	27.8	20.4	18.8
France	15.0	14.7	17.9	17.7	15.6	15.0 (2001)
Grèce	4.1	3.1	3.1	3.1	3.0	2.4
Hongrie	25.6	32.9	41.4	35.3	26.8	23.2
Irlande	3.0	1.9	7.1	10.1	11.7	12.2 (2001)
Islande	9.5	14.9	11.4	15.9	18.0	9.7
Italie	6.2	5.6	6.7	6.5	5.7	5.6 (2001)
Japon	25.1	17.4	18.0	14.5	19.1	18.7
Luxembourg	8.7	13.6	11.6	16.0	12.8	17.2
Mexique	..	1.7	..	3.0	..	..
Norvège	6.2	8.1	11.9	14.4	11.6	10.2
Nouvelle-Zélande	10.7	10.7	11.3	13.4	12.0	..
Pays-Bas	7.3	8.5	9.9	8.7	8.2	8.4
Pologne	8.9	11.7	12.6 (1979)	12.9	13.8	13.9
Portugal	9.8	8.9	7.6	8.0	4.1	9.5
République slovaque	..	..	..	14.6 (1992)	12.4	11.9
République tchèque	..	..	..	17.8	13.8	12.8
Royaume-Uni	9.7	7.3	8.1	7.4	6.9 (1999)	6.3
Suède	15.9	20.4	17.7	15.0	10.9	11.3 (2001)
Suisse	18.6	18.2	23.8	19.1	16.2	15.4
Turquie	..	..	..	..	..	..
Moyenne la plus récente[a]	..	..	..	..	..	**12.3**
Moyenne cohérente (24)[b]	**12.6**	**13.6**	**14.9**	**14.4**	**12.3**	**12.0**
Médiane	**10.7**	**12.9**	**11.9**	**14.4**	**11.8**	**11.9**

Note : Les taux de mortalité sont normalisés par rapport à l'âge en fonction de la structure de la population de l'ensemble des pays de l'OCDE de 1980.

a) La moyenne comprend tous les pays pour lesquels des données récentes sont disponibles (2000+).

b) Exclut la Belgique, la Corée, le Mexique, la République slovaque, la République tchèque et la Turquie. La moyenne en 2002 inclut les données de 2000 pour le Danemark et la Nouvelle-Zélande.

Source : Eco-Santé OCDE 2005. Les statistiques de mortalité sont extraites de la base de données sur la mortalité de l'OMS (mars 2005).

Tableau A.1.18. **Taux de mortalité due à un homicide, taux pour 100 000 habitants normalisés par rapport à l'âge, 1960 à 2002**

	1960	1970	1980	1990	2000	2002
Allemagne	0.9	1.4	1.2	1.0	0.7	0.7 (2001)
Australie	1.5	1.5	1.9	2.1	1.6	1.5 (2001)
Autriche	1.2	1.5	1.2	1.6	0.9	0.9
Belgique	0.6	1.1	1.5	1.3	..	..
Canada	1.4	2.1	2.0	2.0	1.5	1.5 (2001)
Corée	..	..	..	1.5	1.7	1.6
Danemark	0.5	0.7	1.3	1.0	1.2	..
Espagne	0.3	0.3 (1969)	1.0	0.9	0.9	1.0
États-Unis	5.0	8.7	10.2	9.7	6.1	7.1 (2001)
Finlande	3.0	2.1	3.0	3.0	2.5	2.5
France	1.6	0.7	1.0	1.0	0.8	0.8 (2001)
Grèce	1.5	0.6	0.7	1.0	1.0	0.7
Hongrie	1.6	1.9	2.5	2.9	2.3	2.2
Irlande	0.1	0.4	0.8	0.7	1.0	1.0 (2001)
Islande	0.0	0.0	0.8	0.4	2.1	1.8
Italie	1.3	0.8	1.9	2.5	1.0	0.9 (2001)
Japon	1.9	1.3	0.9	0.6	0.6	0.5
Luxembourg	0.6	0.6	1.8	2.6	1.6	1.9
Mexique	..	23.3	..	21.5	..	..
Norvège	0.4	0.7	1.1	1.1	1.2	0.9
Nouvelle-Zélande	1.0	1.2	1.3	2.3	1.4	..
Pays-Bas	0.3	0.5	0.8	0.9	1.1	1.2
Pologne	1.1	1.2	1.0 (1979)	2.9	2.0	1.6
Portugal	1.0	0.8	1.3	1.6	0.9	1.6
République slovaque	..	..	..	2.3 (1992)	2.1	2.1
République tchèque	..	..	..	1.8	1.4	1.2
Royaume-Uni	0.5	0.8	1.0	0.7	0.8 (1999)	0.9
Suède	0.6	0.9	1.2	1.2	1.0	0.9 (2001)
Suisse	0.6	0.7	1.0	1.3	0.8	1.1
Turquie	..	..	..	..	..	..
Moyenne la plus récente[a]	**..**	**..**	**..**	**..**	**..**	**1.5**
Moyenne cohérente (24)[b]	**1.2**	**1.3**	**1.7**	**1.9**	**1.5**	**1.5**
Médiane	**1.0**	**0.9**	**1.2**	**1.5**	**1.2**	**1.2**

Note : Les taux de mortalité sont normalisés par rapport à l'âge en fonction de la structure de la population de l'ensemble des pays de l'OCDE de 1980.

a) La moyenne comprend tous les pays pour lesquels des données récentes sont disponibles (2000+).

b) Exclut la Belgique, la Corée, le Mexique, la République slovaque, la République tchèque et la Turquie. La moyenne en 2002 inclut les données de 2000 pour le Danemark et la Nouvelle-Zélande.

Source : Eco-Santé OCDE 2005. Les statistiques de mortalité sont extraites de la base de données sur la mortalité de l'OMS (mars 2005).

Tableau A.1.19. **Taux de mortalité infantile, décès pour 1 000 naissances vivantes, 1970 à 2003**

	1970	1980	1990	2000	2003
Allemagne	22.5	12.4	7.0	4.4	4.2
Australie	17.9	10.7	8.2	5.2	4.8
Autriche	25.9	14.3	7.8	4.8	4.5
Belgique	21.1	12.1	8.0	4.8	4.3
Canada	18.8	10.4	6.8	5.3	5.4 (2002)
Corée	45.0	17.0 (1981)	12.0 (1989)	6.2 (1999)	..
Danemark	14.2	8.4	7.5	5.3	4.4
Espagne	28.1	12.3	7.6	3.9	4.1
États-Unis	20.0	12.6	9.2	6.9	7.0 (2002)
Finlande	13.2	7.6	5.6	3.8	3.1
France	18.2	10.0	7.3	4.4	3.9
Grèce	29.6	17.9	9.7	5.9	4.8
Hongrie	35.9	23.2	14.8	9.2	7.3
Irlande	19.5	11.1	8.2	6.2	5.1
Islande	13.2	7.7	5.9	3.0	2.4
Italie	29.6	14.6	8.2	4.5	4.3
Japon	13.1	7.5	4.6	3.2	3.0
Luxembourg	24.9	11.4	7.3	5.1	4.9
Mexique	79.3	50.9	36.1	23.3	20.1
Norvège	12.7	8.1	7.0	3.8	3.4
Nouvelle-Zélande	16.7	13.0	8.4	6.3	5.6 (2001)
Pays-Bas	12.7	8.6	7.1	5.1	4.8
Pologne	36.7	25.5	19.3	8.1	7.0
Portugal	55.5	24.3	11.0	5.5	4.1
République slovaque	25.7	20.9	12.0	8.6	7.9
République tchèque	20.2	16.9	10.8	4.1	3.9
Royaume-Uni	18.5	13.9	7.9	5.6	5.3
Suède	11.0	6.9	6.0	3.4	3.1
Suisse	15.1	9.1	6.8	4.9	4.3
Turquie	145.0	117.5	57.6	41.9	29.0
Moyenne la plus récente[a]	..	..	..	..	**6.1**
Moyenne cohérente (29)[b]	**28.1**	**17.9**	**11.2**	**7.1**	**6.1**
Médiane	**20.1**	**12.4**	**8.0**	**5.2**	**4.5**

Note : Aux États-Unis, au Canada et dans certains pays nordiques, les grands prématurés avec une faible chance de survie sont enregistrés comme naissances vivantes, ce qui n'est pas le cas dans d'autres pays.

a) La moyenne comprend la dernière donnée disponible pour tous les pays de l'OCDE.

b) Exclut la Corée.

Source : Eco-Santé OCDE 2005.

PANORAMA DE LA SANTÉ : LES INDICATEURS DE L'OCDE 2005 – ISBN 92-64-01264-8 – © OCDE 2005

Tableau A.1.20. **Nourrissons ayant un faible poids à la naissance, pourcentage des naissances vivantes, 1980 à 2003**

	1980	1990	2000	2003
Allemagne	5.5	5.7	6.4	6.8
Australie	5.6 (1983)	6.1	6.3	6.4 (2002)
Autriche	5.7	5.6	6.3	7.1
Belgique	5.6 (1982)	6.1	6.1 (1997)	..
Canada	5.8	5.5	5.6	5.8 (2002)
Corée	..	2.6 (1993)	3.8	4.1
Danemark	5.8	5.2	4.9	5.5
Espagne	2.8 (1982)	4.5	6.5	6.8 (2001)
États-Unis	6.8	7.1	7.6	7.9
Finlande	3.9	3.6	4.3	4.1
France	5.2 (1981)	5.3	6.4	6.6
Grèce	5.9	6.0	8.1	8.3 (2002)
Hongrie	10.4	9.3	8.4	8.7
Irlande	..	4.2	4.8	4.9 (2002)
Islande	3.4	2.9	3.9	3.1
Italie	5.6	5.6	6.7	6.5 (2002)
Japon	5.2	6.3	8.6	9.1
Luxembourg	6.3	5.4	6.8 (1998)	..
Mexique	..	5.8 (1993)	6.1	6.9 (2001)
Norvège	3.8	4.6	5.0	4.9
Nouvelle-Zélande	5.8	6.2	6.4	6.1
Pays-Bas	4.0 (1979)	4.8	5.1	5.4 (2002)
Pologne	7.6	8.1	5.9	6.1
Portugal	4.6	5.6	7.1	7.4
République slovaque	5.9	5.8	6.7	7.0
République tchèque	5.9	5.5	5.8	6.6
Royaume-Uni	6.7	6.7	7.5	7.6
Suède	4.2	4.5	4.4	4.5
Suisse	5.1	5.1	5.9	6.5 (2002)
Turquie	..	..	7.9 (1998)	7.9
Moyenne la plus récente[a]	..	..	..	**6.4**
Moyenne cohérente (24)[b]	**5.5**	**5.7**	**6.2**	**6.5**
Médiane	**5.6**	**5.6**	**6.3**	**6.6**

a) La moyenne comprend tous les pays pour lesquels des données récentes sont disponibles.

b) Exclut la Belgique, la Corée, l'Irlande, le Luxembourg, le Mexique et la Turquie.

Source : Eco-Santé OCDE 2005.

Tableau A.1.21. **Dents cariées, absentes, obturées, nombre moyen à 12 ans, 1980 à 2000**

	1980	1985	1990	1995	2000
Allemagne	6.4	6.3 (1986)	4.1	2.3	1.2
Australie	3.6	2.1	1.4	1.0	0.8
Autriche	3.0	4.3	4.2	3.0 (1993)	1.7 (1997)
Belgique	..	7.5 (1983)	2.7	..	1.6 (1998)
Canada	3.2 (1982)	..	..	..	..
Corée	..	..	..	3.1	3.3
Danemark	..	..	1.3 (1991)	1.2	1.0
Espagne	..	4.2	3.5 (1989)	2.3 (1994)	1.1
États-Unis	2.6	1.8 (1986)	1.3 (1991)	1.3 (1996)	1.2 (1999)
Finlande	5.2 (1979)	2.8	1.2 (1991)	1.2 (1994)	1.2
France	..	4.2 (1987)	3.0	2.1 (1993)	1.9 (1998)
Grèce	..	4.7	4.4	2.5	2.7 (1998)
Hongrie	6.6	5.0	4.3 (1991)	3.8 (1996)	3.3 (2001)
Irlande	5.4	2.9	2.7	1.5 (1996)	1.1 (2002)
Islande	7.8 (1983)	6.6 (1986)	3.4 (1991)	1.5 (1996)	1.1 (1997)
Italie	5.5	4.0	4.0	2.1 (1996)	..
Japon	5.4 (1981)	4.9 (1987)	..	3.6 (1993)	2.4 (1999)
Luxembourg	4.0 (1982)	3.3	2.7	2.3 (1994)	1.2 (2001)
Mexique	..	..	..	..	..
Norvège	3.3 (1982)	3.4	2.4	1.9	1.5
Nouvelle-Zélande	5.1	3.2	2.0	1.4	1.6
Pays-Bas	4.8	2.4	1.5	0.7 (1996)	1.0 (1999)
Pologne	7.0	4.4	5.1 (1991)	4.0 (1998)	3.8
Portugal	4.6 (1979)	3.8	3.2	..	3.0
République slovaque	..	..	..	..	3.2 (2001)
République tchèque	..	3.3 (1987)	..	3.1 (1994)	3.1
Royaume-Uni	..	3.1 (1983)	1.6 (1988)	1.1 (1996)	0.9
Suède	3.2 (1982)	3.1	2.0	1.4	1.0
Suisse	3.0	2.2 (1984)	1.6 (1988)	0.8 (1996)	0.9
Turquie	..	2.7 (1987)	2.7	..	..
Moyenne la plus récente[a]	**..**	**..**	**..**	**..**	**1.8**
Moyenne cohérente (15)[b]	**4.7**	**3.6**	**2.7**	**1.9**	**1.5**
Médiane	**4.8**	**3.4**	**2.7**	**2.0**	**1.4**

a) La moyenne comprend tous les pays pour lesquels des données récentes sont disponibles (1997+).

b) Inclut l'Allemagne, l'Australie, l'Autriche, les États-Unis, la Finlande, la Hongrie, l'Irlande, l'Islande, le Luxembourg, la Norvège, la Nouvelle-Zélande, les Pays-Bas, la Pologne, la Suède et la Suisse.

Source : Eco-Santé OCDE 2005.

Tableau A.2.1. **Médecins en activité pour 1 000 habitants, 1970 à 2003**

	1970	1980	1990	2000	2003
Allemagne	..	..	2.8 (1991)	3.3	3.4
Australie	1.2 (1971)	1.8 (1981)	2.2	2.5	2.5 (2002)
Autriche	1.4	1.6	2.2	3.2	3.4
Belgique[a]	1.6 (1971)	2.3	3.3	3.9	3.9 (2002)
Canada	1.4	1.8	2.1	2.1	2.1
Corée	..	0.5 (1981)	0.8	1.3	1.6
Danemark[a]	..	1.8	2.5	2.8	2.9 (2002)
Espagne	..	..	..	3.2	3.2
États-Unis[a]	1.2	1.5	1.8	2.2	2.3 (2002)
Finlande	..	..	2.0	2.6	2.6
France[a]	1.2	1.9	3.1	3.3	3.4
Grèce	1.6	2.4	3.4	4.3	4.4 (2001)
Hongrie	2.0	2.3	2.8	3.1 (1999)	3.2
Irlande[c]	..	..	2.0 (1992)	2.2	2.6
Islande[a]	1.4	2.1	2.8	3.4	3.6
Italie	..	..	..	4.2	4.1
Japon	1.1	1.3	1.7	1.9	2.0 (2002)
Luxembourg[a]	1.1	1.7	2.0	2.5	2.7
Mexique[b]	..	..	1.0	1.6	1.5
Norvège[b]	1.4	2.0	2.6 (1991)	2.9	3.1
Nouvelle-Zélande	1.1 (1971)	1.6	1.9	2.2	2.2
Pays-Bas[c]	1.2	1.9	2.5	3.2	3.1
Pologne	1.4	1.8	2.1	2.2	2.5
Portugal	0.9	2.0	2.8	3.2	3.3
République slovaque	..	..	..	3.2	3.1
République tchèque[b]	1.8	2.3	2.7	3.4	3.5
Royaume-Uni	0.9	1.3	1.6	1.9	2.2
Suède	1.3	2.2	2.9	3.1	3.3 (2002)
Suisse	1.5	2.5	3.0	3.5	3.6 (2002)
Turquie	0.4	0.6	0.9	1.3	1.4
Moyenne la plus récente[d]	..	..	..	..	**2.9**
Moyenne cohérente (21)[e]	**1.3**	**1.9**	**2.4**	**2.8**	**2.9**
Médiane	**1.3**	**1.8**	**2.2**	**3.0**	**3.1**

a) L'effectif total de médecins comprend aussi ceux travaillant dans l'industrie, l'administration et la recherche.
b) La République tchèque, le Mexique et la Norvège communiquent des équivalents plein-temps au lieu du nombre d'individus.
c) L'Irlande et les Pays-Bas communiquent le nombre de médecins autorisés à exercer plutôt que celui des médecins en activité.
d) La moyenne comprend la dernière donnée disponible pour tous les pays de l'OCDE.
e) Exclut l'Allemagne, la Corée, le Danemark, l'Espagne, la Finlande, l'Irlande, l'Italie, le Mexique et la République slovaque.

Source : Eco-Santé OCDE 2005.

Tableau A.2.2. **Personnel infirmier en activité pour 1 000 habitants, 1970 à 2003**

	1970	1980	1990	2000	2001	2002	2003
Allemagne	..	..	..	9.4	9.5	9.6	9.7
Australie	6.7	10.3	11.6	10.5	10.4	10.6	10.2
Autriche[a]	3.4	5.4	7.3	9.3	9.3	9.3	9.4
Belgique	..	..	..	5.4	5.5	5.6	5.8
Canada	6.9	9.6	11.1	10.1	10.0	9.4	9.8
Corée	..	..	..	1.4	1.5	1.7	1.7
Danemark	..	6.9	9.3	10.0	10.2	10.3	..
Espagne[b]	..	..	..	6.4	6.6	7.3	7.5
États-Unis	3.7	5.6	7.2	8.0	7.9	7.9	..
Finlande	..	..	6.0	8.2	8.6	9.0	9.3
France[c]	3.1 (1971)	4.7	5.6	6.7	7.0	7.2	7.3
Grèce	1.4	1.9	3.4	3.9	..	..	..
Hongrie[d]	2.7	3.7	4.5	4.9	4.9	5.0	5.1
Irlande	..	..	11.3	13.9	14.8	15.3	14.8
Islande	4.2	8.9	12.5	13.3	13.1	13.3	13.7
Italie[a]	..	..	..	5.3	5.4	5.5	5.4
Japon	2.5	4.0	5.8	7.6	..	7.8	..
Luxembourg	..	..	..	9.9	10.2	10.6	..
Mexique[d]	..	..	1.7	2.2	2.2	2.2	2.1
Norvège[c, d]	..	..	..	10.3	10.4	..	..
Nouvelle-Zélande	..	6.1	9.3	9.6	9.6	9.4	9.1
Pays-Bas	..	..	..	13.4	12.8	..	..
Pologne	3.0	4.4	5.5	4.9	4.9	4.9	4.9
Portugal	1.8 (1971)	2.3	2.8	3.7	3.8	4.0	4.2
République slovaque	..	..	..	7.4	7.3	6.9	6.5
République tchèque	..	6.8	8.4	8.9	9.2	9.4	9.4
Royaume-Uni	..	..	7.8	8.3	8.6	8.9	9.1
Suède	4.3	7.0	9.2	9.8	9.9	10.2	..
Suisse	..	..	..	10.7	..	..	..
Turquie	..	1.0	1.3	1.7	1.7	1.7	1.7
Moyenne (15)[e]	..	**5.8**	**7.4**	**7.9**	**8.0**	**8.0**	**8.1**
Médiane	..	**5.5**	**7.3**	**8.3**	**8.6**	**8.4**	**7.5**

a) L'Autriche et l'Italie ne prennent en compte que les infirmiers employés dans les hôpitaux, et non ceux qui travaillent dans d'autres établissements de santé.
b) L'Espagne comptabilise uniquement les effectifs infirmiers du secteur public (infirmiers employés par le Service national de santé).
c) En France et en Norvège, les aides-soignants ne sont pas compris.
d) La Hongrie, le Mexique et la Norvège communiquent des équivalents plein-temps (et non pas le nombre d'individus).
e) Exclut l'Allemagne, la Belgique, la Corée, l'Espagne, la Finlande, la Grèce, l'Irlande, l'Italie, le Luxembourg, le Mexique, la Norvège, les Pays-Bas, la République slovaque, le Royaume-Uni et la Suisse. La moyenne en 2003 inclut les données de 2002 pour les pays suivants : Danemark, Japon, Suède et États-Unis.

Source : Eco-Santé OCDE 2005.

Tableau A.2.3. **Rémunération des spécialistes, salariés et libéraux, en PPA USD, dernière(s) année(s) disponible(s)**

	Salariés						Libéraux					
	1999	2000	2001	2002	2003	2004	1999	2000	2001	2002	2003	2004
Allemagne[a]						76 153						
Belgique[b]										175 554		
Canada[c]							150 239		150 869	152 559		
Danemark		77 276	81 670	84 768	88 788							
États-Unis[d]							219 000					
Finlande[e]					75 435							
France[f]									126 923			
Grèce[g]											69 124	
Hongrie[h]					26 865							
Irlande[i]						142 931						
Mexique[j]	23 570	23 882	24 721	25 115	25 099							
Norvège[k]			63 002	65 220	75 295	74 745						
Nouvelle-Zélande[l]	77 874	80 527	81 817	85 471	88 313	88 345						
Pays-Bas[m]					130 904						252 713	
Portugal[n]	60 733	64 600	66 222	68 987	68 034	68 816						
Rép. tchèque[o]		20 560	23 053	27 130	28 696			27 122	33 889	35 177	35 515	
Royaume-Uni[p]	108 236	113 846		137 192								
Suède[q]				71 011								
Suisse[r]									115 783			

Note : La rémunération des spécialistes salariés n'inclut pas les revenus supplémentaires éventuels tirés d'une pratique privée.

a) Les données sont basées sur la grille salariale des employés du secteur public (à l'échelon fédéral et des Länder) des Länder occidentaux, mais sont représentatives de l'ensemble des hôpitaux allemands. Le revenu moyen n'inclut pas le paiement des heures supplémentaires. Selon la convention collective, les heures supplémentaires doivent être compensées par des congés. Lorsque cela n'est pas possible – et uniquement dans ce cas – les employés peuvent être dédommagés financièrement.

b) La part des honoraires conservée par les hôpitaux pour couvrir les coûts du personnel, des machines et des installations est une estimation.

c) Paiement à l'acte moyen pour les spécialistes qui ont facturé aux régimes d'assurance-maladie provinciaux au moins 50 000 CAD en 1999 et 60 000 CAD par an en 2001 et 2002, corrigés des dépenses professionnelles (estimations approximatives).

d) Les données s'appliquent aux spécialistes libéraux mais aussi aux salariés. En 2001, 61.5 % de l'ensemble des médecins avaient un statut libéral, 34.5 % étaient salariés et 4.0 % étaient des prestataires de services indépendants (Kane et Loeblich, 2003).

e) Les chiffres incluent également les médecins spécialisés en pratique générale qui ne travaillent pas dans les centres médicaux. Par ailleurs, 39 % des spécialistes déclarent travailler à temps partiel dans le secteur privé (les paiements correspondants ne sont pas inclus).

f) Les médecins qui travaillent tous les jours à l'hôpital (qui ont une pratique privée dans cet hôpital) sont exclus. Les cotisations de sécurité sociale ont été estimées.

g) Les données n'indiquent que les revenus déclarés, entraînant une sous-estimation à cause des revenus non déclarés. Les médecins dont l'activité principale est non salariée peuvent percevoir un salaire en sus de leurs honoraires. Le chiffre indiqué exclut les salaires (correspondant à un poste au sein du Service national de la santé ou d'une clinique universitaire publique).

h) Les données s'appliquent aux spécialistes qui travaillent dans le secteur public (environ 90 % de l'ensemble des spécialistes). Le revenu n'inclut pas les paiements informels, qui peuvent majorer sensiblement le revenu.

i) Le chiffre indiqué s'applique aux consultants qui travaillent dans les hôpitaux publics (52 % de l'ensemble des consultants en 2004). La rémunération n'inclut pas le paiement des visites d'urgence ni celui des gardes (à l'exception d'un montant forfaitaire annuel minimum de 3 500 EUR). Ces paiements varient entre 3 500 et 30 000 EUR par an selon les estimations.

j) Les chiffres n'incluent pas le paiement des heures supplémentaires. Les données pour les années 1999 à 2002 ont été estimées sur la base du taux de croissance du salaire minimum.

k) Les données s'appliquent non seulement aux spécialistes mais aussi aux médecins récemment diplômés (médecins assistants).

l) Les données n'incluent que le salaire de base. Les paiements additionnels correspondant aux heures effectuées en plus des 40 heures hebdomadaires et autres gratifications spéciales ne sont pas inclus.

m) Spécialistes salariés : revenu moyen des spécialistes salariés travaillant dans les hôpitaux généraux et universitaires. Les données sur les spécialistes qui travaillent dans les hôpitaux généraux sont basées sur une échelle de salaires; elles n'incluent ni le paiement des heures supplémentaires ni les primes.
Spécialistes libéraux : les données sont exprimées en équivalents plein-temps. Les dépenses professionnelles ont été estimées.

n) Les données s'appliquent aux spécialistes qui travaillent pour le Service national de la santé. Les revenus additionnels, tels que le paiement des nuits, week-ends et heures supplémentaires, ne sont pas inclus.

o) Les spécialistes salariés incluent également les praticiens généralistes ayant un statut salarié (environ 15 % de l'ensemble des généralistes).
Spécialistes libéraux : les données n'incluent ni les cotisations sociales (de retraite par exemple) ni les cotisations d'assurance maladie.

p) Les données couvrent les consultants du NHS en Angleterre.

q) Heures supplémentaires non incluses.

r) Le chiffre indiqué est le revenu brut soumis à la contribution AVS (Assurance vieillesse et survivants), qui est le premier pilier du système de sécurité sociale suisse. Cependant, ce revenu « brut » exclut les paiements volontaires au deuxième et au troisième piliers du système de sécurité sociale, dont le plafond légal est fixé à environ 30 000 CHF.

Source : Eco-Santé OCDE 2005.

Tableau A.2.4. **Rémunération des généralistes, salariés et libéraux, en PPA USD, dernière(s) année(s) disponible(s)**

	Salariés						Libéraux					
	1999	2000	2001	2002	2003	2004	1999	2000	2001	2002	2003	2004
Allemagne[a]							86 719					
Belgique[b]								52 099				
Canada[c]							100 664		101 882	102 045		
Danemark								92 666		101 901		
États-Unis[d]							138 000					
Finlande[e]	48 571	51 654	57 223	61 527	64 957							
France[f]									76 889			
Hongrie[g]					26 389							
Mexique[h]	20 248	20 515	21 236	21 575	21 561							
Pays-Bas[i]											113 147	
Portugal[j]	60 733	64 600	66 222	68 987	68 034	68 816						
Rép. tchèque[k]								23 816	27 272	28 413	32 219	
Royaume-Uni[l]							81 691	85 731	90 602	100 998		
Suède[m]				62 468								
Suisse[n]									104 439			

Note : La rémunération des généralistes salariés n'inclut pas les revenus supplémentaires éventuels tirés d'une pratique privée.

a) Le chiffre indiqué s'applique à la catégorie « pratique de taille moyenne » (nombre d'heures de travail moyen annuel : 2 748).

b) Calculs de l'OCDE, basés sur les données brutes d'un rapport pour l'Association flamande des généralistes (BVCV Callens, Pirenne & Co., 2002). Les estimations des dépenses professionnelles se fondent sur un très petit échantillon.

c) Paiement à l'acte moyen pour les généralistes qui ont facturé aux régimes d'assurance-maladie provinciaux au moins 50 000 CAD en 1999 et 60 000 CAD par an en 2001 et 2002, corrigés des dépenses professionnelles. Les estimations des dépenses professionnelles sont approximatives.

d) Les données s'appliquent aux généralistes libéraux mais aussi aux salariés. En 2001, 61.5 % de l'ensemble des médecins avaient un statut libéral, 34.5 % étaient salariés et 4.0 % étaient des prestataires de services indépendants (Kane et Loeblich, 2003).

e) Les généralistes désignent les médecins qui travaillent dans des centres médicaux. 21 % de ces médecins ont déclaré exercer une activité complémentaire à temps partiel, le plus souvent dans un cabinet privé (les paiements correspondants ne sont pas inclus).

f) Le chiffre indiqué englobe les généralistes et les médecins qui n'ont pas de spécialité reconnue. Les cotisations de sécurité sociale ont été estimées.

g) Les données concernent environ 400 généralistes travaillant dans le secteur public; le pourcentage de généralistes travaillant dans le service public est d'environ 10 %. La rémunération n'inclut pas les paiements informels, qui peuvent majorer sensiblement les revenus.

h) Les chiffres n'incluent pas le paiement des heures supplémentaires. Les données pour les années 1999 à 2002 ont été estimées sur la base du taux de croissance du salaire minimum.

i) Revenu annuel moyen basé sur une pratique normale (2350 patients).

j) Les chiffres concernent les généralistes du Service national de la santé. Les revenus additionnels, tels que le paiement des nuits, week-ends et heures supplémentaires, ne sont pas inclus.

k) Les données n'incluent ni les cotisations sociales (par exemple de retraite) ni les cotisations d'assurance-maladie.

l) Les données concernent la Grande-Bretagne. Les chiffres s'appliquent aux généralistes sous contrat GMS (General Medical Services) et correspondent au revenu annuel brut diminué des frais professionnels remboursés indirectement.

m) Le paiement des gardes et des heures supplémentaires n'est pas inclus.

n) Le chiffre indiqué est le revenu brut soumis à la contribution AVS (Assurance vieillesse et survivants), qui est le premier pilier du système de sécurité sociale suisse. Cependant, ce revenu « brut » exclut les paiements volontaires au deuxième et au troisième piliers du système de sécurité sociale, dont le plafond légal est fixé à environ 30 000 CHF.

Source : Eco-Santé OCDE 2005.

Tableau A.2.5. **Rémunération des infirmiers hospitaliers salariés, en PPA USD, dernière(s) année(s) disponible(s)**

	1999	2000	2001	2002	2003	2004
Australie[a]	39 170	40 047	42 202	45 077		
Danemark[b]		37 074	38 747	39 814	41 129	
États-Unis[c]		47 554				
Finlande[d]	25 088	26 395	26 255	27 712	28 405	
Hongrie[e]					13 574	
Irlande[f]						40 739
Mexique[g]	12 600	12 767	13 215	13 426	13 417	
Norvège[h]			31 005	33 718	33 729	34 292
Nouvelle-Zélande[i]				32 012		
Portugal[j]	27 778	31 622	32 430	36 982	36 471	36 890
République tchèque[k]		10 086	11 600	13 559	14 436	
Royaume-Uni[l]	33 232	35 735		40 158		

a) Les données englobent toutes les catégories d'infirmiers autorisés employés dans les hôpitaux de soins aigus et psychiatriques du secteur public, mais excluent le New South Wales, le plus grand état australien.
b) Les données concernent toutes les catégories d'infirmiers autorisés travaillant dans le secteur hospitalier. Le paiement des heures supplémentaires est inclus.
c) Les données se rapportent uniquement aux infirmiers agréés.
d) Les chiffres s'appliquent aux infirmiers qui travaillent dans les centres médicaux et les hôpitaux. Les infirmiers hygiénistes, les infirmiers spécialisés et les infirmiers en chef ne sont pas inclus.
e) Les données concernent les infirmiers hospitaliers du secteur public (plus de 99 % de l'ensemble des infirmiers). Les gratifications ne sont pas incluses.
f) Les chiffres concernent les infirmiers qui travaillent dans les hôpitaux publics. Le paiement des heures supplémentaires n'est pas inclus.
g) Les chiffres ne comprennent pas le paiement des heures supplémentaires. Les données pour les années 1999 à 2002 ont été estimées à partir du taux de croissance du salaire minimum.
h) Les chiffres s'appliquent aux infirmiers professionnels (ayant suivi trois ans d'études universitaires, mais aucune formation spécialisée) qui travaillent dans les hôpitaux administrés par l'État central.
i) Les données concernent les infirmiers qui travaillent dans les hôpitaux publics ou dans d'autres établissements de soin.
j) Le chiffre indiqué est une moyenne de l'ensemble des catégories (à l'exception des infirmiers en chef) et des échelles de salaires des infirmiers hospitaliers travaillant pour le Service national de la santé. Les revenus additionnels, tels que le paiement des nuits, week-ends et heures supplémentaires, ne sont pas inclus.
k) Sont inclus les salaires de l'ensemble du personnel paramédical. Les infimiers gagnent moins que les autres catégories de personnel paramédical (environ 10 % d'écart selon les estimations).
l) Les chiffres s'appliquent aux infirmiers du NHS en Angleterre.

Source : Eco-Santé OCDE 2005.

Tableau A.2.6. **Lits de soins aigus pour 1 000 habitants, 1980 à 2002**

	1980	1985	1990	1995	2000	2002
Allemagne	..	..	8.3 (1991)	7.5	6.8	6.6
Australie	6.4	5.3	4.8 (1989)	4.2	3.8	3.6
Autriche	..	7.5	7.1	6.6	6.3	6.1
Belgique	5.5	5.9	4.9	4.7	4.1	4.0
Canada	4.6	4.4	4.0	4.2	3.2	3.2
Corée	..	..	2.7	3.8	5.2	5.7
Danemark	5.3	4.7	4.1	3.9	3.5	3.4 (2001)
Espagne	3.8	3.7	3.6	3.5	3.3	3.1
États-Unis	4.4	4.2	3.7	3.3	2.9	2.9
Finlande	4.9	4.8	4.3	4.0	2.4	2.3
France	6.2	5.7	5.2	4.6	4.1	3.9
Grèce	..	..	..	..	..	..
Hongrie	6.6	6.8	7.1	7.0	6.3	5.9
Irlande	4.3	4.2	3.3	3.2	3.0	3.0
Islande	..	..	4.3	3.7	..	..
Italie	7.9	7.0	6.2	5.6	4.2	3.9
Japon	..	..	12.3 (1993)	12.0	9.6	8.9
Luxembourg	7.4	7.1 (1986)	6.8	6.2	5.9	5.7
Mexique	..	..	..	1.1 (1997)	1.0	1.0
Norvège	5.2	4.7	3.8	3.3	3.1	3.1
Nouvelle-Zélande	..	..	..	..	..	..
Pays-Bas	5.2	4.7	4.3	3.8	3.5	3.2
Pologne	5.6	5.7	6.3	5.8	5.1	4.7
Portugal	4.2	3.5	3.4	3.3	3.3	3.1
République slovaque	..	..	..	7.0 (1996)	6.5	6.2
République tchèque	8.6	8.6	8.5	7.2	6.6	6.5
Royaume-Uni	..	..	..	4.0	3.7	3.7
Suède	5.1	4.6	4.1	3.0	2.4	..
Suisse	7.2	6.8	6.5	5.5	4.1	3.9
Turquie	1.5	1.6	2.0	2.1	2.2	2.1
Moyenne la plus récente[a]	..	..	..	..	..	**4.2**
Moyenne cohérente (24)[b]	..	..	**5.3**	**4.9**	**4.4**	**4.2**
Médiane	**5.3**	**4.8**	**4.3**	**4.1**	**3.8**	**3.8**

Note : La définition des lits de « soins aigus » peut changer d'un pays à un autre. Au Japon, beaucoup de lits de « soins aigus » sont consacrés aux soins de longue durée. Par conséquent, les variations entre les pays doivent être interprétées avec précaution.

a) La moyenne comprend tous les pays pour lesquels des données récentes sont disponibles (2000+).

b) Exclut la Grèce, l'Islande, le Mexique, la Nouvelle-Zélande, la République slovaque et le Royaume-Uni. La moyenne de 2002 inclut la plus récente donnée disponible pour la Suède.

Source : Eco-Santé OCDE 2005.

Tableau A.2.7. **Taux d'occupation des lits de soins aigus dans les hôpitaux, en pourcentage, 1980 à 2002**

	1980	1985	1990	1995	2000	2002
Allemagne	..	..	84.1 (1991)	82.1	81.9	80.1
Australie	66.3	69.0	68.8 (1989)	69.5	70.4	73.9
Autriche	80.8 (1982)	79.0	78.2	75.8	75.5	76.3
Belgique	77.7	83.3 (1986)	81.9	79.7	79.9 (1998)	..
Canada	80.4	83.4	78.6	84.7	90.9	86.6
Corée	60.8 (1981)	61.0	83.9	66.3	67.2	65.2
Danemark	75.3	78.9	78.5	78.6	85.0	84.0 (2001)
Espagne	..	72.2	73.5	76.4	77.1	77.2 (2001)
États-Unis	75.4	64.8	66.8	62.8	63.9	65.7
Finlande	..	76.9	74.2	74.0	..	..
France	79.0	79.1	77.3	76.0	75.0	74.9
Grèce	66.0	66.0	63.2	62.1	68.0 (1999)	..
Hongrie	83.3	80.6	74.9	72.6	73.2	77.8
Irlande	82.2	75.9	84.5	82.5	83.2	84.4
Islande	..	..	..	..	..	..
Italie	69.0	67.9	69.3	70.7	75.6	76.9
Japon	..	..	..	81.6	81.8	80.0
Luxembourg	76.2	78.4	79.4	74.3 (1994)	70.1	68.6
Mexique	..	..	68.1 (1993)	68.7	69.5	70.6
Norvège	79.3	82.0	77.0	79.4	85.2	87.6
Nouvelle-Zélande	..	..	..	..	..	..
Pays-Bas	83.5	79.1	73.3	73.3	65.7	66.0 (2001)
Pologne	85.0	77.0	66.0	67.3	74.0	77.0
Portugal	..	67.7	66.7	72.6	71.3	70.8
République slovaque	..	..	..	80.3 (1996)	71.2	66.8
République tchèque	81.8	80.8	69.6	72.6	70.5	72.1
Royaume-Uni	74.8	75.8	74.0	78.7	82.7	84.3
Suède	72.1	75.3	72.2	75.9	..	..
Suisse	77.9	80.0	79.0	77.7 (1994)	84.8	84.6
Turquie	44.0 (1979)	52.1	57.2	55.4	58.7	57.1
Moyenne la plus récente[a]	**..**	**..**	**..**	**..**	**..**	**75.1**
Moyenne cohérente (23)[b]	**..**	**..**	**73.6**	**73.0**	**74.8**	**75.2**
Médiane	**77.7**	**77.0**	**74.1**	**75.1**	**74.5**	**76.6**

a) La moyenne comprend tous les pays pour lesquels des données récentes sont disponibles (1999+).

b) Exclut la Belgique, la Finlande, l'Islande, le Japon, la Nouvelle-Zélande, la République slovaque et la Suède. La moyenne de 2002 inclut la plus récente donnée disponible pour la Grèce.

Source : Eco-Santé OCDE 2005.

Tableau A.2.8. **Technologie médicale: nombre de tomodensitomètres et d'unités d'imagerie par résonance magnétique (IRM), par million d'habitants, 1990 à 2002**

	Tomodensitomètres			Unités d'IRM		
	1990	1995	2002	1990	1995	2002
Allemagne	6.4 (1991)	9.0	14.2	1.1 (1991)	2.3	6.0
Australie [a]	13.8	20.8	. .	0.6	2.9	3.7
Autriche	11.7	24.2 (1996)	27.2	1.2 (1989)	7.5 (1996)	13.4
Belgique	16.1	16.7 (1994)	28.8	2.0	3.3	6.6
Canada	7.1	8.0	10.3 (2003)	0.7	1.4	4.5 (2003)
Corée	12.2 (1993)	15.5	30.9	1.4 (1992)	3.9	7.9
Danemark	4.3	7.3	13.8	2.5	. .	8.6
Espagne	4.4 (1988)	8.3	12.9	0.7 (1988)	2.7	6.2
États-Unis [b]	14.6	14.1	13.1	3.7	7.2	8.6
Finlande	9.8	11.7	13.3	1.8	4.3	12.5
France	6.7	9.2	9.7	0.8	2.1	2.7
Grèce	6.5	13.5 (1997)	17.1	0.4	1.9 (1997)	2.3
Hongrie	1.9	4.6	6.8	0.1	1.0	2.5
Irlande	4.3	. .	. .	. .	. .	. .
Islande	11.8	18.7	20.9	3.9	7.5	17.4
Italie	6.0	12.0 (1994)	23.4	1.3	2.6 (1994)	10.6
Japon [c]	55.2	74.7 (1996)	92.6	6.1	18.8 (1996)	35.3
Luxembourg	15.7	24.5	24.7	2.6	2.4	4.5
Mexique	. .	0.4 (1997)	1.5	. .	. .	0.2
Norvège	. .	. .	. .	. .	. .	. .
Nouvelle-Zélande	3.6	7.5 (1996)	11.2	. .	2.7 (1996)	3.7 (2003)
Pays-Bas	7.3	9.0 (1993)	. .	0.9	3.9	. .
Pologne	. .	. .	5.8	. .	. .	0.9
Portugal	4.5	12.1 (1997)	12.8 (2003)	0.8	2.8 (1997)	3.9 (2003)
République slovaque	. .	. .	8.7 (2003)	. .	. .	2.0 (2003)
République tchèque	2.1 (1991)	6.7	12.1	0.2 (1991)	1.0	2.2
Royaume-Uni [d]	. .	. .	5.8 (2001)	. .	. .	5.2 (2001)
Suède	10.5	13.8 (1993)	14.2 (1999)	1.5	6.8	7.9 (1999)
Suisse	. .	18.3 (1997)	18.0	. .	12.4 (1997)	14.1
Turquie	1.6	2.9 (1994)	7.5	. .	0.6 (1996)	3.0
Moyenne la plus récente [e]	**. .**	**. .**	**17.6**	**. .**	**. .**	**7.3**
Moyenne cohérente (21,19) [f]	**10.1**	**15.0**	**19.9**	**1.6**	**4.3**	**8.4**
Médiane	**6.9**	**12.0**	**13.2**	**1.2**	**2.8**	**5.2**

a) En Australie, les données sur les IRM concernent uniquement les équipements couverts par l'assurance publique (60 % du total en 1999).

b) Les chiffres des États-Unis sous-estiment considérablement le nombre réel d'appareils dans ce pays. En effet, ils ne concernent que le nombre d'hôpitaux qui déclarent posséder au moins un de ces équipements au lieu du nombre total des équipements dans les hôpitaux et dans d'autres établissements (par exemple dans les cliniques spécialisées).

c) Avant 2002, les données sur les IRM au Japon se réfèrent aux hôpitaux ; après 2002 elles se réfèrent aux hôpitaux et aux cliniques générales.

d) Les données brutes de l'Angleterre et du pays de Galles ont été augmentées au prorata pour fournir des estimations pour le Royaume-Uni. Le secteur privé n'est pas inclus.

e) La moyenne comprend tous les pays pour lesquels des données récentes sont disponibles (1999+).

f) La moyenne de tomodensitomètres exclut l'Australie, l'Irlande, le Mexique, la Norvège, les Pays-Bas, la Pologne, la République slovaque, le Royaume-Uni et la Suisse. La moyenne des unités d'IRM exclut le Danemark, l'Irlande, le Mexique, la Nouvelle-Zélande, la Norvège, les Pays-Bas, la Pologne, la République slovaque, le Royaume-Uni, la Suisse et la Turquie.

Source : Eco-Santé OCDE 2005.

Tableau A.2.9. **Technologie médicale: nombre de mammographes et d'équipements en radiothérapie, par million d'habitants, 1990, 1995 et 2002**

	Mammographes			Équipements en radiothérapie		
	1990	1995	2002	1990	1995	2002
Allemagne	..	..	..	4.2 (1991)	4.5	4.6
Australie	15.9 (1989)	..	..	2.9	4.4	5.4
Autriche	..	..	..	..	3.3 (1996)	4.5
Belgique	..	..	20.5	6.1 (1991)	6.1	..
Canada	..	..	19.3 (2001)	5.6 (1993)	6.9	..
Corée	..	..	19.4	4.5 (1992)	4.1	4.5
Danemark	..	..	..	..	..	6.0
Espagne	..	..	..	2.9 (1988)	3.3	3.7
États-Unis[a]	14.7 (1992)	13.7	12.0	4.1	4.4	4.0
Finlande	29.3	37.6	39.6	10.0	8.6	8.8
France	23.8	42.0	42.4	6.0	6.2	6.0
Grèce	..	..	27.9	5.3	5.7	4.0 (1999)
Hongrie	..	6.8 (1997)	11.4	1.5	1.7 (1992)	2.5
Irlande	..	..	..	..	..	..
Islande	15.7	18.7	17.4	23.5	15.0	13.9
Italie	..	..	..	1.3	2.1 (1994)	4.3
Japon	..	..	..	..	..	6.6
Luxembourg	25.5 (1992)	24.5	22.4	..	..	4.5
Mexique	..	..	1.2	..	..	0.6
Norvège	..	..	..	..	..	..
Nouvelle-Zélande	..	17.2 (1997)	25.1	..	7.2 (1996)	8.1
Pays-Bas	..	..	..	6.5 (1992)	7.1	..
Pologne	..	..	13.6	..	..	..
Portugal	..	3.6 (1997)	11.6 (2003)	..	2.9 (1997)	3.4 (2003)
République slovaque	..	..	13.0 (2003)	..	..	7.1 (2003)
République tchèque	3.8 (1991)	8.4	13.2	5.4 (1991)	4.9	6.7
Royaume-Uni[b]	..	4.9	7.3	..	..	3.9
Suède	..	..	..	..	..	..
Suisse	..	..	..	..	11.1 (1997)	10.6
Turquie	..	1.9 (1996)	6.6	0.3 (1988)	0.6 (1996)	1.8 (2001)
Moyenne la plus récente[c]	**..**	**..**	**18.0**	**..**	**..**	**5.5**
Moyenne cohérente (11,17)[d]	**..**	**16.3**	**19.0**	**..**	**5.3**	**5.7**
Médiane	**15.9**	**13.7**	**15.5**	**4.9**	**4.7**	**4.5**

a) Les chiffres des États-Unis sous-estiment considérablement le nombre réel d'appareils dans ce pays. En effet, ils ne concernent que le nombre d'hôpitaux qui déclarent posséder au moins un de ces équipements au lieu du nombre total des équipements dans les hôpitaux et dans d'autres établissements (par exemple dans les cliniques spécialisées).

b) Les données brutes de l'Angleterre et du pays de Galles ont été augmentées au prorata pour fournir des estimations pour le Royaume-Uni. Le secteur privé n'est pas inclus.

c) La moyenne comprend tous les pays pour lesquels des données récentes sont disponibles (1999+).

d) La moyenne des mammographes exclut l'Allemagne, l'Australie, l'Autriche, la Belgique, le Canada, la Corée, le Danemark, l'Espagne, la Grèce, l'Irlande, l'Italie, le Japon, le Mexique, la Norvège, les Pays-Bas, la Pologne, la République slovaque, la Suède et la Suisse. La moyenne des équipements en radiothérapie exclut la Belgique, le Canada, le Danemark, l'Irlande, le Japon, le Luxembourg, le Mexique, la Norvège, les Pays-Bas, la Pologne, la République slovaque, le Royaume-Uni et la Suède.

Source : Eco-Santé OCDE 2005.

Tableau A.2.10. **Consultations de médecins par habitant, 1980 à 2003**

	1980	1990	2000	2003
Allemagne	..	5.3 (1991)	7.3	..
Australie	4.0	6.1	6.4	6.0
Autriche	5.4	5.9	6.7	6.7
Belgique	7.1	7.7	7.9	7.8 (2002)
Canada	5.6	6.7	6.3	6.2 (2001)
Corée	..	..	..	10.6 (2002)
Danemark[a]	5.0	5.7	6.9	7.3
Espagne[b]	..	..	..	9.5
États-Unis[a]	..	..	8.9	8.9
Finlande	3.2	3.9	4.3	4.2
France	4.2	5.9	6.9	6.9 (2002)
Grèce	2.6	2.5	..	..
Hongrie	..	..	11.1	12.2
Irlande	..	..	..	..
Islande	..	5.1	5.5	5.6 (2001)
Italie[b]	..	6.8 (1991)	6.1	..
Japon	..	13.8	14.4	14.1 (2002)
Luxembourg	..	..	6.1	6.3
Mexique	1.3	1.7	2.5	2.5
Norvège	..	..	..	..
Nouvelle-Zélande[b]	3.7	..	..	3.2
Pays-Bas[b, c]	4.9	5.5	5.9	5.6 (2002)
Pologne	6.5	5.8	5.4	6.1
Portugal[d]	3.7	3.0	3.5	3.7
République slovaque	..	..	15.0	12.4
République tchèque	12.4	11.8	12.6	13.0
Royaume-Uni[e]	5.2	6.1	5.4	5.2
Suède	2.6	2.8	2.8	2.9 (2001)
Suisse[b]	..	..	..	3.4 (2002)
Turquie[d]	1.2	..	2.5	2.6 (2001)
Moyenne la plus récente[f]	**..**	**..**	**..**	**6.9**
Moyenne cohérente (14)[g]	**5.1**	**5.6**	**6.0**	**6.0**
Médiane	**4.2**	**5.8**	**6.3**	**6.2**

a) Le Danemark et les États-Unis incluent les consultations téléphoniques. Ils ne se limitent donc pas aux consultations physiques.
b) Pour l'Espagne, l'Italie, la Nouvelle-Zélande (le chiffre de 2003), les Pays-Bas et la Suisse, les données proviennent d'enquêtes de santé avec entretien.
c) Les Pays-Bas excluent les consultations pour les soins maternels et infantiles.
d) La Portugal et la Turquie excluent les visites aux médecins libéraux.
e) Le Royaume-Uni exclut les consultations des spécialistes hors des services de consultation externe des hôpitaux ainsi que les consultations de médecins du secteur indépendant.
f) La moyenne comprend tous les pays pour lesquels des données récentes sont disponibles (2000+).
g) Inclut l'Australie, l'Autriche, la Belgique, le Canada, le Danemark, la Finlande, la France, le Mexique, les Pays-Bas, la Pologne, le Portugal, la République tchèque, le Royaume-Uni et la Suède.

Source : Eco-Santé OCDE 2005.

PANORAMA DE LA SANTÉ : LES INDICATEURS DE L'OCDE 2005 – ISBN 92-64-01264-8 – © OCDE 2005

Tableau A.2.11. **Taux de vaccination des jeunes enfants contre la diphtérie, le tétanos et la coqueluche (DTC) et contre la rougeole, 1980 à 2003**

	DTC				Rougeole			
	1980	1990	2000	2003	1980	1990	2000	2003
Allemagne	..	..	98	98	..	..	91	93
Australie	75 (1983)	71 (1989)	90	92	68 (1983)	84 (1989)	91	94
Autriche	90 (1981)	90	81	84	..	60	75	79
Belgique	95 (1981)	94 (1989)	97 (1999)	..	..	85	82	75
Canada	..	85 (1993)	84 (1998)	..	..	85 (1988)	96 (1998)	95 (2002)
Corée	..	91 (1988)	97	97	..	85 (1988)	90 (1999)	..
Danemark	85	95	97	96	..	84	99	96
Espagne	..	93	95	98 (2002)	..	97	94	97
États-Unis	66 (1983)	72 (1993)	82	85	..	82 (1991)	91	93
Finlande	92 (1981)	94	95	96 (2002)	70 (1981)	87	96	97 (2002)
France	79 (1981)	95	98	97	..	71	84	87
Grèce	..	85 (1991)	88	88	..	76	88	88
Hongrie	99	100	100	100	99	99	100	100
Irlande	..	65	86	85	..	78	77	78
Islande	99	99	98	97	..	95	91	93
Italie	..	83	87	96	..	43	73	83
Japon	63	87	95	100	54	66	98	100
Luxembourg	75 (1983)	90	98 (1996)	100 (2002)	..	80	91 (1996)	95 (2002)
Mexique	44	53	97	98	..	75	96	96
Norvège	90 (1983)	86	95	90	80 (1983)	87	92	84
Nouvelle-Zélande	..	81 (1992)	89	..	..	82 (1992)	85	..
Pays-Bas	95	97	97	98 (2002)	91	94	96	96
Pologne	96	96	98	99	93 (1981)	95	97	97
Portugal	73	89	96	99	54	85	87	96
République slovaque	99	99	98	99	99	99	99	99
République tchèque	97	99	98	97	98	98	97	99
Royaume-Uni	57	81	92	91	53	87	88	82
Suède	99	99	98	98	93 (1983)	96	94 (2001)	94
Suisse	..	95	94	95	..	80	82	82
Turquie	42	74	80	68	..	68	86	75
Moyenne la plus récente[a]	..	..	..	**94**	..	..	..	**91**
Moyenne cohérente (25)[b]	..	**87**	**93**	**94**	..	**83**	**90**	**91**
Médiane	**90**	**90**	**96**	**97**	**86**	**85**	**91**	**94**

a) La moyenne comprend la dernière donnée disponible pour les 30 pays de l'OCDE.
b) Exclut l'Allemagne, la Belgique, le Canada, la Corée et la Nouvelle-Zélande.

Source : Eco-Santé OCDE 2005.

Tableau A.2.12. **Taux de vaccination contre la grippe parmi les personnes de plus de 65 ans, 1993 à 2003**

	1993	1994	1995	1996	1997	1998	1999	2000	2001	2002	2003
Allemagne	..	..	..	..	..	36.0	44.6	..	55.8	..	48.0
Australie	..	..	..	..	..	..	69.0	74.0	78.0	76.9	76.9
Autriche	..	..	..	..	..	..	23.7	..	..	..	..
Belgique	..	..	..	..	48.2	..	..	..	58.0	..	..
Canada	..	..	..	47.9	..	..	..	63.0	..	..	62.4
Corée	..	..	..	..	..	..	..	..	..	..	..
Danemark	..	..	..	..	..	..	..	..	..	29.8	44.9
Espagne	51.3	..	51.1	..	51.3	..	..	..	56.1	..	..
États-Unis	52.3	55.6	58.8	..	63.2	63.3	65.7	64.4	63.1	65.7	65.5
Finlande	..	..	..	..	..	..	..	..	25.0	43.0	46.0
France	65.0	60.0	59.0	56.0	55.0	61.0	58.0	65.0	65.0	67.0	..
Grèce	..	..	..	..	..	..	..	..	..	..	..
Hongrie	..	..	..	..	..	..	..	..	..	36.8	38.9
Irlande	..	..	..	..	..	..	..	..	..	..	..
Islande	..	..	..	..	..	..	..	..	..	..	..
Italie	..	..	..	..	..	..	40.7	50.7	55.2	60.3	63.4
Japon	..	..	..	..	..	..	..	..	28.0	35.0	43.0
Luxembourg	..	..	..	..	..	..	..	..	42.8	46.0	49.1
Mexique	..	..	..	..	..	..	..	..	..	..	..
Norvège	..	..	..	..	..	..	..	..	..	..	..
Nouvelle-Zélande	..	..	..	..	..	..	..	..	..	62.0	51.0
Pays-Bas	37.0	39.0	42.0	54.0	67.0	72.0	72.0	76.0	77.0	..	79.2
Pologne	..	..	..	..	..	..	..	..	..	..	..
Portugal	..	..	..	..	..	..	..	..	..	..	..
République slovaque	..	..	..	..	..	..	..	20.5	31.5	..	37.5
République tchèque	..	..	..	..	..	..	..	..	..	16.5	..
Royaume-Uni	..	..	..	..	..	..	..	65.0	68.0	69.0	71.0
Suède	..	..	..	..	..	..	..	..	..	..	..
Suisse	..	..	..	..	..	41.0	46.0	51.0	54.0	55.0	58.0
Turquie	..	..	..	..	..	..	..	..		..	..

Note : Dans de nombreux pays, les données proviennent d'enquêtes auprès de la population qui sont sujettes au biais de rappel. En outre, il arrive que les données issues d'enquêtes ne couvrent pas la population en institution. Dans certains pays (tels que le Danemark, la Hongrie, l'Italie, la Nouvelle-Zélande et le Royaume-Uni), les données sont tirées de sources administratives, et l'on peut supposer qu'elles n'intègrent que les vaccins délivrés dans le cadre du système de paiement couvert par l'assurance publique. On ignore dans quelle mesure les taux de vaccination déclarés par les pays qui utilisent des sources administratives sont sous-estimés (ou surestimés) par rapport aux taux déclarés par les pays qui utilisent des données d'enquêtes.

Source : Eco-Santé OCDE 2005.

Tableau A.2.13. **Taux de sortie d'hôpital pour 100 000 habitants, toutes causes, 1990 à 2003**

	1990	1995	2000	2001	2002	2003
Allemagne	..	18 159	19 961	20 060	20 164	..
Australie	..	16 482	15 812	15 707	15 663	..
Autriche[a]	22 823	24 253	28 798	29 165	30 204	..
Belgique	..	15 884	15 431	16 202	15 994	..
Canada	12 898	11 028	9 411	9 083	8 828	..
Corée	6 536	7 710 (1994)	9 596 (1999)	..	11 067	..
Danemark	..	18 093	18 812	18 942	19 578	19 741
Espagne	9 502	10 664	11 210	10 883	10 893	..
États-Unis[a]	12 334	11 538	11 236	11 452	11 712	..
Finlande[b]	21 743	24 567	25 659	25 129	25 165	24 981
France[a]	..	23 370 (1993)	25 130	25 192	25 110	..
Grèce	12 603	14 078	16 095	..	..	..
Hongrie[a]	..	..	24 071	23 553	25 297	25 745
Irlande	..	11 460	12 717	12 916	12 310	12 405
Islande	17 639	18 111	18 163	17 798	18 125	..
Italie	..	15 352 (1996)	15 698	15 423	14 892	14 053
Japon	..	10 010 (1996)	10 435 (1999)	..	10 199	..
Luxembourg	..	..	18 293	17 949	17 627	17 517
Mexique[c]	3 681 (1991)	3 897	4 056	4 076	4 126	4 197
Norvège	..	14 544	15 408	15 984	16 263	17 092
Nouvelle-Zélande[a]	14 716	17 362	20 065	21 115	20 761	20 387
Pays-Bas	10 212	10 230	9 266	9 125	9 388	9 706
Pologne	12 597	13 887	13 138 (1999)	..	..	..
Portugal	..	8 598	7 365	7 398	7 797	7 818
République slovaque	15 279	19 188	19 738	20 231	19 337	18 790
République tchèque[a]	17 367 (1992)	20 740	21 203	21 218	21 861	22 759
Royaume-Uni	17 237	20 765	22 946	22 962	23 215	23 659
Suède	17 884	17 458	16 458	16 255	16 009	..
Suisse	..	..	..	..	15 421	15 487
Turquie	5 677	6 094	7 416	7 669	7 908	8 100
Moyenne la plus récente[d]	..	..	..	..	**16 138**	..
Moyenne cohérente (23)[e]	..	**15 558**	**16 172**	**16 260**	**16 318**	..
Médiane	..	**15 352**	**15 812**	**16 255**	**16 002**	..

a) L'Autriche, les États-Unis, la France, la Hongrie, la Nouvelle-Zélande et la République tchèque incluent les sorties le jour même, alors qu'elles sont exclues dans la majorité des pays.
b) La Finlande inclut les transferts d'une unité à une autre au sein d'un hôpital, alors que les autres pays les excluent.
c) Les données fournies par le Mexique ne concernent que les hôpitaux publics.
d) La moyenne comprend tous les pays pour lesquels des données récentes sont disponibles (2000+).
e) Exclut la Corée, la Grèce, la Hongrie, le Japon, le Luxembourg, la Pologne et la Suisse.

Source : Eco-Santé OCDE 2005.

Tableau A.2.14. **Taux de sortie d'hôpital pour certaines maladies, pour 100 000 habitants, 1990 à 2002**

	Système circulatoire		Système respiratoire		Système digestif	
	1990	2002	1990	2002	1990	2002
Allemagne	..	3 300	..	1 258	..	2079
Australie	..	1 714	..	1 409	..	1 487
Autriche[a]	3 220	3 985	1 696	1 895	2 164	2 653
Belgique	..	2 296	..	1 354	..	1 738
Canada	1 544	1 331	1 288	760	1 479	961
Corée	330	902	525	870	872	1 040
Danemark	..	2 573	..	1 607	..	1 590
Espagne	783	1 410	701	1 065	971	1 278
États-Unis[a]	2067	2 213	1 188	1 230	1 298	1 153
Finlande[b]	3 293	3 645	2094	2 156	1 553	1 810
France[a]	..	2 264	..	1 262	..	2 979
Grèce	1 594	2 316 (2000)	1 052	1 363 (2000)	1 444	1 739 (2000)
Hongrie[a]	..	4 590	..	1 872	..	1 875
Irlande	..	1 432	..	1 348	..	1 283
Islande	..	1 867	..	1 395	..	1 428
Italie	..	2 529	..	1 177	..	1 633
Japon	..	1 280	..	932	..	1 044
Luxembourg	..	2 450	..	1 514	..	1 688
Mexique[c]	131 (1991)	205	208 (1991)	259	294 (1991)	433
Norvège	1924	2 379	924	1 370	962	1 156
Nouvelle-Zélande[a]	1 383	1 810	1 182	1 546	1 071	1 674
Pays-Bas	1 420	1 416	686	627	854	846
Pologne	1 816	..	1 169	..	1 286	..
Portugal	..	1 165	..	815	..	1 005
République slovaque	1953	2 882	1 589	1 429	1 844	2081
République tchèque[a]	2 474 (1992)	3 494	1 515 (1992)	1 424	1 794 (1992)	2 115
Royaume-Uni	1 444	1978	1 066	1 367	1 504	2 345
Suède	2 796	2 692	1 274	1 011	1 359	1 240
Suisse	..	1 709	..	835	..	1 230
Turquie	573	1 101	558	967	604	768
Moyenne la plus récente[d]	**..**	**2 170**	**..**	**1 245**	**..**	**1 529**
Moyenne cohérente (16)[e]	**1 683**	**2 110**	**1 097**	**1 209**	**1 254**	**1 456**
Médiane	**1 594**	**2 213**	**1 169**	**1 348**	**1 298**	**1 487**

a) L'Autriche, les États-Unis, la France, la Hongrie, la Nouvelle-Zélande et la République tchèque incluent les sorties le jour même, alors qu'elles sont exclues dans la majorité des pays.

b) La Finlande inclut les transferts d'une unité à une autre au sein d'un hôpital, alors que les autres pays les excluent.

c) Les données fournies par le Mexique ne concernent que les hôpitaux publics.

d) La moyenne comprend tous les pays pour lesquels des données récentes sont disponibles (2000+).

e) Exclut l'Allemagne, l'Australie, la Belgique, le Danemark, la France, la Hongrie, l'Irlande, l'Islande, l'Italie, le Japon, le Luxembourg, la Pologne, le Portugal et la Suisse.

Source : Eco-Santé OCDE 2005.

Tableau A.2.15. **Durée moyenne de séjour en soins aigus, toutes causes, en jours, 1990 à 2003**

	1990		1995		2000	2001	2002	2003
Allemagne	13.2	(1992)	11.4		9.7	9.4	9.2	8.9
Australie	7.2	(1989)	6.5		6.1	6.2	6.2	..
Autriche[a]	9.3		7.9		6.3	6.1	5.9	5.8
Belgique	9.8	(1993)	9.4		7.9	7.8	7.7	..
Canada[b]	7.4	(1994)	7.2		7.2	7.3	7.4	..
Corée	12.0		11.0		11.0	11.0	11.0	10.6
Danemark	4.1	(1994)	4.1		3.8	3.8	3.7	3.6
Espagne	9.6		8.8		7.1	7.0	..	..
États-Unis[a]	7.3		6.5		5.8	5.8	5.7	5.7
Finlande	7.0		5.5		4.4	4.4	4.3	4.3
France[a]	7.0		6.2		5.6	5.7	5.7	5.6
Grèce	7.5		6.4		6.2	..	..	..
Hongrie[a]	9.9		9.2		7.1	7.0	6.9	6.7
Irlande	6.7		6.6		6.4	6.4	6.5	6.5
Islande	7.0		5.9		6.1	5.7	5.2	..
Italie	9.5	(1991)	8.4		7.0	6.9	6.8	..
Japon	..		33.2		24.8	23.5	22.2	20.7
Luxembourg	11.0		9.8		7.7	7.6	7.6	7.4
Mexique[c]	4.2	(1993)	4.0		4.0	4.0	4.0	3.9
Norvège	7.8		6.5		6.0	5.8	5.7	5.4
Pays-Bas	11.2		9.9		9.0	8.6	..	..
Pologne	12.5		10.8		8.9	8.4	7.9	..
Portugal	8.4		7.9		7.7	7.3	..	..
République slovaque	..		10.8	(1998)	8.8	8.5	8.1	7.9
République tchèque[a]	12.0		10.2		8.7	8.5	8.3	8.3
Royaume-Uni	9.2		7.0		6.9	6.9	6.9	6.7
Suède	6.5		5.2		5.0	5.0	4.8	..
Suisse	13.4		12.0		9.3	9.2	9.1	9.0
Turquie	6.0		5.7		5.4	5.4	5.2	..
Moyenne la plus récente[d]	..		..		..	..	**6.7**	..
Moyenne cohérente (27)[e]	**8.8**		**7.8**		**6.9**	**6.8**	**6.7**	..
Médiane	**8.4**		**7.9**		**7.0**	**7.0**	**6.8**	..

a) L'Autriche, les États-Unis, la France, la Hongrie et la République tchèque incluent les sorties le jour même, alors qu'elles sont exclues dans la majorité des pays.

b) Rupture de série au Canada en 1994. Avant 1994, les chiffres représentent la durée moyenne de séjour dans les unités de soins aigus des hôpitaux. À partir de 1994, les données se rapportent aux durées moyennes de séjour dans les hôpitaux de soins aigus (bon nombre de ces hôpitaux ont aussi des lits pour les soins de longues durée).

c) Les données fournies par le Mexique ne concernent que les hôpitaux publics.

d) La moyenne comprend tous les pays pour lesquels des données récentes sont disponibles (2000+).

e) Exclut la Grèce, le Japon et la République slovaque. Les données de 2001 pour l'Espagne, les Pays-Bas et le Portugal ont été utilisées pour le calcul de la moyenne de l'OCDE en 2002.

Source : Eco-Santé OCDE 2005.

Tableau A.2.16. **Durée moyenne de séjour à l'hôpital pour certaines causes, en jours, 1990 à 2002**

	Infarctus du myocarde aigu		Cérébro-vasculaire		Pneumonie/Grippe		Accouchement normal	
	1990	2002	1990	2002	1990	2002	1990	2002
Allemagne	..	10.3	..	14.3	..	11.8	..	4.4
Australie	..	6.5	..	11.7	..	6.8	..	2.8
Autriche	18.9	12.5	21.9	17.2	14.7	14.9	7.2	5.5
Belgique	..	9.2	..	14.3	..	11.7	..	5.1
Canada	12.0	8.1	43.0	14.6	11.7	7.7	3.5	2.0
Corée	..	..	..	29.0	..	8.4	..	2.5
Danemark	8.0	5.7	..	12.0	9.3	6.8	3.8	3.0
Espagne	12.9	10.0	19.7	12.0	12.7	10.0	4.1	3.0
États-Unis	8.4	5.6	9.5	5.3	8.2	5.7	2.0	1.9
Finlande	22.3	12.6	51.2	37.2	58.6	30.9	5.4	3.6
France	..	7.2	..	12.1	..	9.7	..	4.8
Grèce	11.0	7.0 (2000)	14.0	12.0 (2000)	8.0	7.0 (2000)	5.0	4.0 (2000)
Hongrie	15.4 (1992)	9.3	..	11.5	18.2 (1992)	9.7	7.3 (1992)	6.4
Irlande	10.7	10.8	..	17.9	16.2	10.7	5.8	3.5 (2001)
Islande	12.5	6.9	..	13.9	11.5	6.6	5.3	2.2
Italie	15.6	8.6	16.5 (1991)	9.6	15.9	10.1	5.8	3.7
Japon	..	..	..	..	..	..	..	..
Luxembourg	..	8.1	..	14.8	..	10.6	..	4.2
Mexique[a]	9.0 (1992)	7.5	..	7.5	6.9 (1991)	5.9	1.0 (1991)	1.3
Norvège	8.6	6.7	21.4	9.4	12.4	7.9	5.3	3.9
Nouvelle-Zélande	8.7	7.5	48.8	45.3	15.8	12.1	4.2	2.0
Pays-Bas	12.7	9.5	25.5 (1988)	17.2	15.4 (1988)	12.1	3.7	2.5
Pologne	19.1	..	19.3	..	18.1	..	..	..
Portugal	11.9	9.2	..	10.2	10.9 (1991)	10.3	3.5	3.7
République slovaque	18.5	10.0	18.3	11.2	17.8	9.9	8.3	6.5
République tchèque	16.8 (1992)	7.8	18.0 (1992)	14.1	14.3 (1992)	10.9	7.4 (1992)	5.6
Royaume-Uni	11.9	9.1	41.5	27.0	46.5	13.4	3.5	1.9
Suède	9.2 (1992)	6.1	25.6 (1992)	12.3	12.6 (1992)	6.6	4.4	2.6
Suisse	15.1	9.6	..	22.7	15.5 (1991)	12.5	7.6	5.9
Turquie	..	..	8.7	7.4	5.6	6.2	1.9	1.8
Moyenne la plus récente[b]	..	**8.5**	..	**15.8**	..	**10.2**	..	**3.6**
Moyenne cohérente[c]	**12.9**	**8.6**	**25.6**	**16.8**	**16.3**	**10.4**	**4.8**	**3.5**
Médiane	**12.3**	**8.4**	**20.6**	**13.1**	**14.3**	**10.0**	**4.7**	**3.6**

a) Les données fournies par le Mexique ne concernent que les hôpitaux publics.

b) La moyenne comprend tous les pays pour lesquels des données récentes sont disponibles (2000+).

c) Inclut les pays pour lesquels des données sont disponibles pour 1990 et 2002.

Source : Eco-Santé OCDE 2005.

Tableau A.2.17. **Chirurgies cardio-vasculaires, pour 100 000 habitants, 1990 à 2003**

	Pontages coronaires				Angioplasties coronaires			
	1990	1995	2000	2003	1990	1995	2000	2003
Allemagne	41.3	71.9	93.5	87.1	53.4	133.3	219.4	269.8
Australie	61.1	94.9	89.4	82.0 (2002)	28.7	62.8	113.7	130.2 (2002)
Autriche	..	56.0 (1997)	57.4	54.2 (2002)	..	122.7 (1997)	177.0	..
Belgique	..	..	..	158.9	..	97.8	262.1	331.8 (2002)
Canada	..	111.6	142.0	97.9 (2002)	..	73.8	172.0	139.9 (2002)
Corée	..	..	..	..	..	..	..	..
Danemark	20.1	41.5	66.2	60.0	17.5 (1992)	29.8	96.2	156.8
Espagne	11.2	18.0	16.9	18.7 (2002)	12.7 (1991)	31.4	50.5	68.0 (2002)
États-Unis	157.1	215.2	183.8	160.7	114.2	162.7	363.2	426.3
Finlande	38.4	84.9	80.0	76.3	13.1	35.3	51.7	69.3
France	..	36.0 (1993)	40.6	40.9 (2001)	..	34.8 (1993)	146.5	156.3 (2001)
Grèce	18.8	59.6	..	..	6.6	30.3	49.7	62.7 (2002)
Hongrie	..	..	91.4	125.3	1.6 (1992)	6.4 (1993)	46.5	189.3
Irlande	..	25.8	44.0 (2001)	52.1	..	18.0	100.9	188.1
Islande	54.2	72.9	60.8	53.9	51.4	127.1	160.7	214.5
Italie	..	33.8 (1996)	48.7	46.4	..	29.3 (1996)	88.1	92.2
Japon	..	..	..	..	..	..	..	..
Luxembourg	..	..	40.8	75.1	..	..	125.6	182.7
Mexique	..	0.4	1.3	2.1	..	0.3	0.9	1.4
Norvège	..	72.7 (1996)	76.1	85.3 (2002)	..	49.4 (1993)	117.2	187.9 (2002)
Nouvelle-Zélande	..	68.3 (1996)	103.3	96.7	..	54.2 (1996)	73.9	91.8
Pays-Bas	61.5	62.7	59.5	52.8	42.2 (1992)	64.6	69.1	92.6
Pologne	..	8.0 (1993)	..	..	4.4 (1992)	4.8 (1993)	..	..
Portugal	..	19.3	22.9	22.3	..	14.4	45.5	66.1
République slovaque	..	..	..	..	..	..	..	..
République tchèque	6.2 (1991)	23.0	57.8	70.7 (2002)	5.8 (1992)	..	..	..
Royaume-Uni	31.1	44.5	57.3	55.9	11.5	30.0	70.6	98.6
Suède	50.6	71.7	72.8	74.2 (2002)	12.8	54.7	94.1	126.1 (2002)
Suisse	..	..	..	35.9	45.7 (1992)	65.1 (1993)	..	78.8
Turquie	..	..	..	..	..	..	..	..
Moyenne la plus récente[a]	..	..	..	**70.2**	..	..	..	**149.9**
Moyenne cohérente (10)[b]	**52.7**	**77.8**	**78.0**	**72.2**	**35.8**	**73.2**	**128.9**	**165.2**
Médiane	**39.9**	**57.8**	**60.2**	**65.4**	**13.1**	**42.4**	**96.2**	**130.2**

Note : Les données concernent uniquement le nombre d'actes sur patients hospitalisés. Elles n'incluent pas les angioplasties coronaires effectuées en ambulatoire (qui représentent une part croissante de l'activité globale dans de nombreux pays).

a) La moyenne comprend tous les pays pour lesquels des données récentes sont disponibles (2000+).

b) Inclut l'Allemagne, l'Australie, le Danemark, l'Espagne, les États-Unis, la Finlande, l'Islande, les Pays-Bas, le Royaume-Uni et la Suède.

Source : Eco-Santé OCDE 2005.

Tableau A.2.18. **Césariennes pour 100 naissances vivantes, 1990 à 2002**

	1990	1995	2000	2001	2002
Allemagne	15.7	17.2	20.9	22.0	23.7
Australie	17.5	19.2	23.1	25.1	26.5
Autriche	..	12.4	17.2	18.9	20.6
Belgique	10.5	13.5	15.9 (1999)	..	..
Canada	..	17.5	20.9	22.2	23.4
Corée	..	..	..	39.6	39.2
Danemark	12.4	12.5	14.5	16.1	17.6
Espagne	14.2	18.8	21.5	22.4	..
États-Unis	22.7	20.8	22.9	24.4	26.1
Finlande	13.6	15.7	15.8	16.5	16.4
France	13.9	15.2 (1993)	17.1	17.8	..
Grèce	..	..	..	..	..
Hongrie	..	13.6	20.1	21.9	23.5
Irlande	10.5	13.4	21.4	23.4	..
Islande	11.8	14.1	17.7	16.8	17.4
Italie	20.8	26.1	33.3	34.8	36.0
Japon	..	..	..	..	..
Luxembourg	16.5	16.4	21.8	24.2	25.8
Mexique	..	..	..	32.3	33.6
Norvège	12.8	12.6	13.7	15.6	16.1
Nouvelle-Zélande	12.1	15.1	20.2	21.2	22.2
Pays-Bas	7.4	9.7	11.9	13.6	13.5
Pologne	..	15.2	..	..	..
Portugal[a]	..	23.3	26.3	28.2	28.1
République slovaque	8.7	11.5	14.7	16.6	17.8
République tchèque	7.6	11.2	12.9	13.3	14.1
Royaume-Uni	11.6	15.9	22.3	22.6	21.7
Suède	10.8	12.0	15.2	16.5	16.4
Suisse	18.6	..	..	..	24.2
Turquie	..	..	..	..	..
Moyenne la plus récente[b]	**..**	**..**	**..**	**..**	**22.7**
Moyenne cohérente (18)[c]	**13.4**	**15.4**	**18.9**	**20.2**	**20.8**
Médiane	**12.6**	**15.2**	**20.1**	**22.0**	**22.8**

a) Au Portugal, seules les naissances ayant eu lieu dans les hôpitaux publics (sur le continent) sont incluses. Cela entraîne une surestimation des taux de césariennes.

b) La moyenne comprend tous les pays pour lesquels des données récentes sont disponibles (2001+).

c) Exclut l'Autriche, la Belgique, le Canada, la Corée, la Grèce, la Hongrie, le Japon, le Mexique, la Pologne, le Portugal, la Suisse et la Turquie. Les données de la France, de l'Espagne et de l'Irlande en 2001 ont été utilisées pour le calcul de la moyenne de l'OCDE en 2002.

Source : Eco-Santé OCDE 2005.

Tableau A.2.19. **Nombre de chirurgies de la cataracte avec hospitalisation et en ambulatoire, pour 100 000 habitants, 1997, 2000 et 2003**

	1997			2000			2003		
	Hospitalisation	Ambulatoire	Total	Hospitalisation	Ambulatoire	Total	Hospitalisation	Ambulatoire	Total
Allemagne	..	..	..	..	..	..	..	..	..
Australie	131.7	536.2	667.9 (1999)	113.4	598.9	712.3	83.9	713.7	797.6 (2002)
Autriche	471.5	..	..	578.8	..	..	659.9	..	.. (2002)
Belgique	408.7	742.6	1 151.3 (1999)	359.4	888.4	1 247.8	324.0	1 044.8	1 368.9 (2001)
Canada	26.7	1 339.8	1 366.5 (1999)	22.3	1 414.4	1 436.6	15.6	1 357.4	1 373.0 (2001)
Corée	..	..	..	..	..	..	..	..	315.8 (2002)
Danemark	114.7	248.8	363.5	84.3	342.5	426.8	29.3	468.6	497.9
Espagne	199.7	..	..	228.8	..	..	129.3	..	.. (2002)
États-Unis	4.5	..	..	2.7	..	..	2.0	..	..
Finlande	243.5	346.0	589.5	117.7	521.3	638.9	43.1	715.0	758.1
France	507.0	118.4	625.3	498.5	231.1	729.6	484.0	270.5	754.5 (2001)
Grèce	..	..	346.4	..	..	560.5	..	..	..
Hongrie	..	..	669.5 (1999)	..	..	698.7	..	..	768.9
Irlande	286.5	74.7	361.2	317.8	128.4	446.2	262.4	201.2	463.6
Islande	54.4	204.7	259.1 (1998)	..	..	..	..	..	566.6 (2002)
Italie	394.5	41.1	435.7	417.7	251.6	669.3	198.8	558.1	756.9
Japon	..	..	..	..	..	..	..	..	..
Luxembourg	483.4	185.8	669.3 (1999)	505.8	209.9	715.8	512.9	261.1	774.1
Mexique	5.7	28.1	33.8	7.1	30.3	37.3	15.2	33.3	48.4
Norvège	..	..	..	65.4	448.8	514.2	55.4	419.2	474.5 (2002)
Nouvelle-Zélande	..	..	..	25.6	218.3	243.9	17.6	172.6	190.2
Pays-Bas	210.1	254.4	464.5	95.4	457.9	553.3	41.4	653.4	694.8
Pologne	..	..	..	..	..	..	..	..	..
Portugal	..	..	114.5	132.4	13.2	145.6	149.5	115.7	265.2
Rép. slovaque	..	..	..	..	..	..	..	..	..
Rép. tchèque	..	..	..	..	..	..	386.3	..	..
Royaume-Uni	138.7	263.3	401.9	94.9	445.0	540.0	58.2	583.1	641.3
Suède	..	..	..	..	..	..	150.4	701.1	851.5 (2002)
Suisse	..	..	..	..	..	..	197.0	321.9	518.9
Turquie	..	..	..	..	..	..	..	..	..

Note : Les variations entre les pays doivent être interprétées avec précaution, car les pays enregistrent de façon différente les interventions chirurgicales de la cataracte et parfois n'incluent pas tous les établissements de santé dans leurs données.

Source : Eco-Santé OCDE 2005.

Tableau A.3.1. **Dépenses totales de santé, par habitant, USD PPA, 1970 à 2003**

	1970	1980	1990	2000	2001	2002	2003
Allemagne[a]	270	965	1 748 (1992)	2 671	2 784	2 916	2 996
Australie	188 (1969)	691	1 307	2 403	2 521	2 699	..
Autriche	191	764	1 338	2 161	2 163	2 236	2 302
Belgique	149	637	1 345	2 279	2 424	2 607	2 827
Canada	294	783	1 737	2 502	2 709	2 843	3 001
Corée	..	164 (1983)	377	771	932	975	1 074
Danemark	395 (1971)	955	1 567	2 382	2 556	2 655	2 763
Espagne	96	365	875	1 525	1 618	1 728	1 835
États-Unis	347	1 055	2 738	4 539	4 888	5 287	5 635
Finlande	192	592	1 422	1 718	1 857	2 013	2 118
France	210	711	1 568	2 456	2 617	2 762	2 903
Grèce	160	487	840	1 617	1 756	1 854	2 011
Hongrie	..	..	586 (1991)	857	975	1 115	1 269
Irlande	117	518	793	1 804	2 089	2 386	2 451
Islande	165	708	1 614	2 625	2 742	2 948	3 115
Italie	..	..	1 391	2 049	2 154	2 248	2 258
Japon	149	580	1 115	1 971	2 092	2 139	..
Luxembourg	163	643	1 547	2 985	3 264	3 729	3 705
Mexique	..	..	293	499	545	559	583
Norvège	142	667	1 396	3 083	3 287	3 616	3 807
Nouvelle-Zélande	211	506	995	1 605	1 701	1 850	1 886
Pays-Bas	330 (1972)	757	1 438	2 259	2 520	2 775	2 976
Pologne	..	..	296	587	646	734	744
Portugal	51	295	670	1 594	1 693	1 758	1 797
République slovaque	..	..	..	597	641	716	777
République tchèque	..	..	555	962	1 063	1 187	1 298
Royaume-Uni	164	482	986	1 833	2 032	2 231	..
Suède	309	936	1 579	2 273	2 404	2 595	2 703
Suisse	352	1 033	2 033	3 182	3 362	3 649	3 781
Turquie	..	75	166	452	459	467	513
Moyenne (non pondérée) (29)[b]			**1 183**	**1 988**	**2 133**	**2 295**	**2 394**
Moyenne (pondérée) (29)[b]			**1 416**	**2 371**	**2 546**	**2 719**	**2 853**

a) Les données antérieures à 1990 concernent l'Allemagne de l'Ouest.

b) Exclut la République slovaque, car les données sur les dépenses ne sont disponibles qu'à partir de 1997. La moyenne en 2003 inclut les données de 2002 pour l'Australie, le Japon et le Royaume-Uni.

Source : Eco-Santé OCDE 2005.

Tableau A.3.2. **Dépenses publiques de santé, par habitant, USD PPA, 1970 à 2003**

	1970	1980	1990	2000	2001	2002	2003
Allemagne[a]	197	760	1 593 (1992)	2 098	2 182	2 291	2 343
Australie	107 (1969)	435	877	1 646	1 709	1 821	..
Autriche	121	526	984	1 473	1 448	1 517	1 557
Belgique[b]	..	..	*1 158*	*1 620*	*1 758*	*1 839*	*2 009*
Canada	206	592	1 295	1 760	1 900	1 982	2 098
Corée	..	55 (1983)	139	356	484	490	531
Danemark	330 (1971)	838	1 296	1 963	2 113	2 202	2 292
Espagne	63	292	689	1 092	1 152	1 232	1 306
États-Unis	126	438	1 085	2 008	2 190	2 375	2 503
Finlande	141	468	1 151	1 290	1 409	1 536	1 622
France	159	569	1 201	1 862	1 987	2 101	2 214
Grèce	68	271	451	850	952	956	1 032
Hongrie	..	..	523 (1991)	606	673	783	919
Irlande	96	422	570	1 321	1 579	1 793	1 911
Islande	109	625	1 398	2 168	2 268	2 454	2 602
Italie	..	..	1 100	1 507	1 632	1 696	1 697
Japon	104	413	865	1 602	1 708	1 743	..
Luxembourg	145	597	1 440	2 665	2 868	3 367	3 329
Mexique	..	..	119	232	244	251	270
Norvège	130	568	1 156	2 543	2 747	3 019	3 188
Nouvelle-Zélande	169	446	820	1 252	1 300	1 441	1 484
Pays-Bas	199 (1972)	525	965	1 425	1 583	1 733	1 856
Pologne	..	..	271	411	465	522	520
Portugal	30	190	439	1 107	1 195	1 240	1 253
République slovaque	..	..	..	533	573	638	687
République tchèque	..	..	541	879	971	1 082	1 170
Royaume-Uni	142	430	824	1 482	1 686	1 860	..
Suède	266	866	1 418	1 929	2 040	2 208	2 304
Suisse	..	..	1 065	1 770	1 920	2 113	2 213
Turquie	..	22	101	284	313	324	364
Moyenne (non pondérée) (28)[c]			**871**	**1 414**	**1 526**	**1 648**	**1 714**
Moyenne (pondérée) (28)[c]			**822**	**1 409**	**1 524**	**1 623**	**1 685**

a) Les données antérieures à 1990 concernent l'Allemagne de l'Ouest.

b) Les données pour la Belgique correspondent aux dépenses publiques courantes de santé, et non aux dépenses publiques totales de santé.

c) Exclut la Belgique et la République slovaque. La moyenne en 2003 inclut les données de 2002 pour l'Australie, le Japon et le Royaume-Uni.

Source : Eco-Santé OCDE 2005.

Tableau A.3.3. **Croissance des dépenses totales de santé comparée à la croissance du PIB, en termes réels, 1980 à 2003**

	1980-2003		1992-1997		1997-2003		Dépenses de santé par habitant, en termes réels, en 2003; 1992=100
	PIB	Dépenses totales de santé	PIB	Dépenses totales de santé	PIB	Dépenses totales de santé	
Allemagne	0.9	2.0	0.7	2.2	1.2	1.7	124
Australie[a]	2.0	3.3	2.9	3.9	2.4	4.3	150
Autriche	1.9	2.0	1.5	1.7	1.8	2.1	123
Belgique	1.7	3.5	1.6	2.6	1.7	4.0	144
Canada	1.6	3.1	2.0	–0.3	2.7	4.5	128
Corée[b]	5.8	7.3	5.8	5.5	3.3	7.8	204
Danemark	1.6	1.5	2.3	1.7	1.5	3.0	130
Espagne	2.3	3.8	1.9	2.6	2.4	2.9	135
États-Unis	2.0	4.4	2.3	2.4	1.9	4.3	145
Finlande	2.0	2.7	2.8	–1.6	2.9	3.3	112
France	1.6	3.2	0.8	1.5	1.9	3.3	131
Grèce	1.3	3.1	0.9	4.6	3.6	4.4	162
Hongrie	..	..	2.1	0.1	4.4	7.7	156
Irlande	4.7	4.1	6.7	4.8	6.1	8.5	207
Islande	1.5	3.9	2.2	2.1	2.4	6.5	162
Italie	..	..	1.4	0.0	1.3	2.9	119
Japon[a]	2.1	2.9	1.4	3.6	0.2	2.8	137
Luxembourg	3.9	4.5	2.8	2.0	3.8	6.5	161
Mexique	..	..	0.6	–0.6	1.5	4.2	124
Norvège	2.5	4.2	4.0	4.7	1.4	4.8	167
Nouvelle-Zélande	1.5	2.9	2.7	2.4	2.3	3.8	140
Pays-Bas	1.7	2.9	2.1	1.5	1.5	4.7	141
Pologne	..	..	5.6	3.9	3.4	5.5	167
Portugal	2.4	4.8	1.9	5.9	1.5	3.7	165
République slovaque	..	..	..	..	3.4	3.7	..
République tchèque	..	..	2.3	7.9	2.1	4.2	188
Royaume-Uni[a]	2.2	3.7	2.8	2.6	2.7	5.2	146
Suède	1.7	1.8	1.6	1.3	2.6	4.9	142
Suisse	0.8	2.7	0.1	1.8	0.9	3.0	131
Turquie	..	..	2.9	5.1	0.1	10.0	226
Moyenne (29)[c]	**..**	**..**	**2.4**	**2.6**	**2.3**	**4.6**	**151**
Moyenne (23)[d]	**2.2**	**3.4**	**2.3**	**2.6**	**2.3**	**4.3**	**147**

a) Taux de croissance calculés par rapport à 2002 au lieu de 2003.
b) Taux de croissance calculés à partir de 1983 au lieu de 1980.
c) Exclut la République slovaque.
d) Exclut la Hongrie, l'Italie, le Mexique, la Pologne, la République slovaque, la République tchèque et la Turquie.
Source : Eco-Santé OCDE 2005.

PANORAMA DE LA SANTÉ : LES INDICATEURS DE L'OCDE 2005 – ISBN 92-64-01264-8 – © OCDE 2005

Tableau A.3.4. **Croissance des dépenses publiques de santé comparée à la croissance du PIB, en termes réels, 1980 à 2003**

	1980-2003		1992-1997		1997-2003		Dépenses de santé par habitant, en termes réels, en 2003; 1992=100
	PIB	Dépenses publiques de santé	PIB	Dépenses publiques de santé	PIB	Dépenses publiques de santé	
Allemagne	0.9	2.0	0.7	1.8	1.2	1.5	120
Australie[a]	2.0	3.7	2.9	4.3	2.4	4.3	152
Autriche	1.9	1.9	1.5	0.0	1.8	2.1	113
Belgique[b]	..	..	1.6	1.8	1.7	3.9	138
Canada	1.6	2.7	2.0	–1.4	2.7	4.5	121
Corée[c]	5.8	9.5	5.8	8.9	3.3	11.4	292
Danemark	1.6	1.3	2.3	1.5	1.5	3.2	130
Espagne	2.3	3.3	1.9	1.2	2.4	2.6	124
États-Unis	2.0	4.8	2.3	3.7	1.9	4.0	152
Finlande	2.0	2.5	2.8	–2.5	2.9	3.4	108
France	1.6	2.9	0.8	1.4	1.9	3.3	130
Grèce	1.3	2.7	0.9	3.9	3.6	3.9	152
Hongrie	..	..	2.1	–1.5	4.4	5.6	129
Irlande	4.7	3.9	6.7	5.7	6.1	9.3	226
Islande	1.5	3.6	2.2	1.4	2.4	6.8	159
Italie	..	..	1.4	–1.2	1.3	3.6	116
Japon[a]	2.1	3.6	1.4	4.5	0.2	2.8	143
Luxembourg	3.9	4.4	2.8	1.9	3.8	5.9	156
Mexique	..	..	0.6	0.2	1.5	4.8	134
Norvège	2.5	4.1	4.0	3.9	1.4	5.3	165
Nouvelle-Zélande	1.5	2.4	2.7	1.9	2.3	4.1	140
Pays-Bas	1.7	2.4	2.1	0.1	1.5	3.2	121
Pologne	..	..	5.6	2.7	3.4	4.9	153
Portugal	2.4	5.2	1.9	8.0	1.5	4.7	193
République slovaque	..	..	..	..	3.4	3.1	..
République tchèque	..	..	2.3	7.0	2.1	3.9	177
Royaume-Uni[a]	2.2	3.4	2.8	1.5	2.7	6.0	144
Suède	1.7	1.5	1.6	0.9	2.6	4.7	138
Suisse	0.8	..	0.1	2.3	0.9	4.0	142
Turquie	..	..	2.9	6.5	0.1	9.8	237
Moyenne (29)[d]	**..**	**..**	**2.4**	**2.4**	**2.3**	**4.7**	**152**
Moyenne (22)[e]	**2.2**	**3.4**	**2.4**	**2.5**	**2.3**	**4.6**	**151**

a) Taux de croissance calculés par rapport à 2002 au lieu de 2003.

b) Les données pour la Belgique correspondent aux dépenses publiques courantes de santé, et non aux dépenses publiques totales de santé.

c) Taux de croissance calculés à partir de 1983 au lieu de 1980.

d) Exclut la République slovaque.

e) Exclut la Belgique, la Hongrie, l'Italie, le Mexique, la Pologne, la République slovaque, la République tchèque et la Turquie.

Source : Eco-Santé OCDE 2005.

Tableau A.3.5. **Taux de croissance annuel des dépenses de santé totales par habitant, en termes réels, 1992 à 2003**

	1992/93	1993/94	1994/95	1995/96	1996/97	1997/98	1998/99	1999/2000	2000/01	2001/02	2002/03
Allemagne	–1.3	4.4	5.3	3.4	–0.4	1.3	2.2	2.4	2.3	1.4	0.9
Australie	3.4	3.7	3.7	4.7	4.1	5.5	4.0	4.3	3.4	4.5	..
Autriche	5.0	2.2	11.0	3.1	–11.4	6.4	3.1	1.8	–1.0	1.1	1.4
Belgique	0.2	0.2	8.9	2.7	1.1	3.0	4.8	4.6	1.9	3.8	6.0
Canada	0.0	–0.2	–2.0	–1.8	2.4	6.3	2.9	3.7	5.8	4.9	3.6
Corée	0.9	5.1	8.4	10.3	2.9	–3.6	16.6	4.8	18.1	4.0	8.2
Danemark	3.3	2.4	–1.7	2.9	1.8	4.1	3.9	0.7	4.4	3.1	1.9
Espagne	3.1	0.5	5.0	2.4	1.9	4.0	4.1	2.7	2.9	1.2	2.3
États-Unis	3.7	2.1	2.3	1.9	2.2	2.8	3.3	3.4	5.2	6.4	4.7
Finlande	–10.1	–3.9	0.1	5.5	1.0	–0.7	3.4	1.4	4.7	5.9	5.3
France	3.1	1.0	2.8	0.7	0.0	2.2	2.8	3.7	3.0	3.2	4.6
Grèce	9.1	10.7	0.9	1.2	1.6	1.9	6.0	7.2	6.4	–0.9	6.0
Hongrie	–0.1	10.5	–7.9	–2.2	1.2	10.6	5.0	2.3	7.5	9.4	11.4
Irlande	1.0	5.7	6.1	4.4	7.0	3.5	11.2	9.8	13.3	11.2	2.6
Islande	1.1	0.8	1.4	4.2	3.0	9.3	11.3	2.9	1.5	6.0	8.3
Italie	–3.9	–1.7	–2.0	2.7	5.3	1.8	2.5	7.6	3.8	2.1	–0.3
Japon	4.3	4.9	3.1	5.2	0.8	2.0	3.4	4.9	3.6	0.0	..
Luxembourg	4.1	–0.2	4.7	2.7	–1.1	3.3	13.4	5.2	8.3	11.1	–1.8
Mexique	3.8	2.7	–10.1	–6.0	7.9	5.4	6.7	4.5	6.6	–0.2	2.4
Norvège	0.3	3.1	4.2	4.0	12.4	12.4	2.1	–7.6	6.7	12.1	4.2
Nouvelle-Zélande	0.5	4.0	2.9	1.2	3.2	5.7	3.0	2.8	3.9	7.7	–0.2
Pays-Bas	1.7	0.4	2.6	1.6	1.1	4.9	4.6	1.7	5.4	7.1	4.5
Pologne	–0.8	–1.3	7.1	13.2	2.1	10.1	1.1	1.4	7.4	10.8	2.3
Portugal	2.2	1.2	16.1	6.4	4.0	3.6	7.1	8.2	3.0	–0.5	0.8
République slovaque	..	..	..	..	..	1.8	2.5	–2.1	4.6	6.8	9.0
République tchèque	32.1	4.3	5.8	1.2	–0.7	–1.3	0.9	3.8	7.1	6.3	9.1
Royaume-Uni	2.4	5.1	1.8	3.1	0.4	3.4	6.5	5.1	6.9	4.1	..
Suède	0.4	–1.4	2.9	4.0	0.4	5.1	5.8	4.2	5.1	6.4	2.7
Suisse	–0.2	1.0	2.1	4.4	1.9	4.2	2.1	2.9	5.0	1.5	2.5
Turquie	4.2	–9.5	–1.8	21.6	14.1	16.1	24.8	8.6	2.8	1.8	7.5
Moyenne (29)[a]	**2.5**	**2.0**	**2.9**	**3.7**	**2.4**	**4.6**	**5.8**	**3.8**	**5.3**	**4.7**	**3.8**

a) Exclut la République slovaque. La moyenne en 2003 inclut les données de 2002 pour l'Australie, le Japon et le Royaume-Uni.

Source : Eco-Santé OCDE 2005.

PANORAMA DE LA SANTÉ : LES INDICATEURS DE L'OCDE 2005 – ISBN 92-64-01264-8 – © OCDE 2005

Tableau A.3.6. **Taux de croissance annuel des dépenses de santé publiques par habitant, en termes réels, 1992 à 2003**

	1992/93	1993/94	1994/95	1995/96	1996/97	1997/98	1998/99	1999/2000	2000/01	2001/02	2002/03
Allemagne	–2.2	4.4	5.6	3.4	–2.2	0.5	2.2	2.5	2.1	1.6	0.4
Australie	2.5	3.7	5.0	3.9	6.7	5.4	6.6	3.1	2.3	4.1	. .
Autriche	6.0	2.5	4.0	2.1	–13.2	5.8	3.7	2.4	–2.7	2.4	1.1
Belgique[a]	–0.7	–0.7	7.2	6.2	–2.6	2.7	4.3	4.7	4.0	0.9	6.8
Canada	–1.9	–1.1	–2.9	–2.5	1.3	6.9	2.5	3.8	5.4	4.2	4.0
Corée	3.7	1.9	11.2	19.1	9.5	5.5	16.8	8.9	32.8	0.8	6.2
Danemark	2.6	1.8	–1.4	2.7	1.6	3.8	4.1	1.0	4.7	3.5	1.9
Espagne	2.1	–0.9	0.3	2.7	2.0	3.6	3.8	2.1	2.3	1.4	2.1
États-Unis	5.3	6.1	3.5	2.6	1.2	0.8	2.8	3.7	6.5	6.7	3.5
Finlande	–14.1	–4.7	0.3	5.8	1.3	–0.5	2.0	1.1	5.7	6.5	5.6
France	3.0	0.3	3.4	0.4	0.1	1.9	2.8	3.4	3.1	3.4	4.9
Grèce	8.8	1.9	4.6	3.0	1.4	0.4	8.8	5.5	9.7	–5.7	5.4
Hongrie	–0.8	10.4	–11.5	–5.0	0.8	1.8	1.7	0.0	4.8	11.4	14.8
Irlande	3.6	3.7	5.7	4.1	11.8	6.2	5.8	10.5	16.9	10.6	6.5
Islande	–0.7	1.1	1.8	3.4	1.5	9.2	13.6	1.6	1.6	6.7	8.7
Italie	–4.3	–4.1	–5.3	2.2	5.9	1.4	3.0	9.9	7.0	1.6	–0.7
Japon	5.7	4.1	8.9	4.9	–0.7	1.1	3.8	5.1	4.1	–0.2	. .
Luxembourg	4.2	–1.5	5.5	3.1	–1.4	3.2	10.1	4.6	6.6	14.2	–2.2
Mexique	4.1	7.0	–15.9	–7.6	16.5	8.5	10.8	1.8	2.7	0.0	5.7
Norvège	0.1	3.2	3.7	3.9	8.6	13.6	2.6	–7.6	8.1	12.0	4.5
Nouvelle-Zélande	–2.5	5.2	2.5	0.5	4.0	5.3	3.6	3.5	1.8	9.7	0.8
Pays-Bas	2.9	–0.6	0.0	–5.3	3.6	–0.7	2.2	2.3	4.9	6.5	4.3
Pologne	–4.2	–2.6	7.3	14.0	0.1	0.0	10.0	–0.1	10.3	9.6	0.5
Portugal	8.2	1.7	14.7	10.9	4.7	5.9	7.8	11.3	4.7	–0.5	–0.3
République slovaque	. .	. .	. .	. .	. .	1.6	0.4	–2.4	4.5	6.6	8.0
République tchèque	31.2	3.2	4.4	1.1	–1.6	–1.1	0.5	3.7	7.1	6.0	7.9
Royaume-Uni	3.1	3.6	1.8	2.0	–2.7	3.4	6.8	5.5	9.7	4.6	. .
Suède	0.6	–1.8	2.5	4.4	–0.8	5.0	5.8	3.1	5.0	6.7	2.8
Suisse	0.8	0.8	1.3	6.2	2.8	3.6	2.9	3.4	7.8	2.9	3.6
Turquie	3.3	–6.1	0.3	19.6	18.1	16.6	6.0	11.8	11.4	3.6	9.8
Moyenne (29)[b]	**2.4**	**1.5**	**2.4**	**3.9**	**2.7**	**4.1**	**5.4**	**3.9**	**6.6**	**4.7**	**4.0**

a) Les données pour la Belgique correspondent aux dépenses publiques courantes de santé, et non aux dépenses publiques totales de santé.

b) Exclut la République slovaque. La moyenne en 2003 inclut les données de 2002 pour l'Australie, le Japon et le Royaume-Uni.

Source : Eco-Santé OCDE 2005.

Tableau A.3.7. **Dépenses totales de santé en pourcentage du PIB, 1970 à 2003**

	1970	1980	1990	2000	2001	2002	2003
Allemagne[a]	6.2	8.7	8.5 (1992)	10.6	10.8	10.9	11.1
Australie	4.6 (1969)	7.0	7.8	9.0	9.1	9.3	..
Autriche	5.1	7.4	7.0	7.5	7.4	7.5	7.5
Belgique	4.0	6.4	7.4	8.7	8.8	9.1	9.6
Canada	7.0	7.1	9.0	8.9	9.4	9.6	9.9
Corée	..	4.2 (1983)	4.5	4.7	5.4	5.3	5.6
Danemark	8.0 (1971)	9.1	8.5	8.4	8.6	8.8	9.0
Espagne	3.6	5.4	6.7	7.4	7.5	7.6	7.7
États-Unis	6.9	8.7	11.9	13.1	13.8	14.6	15.0
Finlande	5.6	6.4	7.8	6.7	6.9	7.2	7.4
France	5.4	7.1	8.6	9.3	9.4	9.7	10.1
Grèce	6.1	6.6	7.4	9.9	10.2	9.8	9.9
Hongrie	..	..	7.1 (1991)	7.1	7.4	7.8	8.4
Irlande	5.1	8.4	6.1	6.3	6.9	7.3	7.4
Islande	4.7	6.2	8.0	9.3	9.3	10.0	10.5
Italie	..	..	7.9	8.1	8.2	8.4	8.4
Japon	4.5	6.5	5.9	7.6	7.8	7.9	..
Luxembourg	3.6	5.9	6.1	6.0	6.5	7.2	6.9
Mexique	..	..	4.8	5.6	6.0	6.0	6.2
Norvège	4.4	7.0	7.7	8.5	8.9	9.9	10.3
Nouvelle-Zélande	5.1	5.9	6.9	7.8	7.9	8.2	8.1
Pays-Bas	6.9 (1972)	7.5	8.0	8.3	8.7	9.3	9.8
Pologne	..	..	4.9	5.7	6.0	6.6	6.5
Portugal	2.6	5.6	6.2	9.2	9.4	9.3	9.6
République slovaque	..	..	..	5.5	5.6	5.7	5.9
République tchèque	..	..	4.7	6.6	6.9	7.2	7.5
Royaume-Uni	4.5	5.6	6.0	7.3	7.5	7.7	..
Suède	6.9	9.1	8.4	8.4	8.8	9.2	9.4
Suisse	5.5	7.4	8.3	10.4	10.9	11.1	11.5
Turquie	..	3.3	3.6	6.6	7.5	7.2	7.4
Moyenne (non pondérée) (29)[b]			**7.1**	**8.0**	**8.3**	**8.6**	**8.8**
Moyenne (pondérée) (29)[b]			**8.6**	**9.9**	**10.3**	**10.6**	**10.9**

a) Les données antérieures à 1990 concernent l'Allemagne de l'Ouest.

b) Exclut la République slovaque, car les données sur les dépenses ne sont disponibles qu'à partir de 1997. La moyenne en 2003 inclut les données de 2002 pour l'Australie, le Japon et le Royaume-Uni.

Source : Eco-Santé OCDE 2005.

Tableau A.3.8. **Dépenses publiques de santé en pourcentage du PIB, 1970 à 2003**

	1970	1980	1990	2000	2001	2002	2003
Allemagne[a]	4.5	6.8	6.5 (1992)	8.3	8.5	8.6	8.6
Australie	2.6 (1969)	4.4	5.2	6.2	6.2	6.3	..
Autriche	3.2	5.1	5.1	5.1	5.0	5.1	5.1
Belgique[b]	..	..	*5.9* (1992)	*6.2*	*6.4*	*6.8*	*6.8*
Canada	4.9	5.4	6.7	6.3	6.6	6.7	6.9
Corée	..	1.4 (1983)	1.7	2.2	2.8	2.7	2.8
Danemark	6.7 (1971)	8.0	7.0	6.9	7.1	7.3	7.5
Espagne	2.3	4.3	5.3	5.3	5.4	5.4	5.5
États-Unis	2.5	3.6	4.7	5.8	6.2	6.6	6.6
Finlande	4.1	5.0	6.3	5.0	5.3	5.5	5.7
France	4.1	5.7	6.6	7.1	7.2	7.4	7.7
Grèce	2.6	3.7	4.0	5.2	5.5	5.0	5.1
Hongrie	..	..	6.4 (1991)	5.0	5.1	5.5	6.1
Irlande	4.2	6.8	4.4	4.7	5.2	5.5	5.8
Islande	3.1	5.5	6.9	7.7	7.7	8.3	8.8
Italie	..	..	6.3	5.9	6.2	6.3	6.3
Japon	3.2	4.6	4.6	6.1	6.4	6.4	..
Luxembourg	3.2	5.5	5.7	5.4	5.7	6.5	6.2
Mexique	..	..	2.0	2.6	2.7	2.7	2.9
Norvège	4.0	5.9	6.4	7.0	7.4	8.2	8.6
Nouvelle-Zélande	4.1	5.2	5.7	6.1	6.0	6.4	6.3
Pays-Bas	4.1 (1972)	5.2	5.4	5.2	5.4	5.8	6.1
Pologne	..	..	4.5	4.0	4.3	4.7	4.5
Portugal	1.6	3.6	4.1	6.4	6.6	6.6	6.7
République slovaque	..	..		4.9	5.0	5.1	5.2
République tchèque	..	..	4.6	6.0	6.3	6.5	6.8
Royaume-Uni	3.9	5.0	5.0	5.9	6.2	6.4	..
Suède	5.9	8.4	7.5	7.2	7.5	7.8	8.0
Suisse	..	..	4.3	5.8	6.2	6.4	6.7
Turquie	..	1.0	2.2	4.2	5.1	5.0	5.2
Moyenne (non pondérée) (29)[c]			**5.2**	**5.7**	**5.9**	**6.2**	**6.3**
Moyenne (pondérée) (29)[c]			**5.0**	**5.8**	**6.1**	**6.3**	**6.4**

a) Les données antérieures à 1990 concernent l'Allemagne de l'Ouest.

b) Les données pour la Belgique correspondent aux dépenses publiques courantes de santé, et non aux dépenses publiques totales de santé.

c) Exclut la République slovaque. La moyenne en 2003 inclut les données de 2002 pour l'Australie, le Japon et le Royaume-Uni.

Source : Eco-Santé OCDE 2005.

Tableau A.3.9. **Dépenses courantes de santé par fonctions, 2003 (Dépenses courantes de santé = 100)**

	Services de santé individuels	dont :			Biens médicaux pour patients ambulatoires	Santé collective	dont :	
		Soins curatifs et réadaptation	*Soins de longue durée*	*Services auxiliaires*			*Prévention et santé publique*	*Admin. & assurances*
Allemagne	69	*49*	*14*	*6*	20	11	*5*	*6*
Australie (2001)	73	*60*	*8*	*6*	19	8	*3*	*4*
Autriche	70	..	..	..	24	6	*2*	*4*
Belgique	..	..	..	..	..	..	..	..
Canada[a]	69	*48*	*14*	*7*	20	11	*8*	*3*
Corée	62	*62*	..	..	33	5	*1*	*4*
Danemark	85	..	..	..	12	1	..	*1*
Espagne	70	*67*	*2*	*1*	26	4	*1*	*3*
États-Unis	74	*67*	*7*	*0*	14	11	*4*	*7*
Finlande	73	*64*	*8*	*1*	20	6	*4*	*2*
France	70	*62*	*4*	*4*	25	4	*3*	*2*
Grèce	..	..	..	..	..	..	..	..
Hongrie (2002)	60	*52*	*2*	*6*	33	7	*5*	*2*
Irlande	..	..	..	..	..	..	..	..
Islande	80	*64*	*15*	*3*	17	3	*1*	*2*
Italie	76	..	..	..	23	1	*1*	*0*
Japon (2002)	76	*62*	*13*	*1*	20	5	*2*	*2*
Luxembourg	83	*64*	*13*	*6*	13	3	*1*	*3*
Mexique	69	..	..	..	22	8	*3*	*4*
Norvège	82	*52*	*25*	*6*	15	3	*2*	*1*
Nouvelle-Zélande	..	..	..	..	..	..	..	..
Pays-Bas	71	*57*	*12*	*2*	18	10	*5*	*4*
Pologne	61	*53*	*5*	*3*	34	5	*3*	*1*
Portugal	..	..	..	..	..	..	..	..
République slovaque	52	..	..	*4*	46	2	*2*	*0*
République tchèque	67	..	*2*	*1*	27	6	*3*	*3*
Royaume-Uni	..	..	..	..	..	..	..	..
Suède	84	..	..	..	15	..	..	*1*
Suisse	82	*59*	*21*	*3*	13	7	*2*	*5*
Turquie (2000)[b]	**54**	***51***	**..**	***3***	**29**	**5**	***2***	**2**
Moyenne (23)[c]	**72**	**..**	**..**	**..**	**22**	**6**	**..**	**..**

a) Les dépenses canadiennes pour la prévention et la santé publique comprennent les dépenses administratives générales des ministères de santé provinciaux/territoriaux et fédéraux.

b) Pour la Turquie, 12% des dépenses courantes de santé ne peuvent être réparties par fonctions.

c) Exclut la Belgique, la Grèce, l'Irlande, la Nouvelle-Zélande, le Portugal, le Royaume-Uni et la Turquie.

Source : Eco-Santé OCDE 2005.

Tableau A.3.10. **Dépenses de produits pharmaceutiques par habitant, 2003, et taux de croissance moyen annuel, en termes réels, 1970 à 2003**

	Par habitant USD PPA	Taux de croissance moyen annuel				Dépenses totales
	2003	1970-1980	1980-1990	1990-2000	1997-2003	1997-2003
Allemagne	436	4.2	2.5	1.2 (92-00)	3.7	1.7
Australie	353 (2001)	–1.9 (71-80)	3.9	8.8	9.1 (97-01)	4.3 (97-01)
Autriche	389	. .	. .	. .	5.3	2.1 (97-02)
Belgique	. .	3.1	2.2	4.2 (90-97)	. .	4.0
Canada	507	0.3	7.1	5.2	6.9	4.5
Corée	309	. .	11.6 (83-90)	2.3	8.6	7.8
Danemark	272	. .	3.0	3.4	4.5	3.0
Espagne	401	. .	3.0	5.3	3.7	2.9
États-Unis	728	1.3	5.7	5.7	9.5	4.3
Finlande	339	2.9	3.4	5.0	4.6	3.3
France	606	1.5	4.4	4.3	5.8	3.3
Grèce	322	1.4	–1.4	5.2	4.2	4.4
Hongrie	308 (2002)	. .	. .	3.3 (91-01)	8.3 (97-02)	6.9 (97-02)
Irlande	290	1.0	1.3	5.2	11.3	8.5
Islande	453	7.4	2.5	4.4	5.8	6.5
Italie	498	. .	. .	2.2	3.3	2.9
Japon	393 (2002)	. .	2.6	2.2	0.5 (97-02)	2.8 (97-02)
Luxembourg	389	4.0	5.1	0.8	3.2	6.5
Mexique	125	. .	. .	. .	7.0 (99-03)	3.3 (99-03)
Norvège	341 (2002)	10.3	1.4	2.7 (90-97)	5.7 (97-02)	4.9 (97-02)
Nouvelle-Zélande	. .	2.6 (71-80)	4.4	4.1 (90-97)	. .	3.8
Pays-Bas	340	–0.1 (72-80)	4.2	4.6	5.4	4.7
Pologne	225	. .	. .	. .	. .	5.5
Portugal	. .	16.0	6.5	5.5 (90-98)	. .	3.7
République slovaque	299	. .	. .	. .	7.7 (99-03)	4.5 (99-03)
République tchèque	284	. .	. .	4.2	1.7	4.2
Royaume-Uni	. .	2.7	3.7	5.9 (90-97)	. .	5.2 (97-02)
Suède	339 (2002)	4.3	3.2	7.5	4.9	4.9
Suisse	398	. .	. .	3.2	3.3	3.0
Turquie	112 (2000)	. .	13.2 (82-90)	10.1	. .	10.0
Moyenne (24)[a]	**380**	**. .**	**. .**	**. .**	**5.6**	**4.4**
Moyenne (13)[b]	**419**	**2.8**	**3.3**	**4.7**	**6.2**	**4.8**

a) Exclut la Belgique, la Nouvelle-Zélande, la Pologne, le Portugal, le Royaume-Uni et la Turquie.

b) Inclut l'Allemagne, l'Australie, le Canada, les États-Unis, la Finlande, la France, la Grèce, l'Irlande, l'Islande, le Luxembourg, les Pays-Bas, la Norvège et la Suède.

Source : Eco-Santé OCDE 2005.

Tableau A.3.11. **Part du financement public des dépenses de produits pharmaceutiques, 1970 à 2003**

	1970	1980	1990	2000	2003
Allemagne[a]	63	74	73 (1992)	73	75
Australie	45 (1969)	44	45	57	52 (2001)
Autriche	..	..	..	68	70
Belgique	59	57	47	45 (1997)	..
Canada	2	25	33	35	38
Corée	..	10 (1983)	12	32	43
Danemark	..	50	34	49	49
Espagne	..	64	72	74	74
États-Unis	6	8	12	18	21
Finlande	34	47	47	50	54
France	67	67	62	65	67
Grèce	60	60	57	71	74
Hongrie	..	..	79 (1991)	61	63 (2002)
Irlande	50	53	65	80	86
Islande	43	51	82	61	58
Italie	..	..	63	44	49
Japon	..	..	61	66	68 (2002)
Luxembourg	84	86	85	82	83
Mexique	..	..	..	0	11
Norvège	36	42	79	58	59 (2002)
Nouvelle-Zélande	77 (1971)	81	75	71 (1997)	..
Pays-Bas	60 (1972)	67	67	58	57
Pologne	..	..	..	38	41
Portugal	69	69	62	66 (1997)	..
République slovaque	..	..	..	83	83
République tchèque	..	..	89	78	77
Royaume-Uni	59	68	67	64 (1997)	..
Suède	63	72	72	69	70
Suisse	..	..	..	61	66
Turquie	..	100 (1981)	88	63	..
Moyenne (25)[b]	**..**	**..**	**..**	**57**	**59**
Moyenne (13)[c]	**47**	**53**	**60**	**60**	**61**

a) Les données antérieures à 1990 concernent l'Allemagne de l'Ouest.
b) Exclut la Belgique, la Nouvelle-Zélande, le Portugal, le Royaume-Uni et la Turquie.
c) Inclut l'Allemagne, l'Australie, le Canada, les États-Unis, la Finlande, la France, la Grèce, l'Irlande, l'Islande, le Luxembourg, la Norvège, les Pays-Bas et la Suède.

Source : Eco-Santé OCDE 2005.

Tableau A.3.12. **Dépenses de santé par source de financement, 2003 Dépenses totales de santé = 100**

	1990						2003					
	Dépenses publiques	dont :		Dépenses privées	dont :		Dépenses publiques	dont :		Dépenses privées	dont:	
		Admin. Publiques	Sécurité sociale		Assurance privée	Versements nets des ménages		Admin. Publiques	Sécurité sociale		Assurance privée	Versements nets des ménages
Allemagne (2000)	81	15	66	19	10	8	78	10	68	22	9	10
Australie (2001)	67	67	0	33	11	17	68	68	0	33	8	21
Autriche	74	..	..	27	9	..	68	23	45	32	8	19
Belgique	..	..	..	..	..	..	75	..	..	26	..	..
Canada	75	74	1	26	8	14	70	69	2	30	13	15
Corée	37	10	27	63	1	59	49	9	40	51	2	42
Danemark	83	83	0	17	1	16	83	83	0	17	1	16
Espagne (1991)	78	56	22	22	3	19	71	66	5	29	4	24
États-Unis	40	25	15	60	34	20	44	32	13	56	37	14
Finlande	81	70	11	19	2	16	77	60	17	24	2	19
France	77	2	74	23	11	11	76	3	74	24	13	10
Grèce	54	..	..	46	..	..	51	..	..	49	2	47
Hongrie (1992)	89	16	73	11	0	11	72	12	60	28	1	25
Irlande	72	71	1	28	9	17	78	77	1	22	6	13
Islande	87	53	34	13	..	13	84	53	31	17	0	17
Italie	79	79	0	21	1	15	75	75	0	25	1	21
Japon (2002)	78	..	..	22	..		82	16	66	19	0	17
Luxembourg	93	..	..	7	..	6	90	12	79	10	1	7
Mexique	40	8	33	60	1	58	46	15	31	54	3	51
Norvège	83	83	0	17	..	15	84	68	15	16	0	16
Nouvelle-Zélande	82	82	0	18	3	15	79	79	0	21	6	16
Pays-Bas	67	5	62	33	..		62	4	58	38	17	8
Pologne	92	92	0	8	..	8	70	10	60	30	1	26
Portugal	66	..	..	35	1	..	70	..	..	30	..	..
République slovaque	..	..	..	..	..	..	88	6	83	12	0	12
République tchèque	95	18	77	5	..	5	90	13	77	10	0	8
Royaume-Uni (2002)	84	84	0	16	3	11	83	83	0	17	..	..
Suède	90	..	..	10	..	..	85	..	..	15	..	..
Suisse	52	19	33	48	11	36	59	18	41	42	9	32
Turquie (2000)	61	..	..	39	0	31	63	28	35	37	4	28
Moyenne (28)[a]	**73**			**27**			**72**			**28**		

Note : La somme de l'assurance privée et des versements nets des ménages n'est pas nécessairement égale au total des dépenses privées, ces dernières pouvant inclure d'autres fonds privés (non montrés dans le tableau).

a) Exclut la Belgique et la République slovaque.

Source : Eco-Santé OCDE 2005.

Tableau A.3.13. **Paiements directs des ménages par rapport aux dépenses totales de santé, aux dépenses privées de santé et à la consommation finale des ménages, 1990 et 2003**

	1990				2003			
	Paiements directs par habitant USD PPA	% des dépenses totales de santé	% des dépenses privées de santé	% de la consommation finale des ménages	Paiements directs par habitant USD PPA	% des dépenses totales de santé	% des dépenses privées de santé	% de la consommation finale des ménages
Allemagne (1992)	194	10	47	1.8	312	10	48	2.0
Australie (2001)	217	17	51	2.2	529	21	65	2.8
Autriche	..	..	..	..	441	19	59	2.7
Belgique	..	..	..	..	..	..	..	..
Canada	251	14	57	2.4	448	15	50	2.7
Corée	221	59	93	5.4	450	42	83	4.4
Danemark	251	16	93	2.8	436	16	93	3.1
Espagne (1991)	179	19	83	2.4	434	24	82	3.2
États-Unis	550	20	33	3.6	793	14	25	3.0
Finlande	221	16	81	2.5	403	19	81	2.9
France	179	11	49	1.8	291	10	42	1.8
Grèce	..	..	..	..	935	47	95	6.9
Hongrie (1991)	64	11	100	1.4	312	25	89	3.9
Irlande	131	17	59	1.8	327	13	61	2.3
Islande	216	13	100	1.9	513	17	100	3.2
Italie	215	15	74	2.1	468	21	83	2.9
Japon (2002)	..	..	..	..	370	17	93	2.4
Luxembourg	85	6	80	0.7	260	7	70	1.2
Mexique	171	58	98	4.0	294	51	94	4.5
Norvège	203	15	85	2.4	591	16	95	3.6
Nouvelle-Zélande	144	15	82	1.7	296	16	74	2.2
Pays-Bas	..	..	..	..	233	8	21	1.6
Pologne	25	8	100	0.9	197	26	88	2.6
Portugal	..	..	..	..	..	..	..	..
République slovaque	..	..	..	..	91	12	100	1.2
République tchèque	14	3	100	0.2	108	8	85	1.3
Royaume-Uni	105	11	65	1.1	..	..	..	..
Suède	..	..	..	..	..	..	..	..
Suisse	725	36	75	5.3	1 192	32	76	6.2
Turquie (1993)	59	31	95	4.8	105	20	70	2.3
Moyenne (21)[a]	**205**	**19**	**78**	**2.5**	**417**	**20**	**74**	**3.0**

a) Exclut l'Autriche, la Belgique, la Grèce, le Japon, les Pays-Bas, le Portugal, la République slovaque, le Royaume-Uni et la Suède.

Source : Eco-Santé OCDE 2005.

Tableau A.4.1. **Pourcentage de la population adulte qui déclare fumer quotidiennement, 1980 à 2003**

	1980			1990			2003		
	Femme	Homme	Total	Femme	Homme	Total	Femme	Homme	Total
Allemagne	21.2	48.4	34.8 (1978)	17.0	30.8	23.7 (1992)	19.1	29.8	24.3
Australie	31.1	41.1	36.0	27.0	30.2	28.6 (1989)	18.2	21.4	19.8 (2001)
Autriche	..	..	..	..	..	..	..	..	..
Belgique	28.4	52.6	40.5 (1982)	26.0	38.0	32.0	25.0	30.0	27.0
Canada	28.9	36.7	32.8 (1981)	26.7	29.8	28.2	14.0	19.0	17.0
Corée	..	..	..	6.4	65.7	34.6 (1989)	5.4	61.8	30.4 (2001)
Danemark	44.0	57.0	50.5	42.0	47.0	44.5	25.0	31.0	28.0
Espagne	..	..	..	21.4	51.5	35.9 (1989)	22.4	34.2	28.1
États-Unis	29.3	37.6	33.5	22.8	28.4	25.6	15.7	19.4	17.5
Finlande	16.6	35.2	26.1	20.0	32.4	25.9	19.3	25.7	22.2
France	16.0	44.0	30.0	21.0	39.0	30.0	22.0	32.0	27.0
Grèce	..	..	..	26.0	51.0	38.5	27.0	44.0	35.0 (2000)
Hongrie	..	..	..	..	..	..	27.8	40.5	33.8
Irlande	..	..	..	29.0	31.0	30.0	26.0	28.0	27.0 (2002)
Islande	..	..	..	29.9	30.8	30.3	19.6	25.4	22.4
Italie	16.7	54.3	35.5	17.8	37.8	27.8	17.6	31.4	24.2
Japon	14.4	70.2	42.3	14.3	60.5	37.4	13.6	48.3	30.3
Luxembourg	..	..	..	26.0	40.0	33.0 (1992)	26.0	39.0	33.0
Mexique	..	..	..	14.4	38.3	25.8 (1988)	16.1	39.1	26.4 (2002)
Norvège	30.0	42.0	36.0	33.0	36.0	35.0	25.0	27.0	26.0
Nouvelle-Zélande	29.0	35.0	32.0 (1981)	27.0	28.0	28.0	25.0	25.0	25.0
Pays-Bas	34.0	52.0	43.0	32.0	43.0	37.0	28.0	36.0	32.0
Pologne	..	..	..	28.0	55.0	41.5 (1992)	19.5	37.0	27.6 (2001)
Portugal	..	..	..	5.1	33.6	19.0 (1987)	..	..	..
République slovaque	..	..	..	..	..	..	22.5	25.5	24.3 (2002)
République tchèque	..	..	..	21.0	31.9	26.1 (1993)	18.1	30.9	24.1 (2002)
Royaume-Uni	37.0	42.0	39.0	30.0	31.0	30.0	24.0	28.0	26.0
Suède	28.7	36.3	32.4	25.9	25.8	25.8	18.3	16.7	17.5
Suisse	..	..	..	22.8	33.9	28.2 (1992)	22.8	31.0	26.8 (2002)
Turquie	..	..	..	24.3	62.8	43.6 (1989)	17.8	51.1	32.1
Moyenne la plus récente[a]	..	..	..	..	..	..	**20.7**	**32.4**	**26.2**
Moyenne cohérente (15)[b]	**27.0**	**45.6**	**36.3**	**25.5**	**35.8**	**30.6**	**20.7**	**28.0**	**24.3**
Médiane	**28.9**	**42.0**	**35.5**	**25.9**	**36.0**	**30.0**	**20.8**	**31.0**	**26.6**

a) La moyenne comprend tous les pays de l'OCDE pour lesquels des données récentes sont disponibles.

b) Exclut l'Autriche, la Corée, l'Espagne, la Grèce, la Hongrie, l'Irlande, l'Islande, le Luxembourg, le Mexique, la Pologne, le Portugal, la République slovaque, la République tchèque, la Suisse et la Turquie.

Source : Eco-Santé OCDE 2005.

Tableau A.4.2. **Consommation d'alcool, litres par habitant âgé de 15 ans et plus, 1960 à 2003**

	1960	1970	1980	1990	2000	2003
Allemagne	7.5	13.4	14.2 (1982)	13.8	10.5	10.2
Australie	9.4	11.6	12.9	10.5	10.1	9.8 (2002)
Autriche	10.9	13.9	13.8	12.6	11.1	11.1
Belgique	8.9	12.3	14.0	12.1	10.3	10.7
Canada	7.0	8.8	10.7	7.4	7.7	7.8 (2002)
Corée	..	..	..	9.1	8.9	9.3
Danemark	5.5	8.6	11.7	11.7	11.5	11.5
Espagne	14.6 (1962)	16.1	18.4	13.5	11.5	11.7
États-Unis	7.8	9.5	10.5	9.3	8.3	8.3 (2002)
Finlande	2.7	5.8	7.9	9.5	8.6	9.3
France	..	22.3	20.6	16.5	14.4	14.8 (2002)
Grèce	..	..	13.2	10.7	9.5	9.2 (2002)
Hongrie	8.2	11.5	14.9	13.9	12.3	13.4 (2002)
Irlande	4.9	7.0	9.6	11.2	14.2	13.5
Islande	2.5 (1961)	3.8	4.3	5.2	6.1	6.5
Italie	16.6	18.2	13.2	10.9	9.0	8.0
Japon	5.0 (1963)	6.1	7.1	8.0	7.6	7.6
Luxembourg[a]	13.1	15.6	16.8 (1979)	14.7	15.4	15.5
Mexique	..	..	3.4	4.9	4.8	4.6
Norvège	3.4	4.7	5.3	5.0	5.7	6.0
Nouvelle-Zélande	5.3	9.8	11.8	10.1	8.9	8.9
Pays-Bas	3.7	7.7	11.3	9.9	10.1	9.7
Pologne	6.3 (1961)	8.0 (1971)	8.7 (1981)	8.3	8.3	8.1
Portugal	17.2 (1961)	17.9 (1969)	14.8	16.3	12.9	11.4
République slovaque	6.9	12.8	14.5	13.4	8.9	7.6
République tchèque	..	..	11.8	11.3	11.8	12.1
Royaume-Uni	..	7.1	9.4	9.8	10.4	11.2
Suède	4.8	7.2	6.7	6.4	6.2	7.0
Suisse	12.1	14.2	13.5	12.9	11.2	10.8
Turquie	0.9	1.1	1.8	1.4	1.5	1.5
Moyenne la plus récente[b]	..	..	..	..	..	**9.6**
Moyenne cohérente (26)[c]	..	**10.6**	**11.5**	**10.6**	**9.7**	**9.7**
Médiane	**7.0**	**9.7**	**11.8**	**10.6**	**9.8**	**9.5**

a) Au Luxembourg, les ventes nationales ne reflètent pas de manière précise la consommation des résidents, du fait du niveau élevé de la consommation des touristes et du trafic transfrontalier de boissons alcoolisées.

b) La moyenne comprend tous les pays de l'OCDE pour lesquels des données récentes sont disponibles.

c) Exclut la Corée, la Grèce, le Mexique et la République tchèque.

Source : Eco-Santé OCDE 2005.

Tableau A.4.3. **Consommation de calories par personne, par jour, 1961 à 2002**

	1961	1970	1980	1990	2000	2002
Allemagne	2 889	3 148	3 340	3 310	3 433	3 496
Australie[a]	3 082	3 243	3 057	3 256	3 088	3 054
Autriche	3 190	3 232	3 354	3 485	3 761	3 673
Belgique[b]	2 942	3 095	3 300	3 533	3 589	3 584
Canada	2 819	2 936	2 946	3 017	3 547	3 589
Corée	2 147	2 772	2 971	3 035	3 063	3 058
Danemark	3 187	3 158	3 127	3 168	3 390	3 439
Espagne	2 632	2 733	3 063	3 248	3 370	3 371
États-Unis	2 883	3 026	3 155	3 472	3 814	3 774
Finlande	3 271	3 195	3 124	3 184	3 112	3 100
France	3 194	3 301	3 376	3 512	3 601	3 654
Grèce	2 820	3 135	3 216	3 524	3 648	3 721
Hongrie	3 083	3 330	3 494	3 711	3 487	3 483
Irlande	3 352	3 443	3 661	3 645	3 693	3 656
Islande	3 256	3 017	3 252	3 056	3 203	3 249
Italie	2 914	3 422	3 590	3 591	3 701	3 671
Japon	2 468	2 715	2 721	2 823	2 800	2 761
Luxembourg	..	..	..	..	..	..
Mexique	2 412	2 660	3 123	3 074	3 161	3 145
Norvège	3 004	3 022	3 351	3 144	3 364	3 484
Nouvelle-Zélande[a]	2 917	2 967	3 123	3 259	3 228	3 219
Pays-Bas	3 058	3 022	3 071	3 289	3 374	3 362
Pologne	3 282	3 430	3 597	3 343	3 382	3 375
Portugal	2 473	3 002	2 786	3 441	3 751	3 741
République slovaque	..	..	..	..	2 869	2 889
République tchèque	..	..	..	..	3 065	3 171
Royaume-Uni	3 290	3 327	3 160	3 267	3 358	3 412
Suède	2 836	2 877	2 992	2 975	3 089	3 185
Suisse	3 521	3 478	3 491	3 346	3 441	3 526
Turquie	2 881	3 017	3 281	3 539	3 372	3 357
Moyenne la plus récente[c]	..	..	..	..	..	**3 386**
Moyenne cohérente (27)[d]	**2 956**	**3 100**	**3 212**	**3 305**	**3 401**	**3 413**
Médiane	**2 942**	**3 095**	**3 160**	**3 289**	**3 374**	**3 412**

a) Les données pour l'Australie et la Nouvelle-Zélande ne sont pas directement comparables avec celles des autres pays, du fait de l'utilisation de facteurs de conversion différents ayant pour conséquence une sous-estimation d'environ 10 %.

b) La Belgique inclut le Luxembourg pour les années 1961, 1970, 1980 et 1990.

c) La moyenne comprend tous les pays de l'OCDE pour lesquels des données récentes sont disponibles.

d) Exclut le Luxembourg, la République slovaque et la République tchèque.

Source : Eco-Santé OCDE 2005. (Les données proviennent de la base de données FAOSTAT sur la nutrition. Les données reflètent la quantité de nourriture disponible pour la consommation et non la quantité de nourriture réellement consommée.)

Tableau A.4.4. **Consommation de sucre par personne, kilos par année, 1961 à 2002**

	1961	1970	1980	1990	2000	2002
Allemagne	34.7	39.1	43.4	35.7	42.6	44.2
Australie	56.2	57.0	56.1	50.5	45.0	48.2
Autriche	40.9	41.3	45.9	43.4	46.0	45.4
Belgique[a]	27.7	37.1	38.0	44.9	54.3	54.3
Canada	45.4	48.6	42.7	42.3	52.8	60.6
Corée	1.9	7.5	15.5	32.5	34.8	37.7
Danemark	51.4	54.4	47.5	44.6	53.8	54.3
Espagne	20.5	29.1	30.5	27.6	34.1	34.2
États-Unis	52.1	56.9	57.2	63.0	71.8	71.9
Finlande	45.2	50.9	38.2	42.4	38.4	33.2
France	30.5	39.8	33.3	36.1	39.8	40.0
Grèce	15.3	22.1	26.8	31.9	33.2	34.5
Hongrie	30.2	36.7	45.0	46.4	46.9	45.1
Irlande	53.2	55.2	49.3	47.7	42.1	42.4
Islande	59.6	56.5	55.8	55.8	58.0	56.9
Italie	24.7	30.5	35.0	30.4	31.7	31.2
Japon	17.7	34.8	33.2	33.8	28.3	29.4
Luxembourg	..	..	..	..	..	..
Mexique	26.3	38.0	47.3	53.4	49.0	49.6
Norvège	45.4	44.7	42.3	41.3	46.1	44.8
Nouvelle-Zélande	49.1	49.9	46.7	52.5	58.5	59.1
Pays-Bas	47.0	49.4	45.2	56.1	46.0	49.4
Pologne	32.5	41.6	45.1	48.1	45.1	45.2
Portugal	18.8	27.2	27.3	30.6	34.2	35.0
République slovaque	..	..	..	..	36.1	32.2
République tchèque	..	..	..	..	45.3	44.1
Royaume-Uni	52.7	50.0	43.9	42.1	37.5	43.7
Suède	46.2	45.6	44.8	43.1	46.7	46.3
Suisse	52.8	53.2	46.2	49.8	56.9	58.6
Turquie	6.9	18.7	24.3	30.5	28.4	25.8
Moyenne la plus récente[b]	..	..	..	..	..	**44.7**
Moyenne cohérente (27)[c]	**36.5**	**41.3**	**41.0**	**42.8**	**44.5**	**45.2**
Médiane	**40.9**	**41.6**	**43.9**	**43.1**	**45.1**	**44.8**

a) La Belgique inclut le Luxembourg pour les années 1961, 1970, 1980 et 1990.

b) La moyenne comprend tous les pays de l' OCDE pour lesquels des données récentes sont disponibles.

c) Exclut le Luxembourg, la République slovaque et la République tchèque.

Source : Eco-Santé OCDE 2005. (Les données proviennent de la base de données FAOSTAT sur la nutrition. Les données reflètent la quantité de nourriture disponible pour la consommation et non la quantité de nourriture réellement consommée.)

Tableau A.4.5. **Consommation de fruits et légumes par personne, kilos par année, 1961 à 2002**

	1961	1970	1980	1990	2000	2002
Allemagne	129.1	168.7	172.0	192.4	216.7	206.1
Australie	139.2	155.3	159.3	179.5	189.7	185.6
Autriche	200.8	182.3	210.5	206.7	209.4	225.1
Belgique[a]	143.3	169.6	159.1	216.7	195.6	192.0
Canada	177.0	166.8	213.2	229.2	245.4	250.5
Corée	81.1	114.5	217.2	248.4	300.0	276.0
Danemark	90.4	121.7	115.5	154.7	200.7	250.7
Espagne	214.0	215.6	266.0	326.0	268.5	266.2
États-Unis	170.5	183.1	211.5	235.0	253.9	238.0
Finlande	60.1	71.6	123.9	134.8	152.2	166.9
France	203.8	218.6	178.3	207.2	240.8	237.8
Grèce	247.9	349.6	363.1	424.5	447.4	412.5
Hongrie	148.2	163.0	162.3	161.0	200.9	176.3
Irlande	79.5	97.0	138.8	148.8	155.5	182.9
Islande	50.9	63.8	87.1	112.5	150.2	167.7
Italie	226.4	298.8	281.5	301.5	331.1	282.2
Japon	124.3	179.5	176.8	165.1	162.6	162.8
Luxembourg	..	..	..	..	..	..
Mexique	83.3	99.3	136.5	144.5	169.9	170.4
Norvège	110.3	128.3	146.8	155.7	166.1	182.6
Nouvelle-Zélande	146.6	153.4	178.7	205.2	249.3	253.4
Pays-Bas	139.2	179.3	175.4	214.6	213.8	228.5
Pologne	109.4	141.0	142.4	152.3	175.4	147.3
Portugal	173.6	201.5	159.6	281.3	303.0	313.4
République slovaque	..	..	..	..	147.4	124.3
République tchèque	..	..	..	..	145.3	142.0
Royaume-Uni	116.0	138.7	138.4	165.8	169.5	189.5
Suède	96.3	124.8	128.1	162.5	171.2	186.5
Suisse	208.3	216.6	235.1	213.7	188.4	189.1
Turquie	272.1	300.6	310.9	310.7	340.7	327.8
Moyenne la plus récente[b]	..	..	..	..	..	**218.4**
Moyenne cohérente (27)[c]	**146.0**	**170.5**	**184.7**	**209.3**	**224.7**	**224.7**
Médiane	**139.2**	**166.8**	**172.0**	**205.2**	**200.7**	**192.0**

a) La Belgique inclut le Luxembourg pour les années 1961, 1970, 1980 et 1990.
b) La moyenne comprend tous les pays de l'OCDE pour lesquels des données récentes sont disponibles.
c) Exclut le Luxembourg, la République slovaque et la République tchèque.

Source : Eco-Santé OCDE 2005. (Les données proviennent de la base de données FAOSTAT sur la nutrition. Les données reflètent la quantité de nourriture disponible pour la consommation et non la quantité de nourriture réellement consommée.)

Tableau A.4.6. **Taux de surpoids ou d'obésité, population âgée de 15 ans et plus, dernière année disponible**

		Population en surpoids			Population obèse			Pop. en surpoids/obèse		
		25 < IMC < 30			IMC > 30			IMC > 25		
		Femmes	Hommes	Total	Femmes	Hommes	Total	Femmes	Hommes	Total
Allemagne	2003	28.9	44.1	36.3	12.3	13.6	12.9	41.2	57.7	49.2
Australie[a]	1999	28.2	45.3	36.7	21.4	21.9	21.7	49.6	67.2	58.4
Autriche	1999	21.3	54.3	37.0	9.1	9.1	9.1	30.4	63.4	46.1
Belgique	2001	25.7	39.8	32.7	12.2	11.1	11.7	37.9	50.9	44.4
Canada	2003	24.8	39.6	32.1	13.3	15.4	14.3	38.2	54.9	46.5
Corée	2001	25.9	29.6	27.4	3.5	2.8	3.2	29.4	32.4	30.6
Danemark	2000	24.9	39.8	32.3	9.1	9.8	9.5	34.0	49.6	41.7
Espagne	2003	27.6	43.5	35.3	13.4	12.9	13.1	41.0	56.4	48.4
États-Unis[a]	2002	28.1	42.2	35.1	33.3	27.8	30.6	61.4	70.0	65.7
Finlande	2003	26.2	39.5	32.2	11.7	14.0	12.8	37.9	53.5	45.0
France	2002	22.3	34.0	28.1	9.1	9.7	9.4	31.3	43.6	37.5
Grèce	2003	29.9	41.1	35.2	18.2	26.0	21.9	48.1	67.1	57.1
Hongrie	2003	29.8	38.7	34.0	18.0	19.6	18.8	47.8	58.3	52.8
Irlande	2002	25.0	41.0	34.0	12.0	14.0	13.0	37.0	55.0	47.0
Islande	2002	28.0	44.7	35.9	12.4	12.4	12.4	40.4	57.1	48.8
Italie	2002	25.4	42.2	33.5	8.3	8.8	8.5	33.7	51.0	42.0
Japon	2003	18.7	25.2	21.6	3.7	2.6	3.2	22.4	27.8	24.9
Luxembourg	2003	25.2	40.5	34.4	18.2	18.6	18.4	43.4	59.1	52.8
Mexique	2000	35.8	40.6	38.1	28.6	19.2	24.2	64.4	59.8	62.3
Norvège	2002	27.0	41.7	34.4	8.2	8.4	8.3	35.2	50.1	42.7
Nouvelle-Zélande[a]	2003	28.4	42.1	35.2	21.7	20.1	20.9	50.2	62.2	56.2
Pays-Bas	2002	28.0	42.0	35.0	11.0	9.0	10.0	39.0	51.0	45.0
Pologne	1996	26.5	37.5	31.7	12.4	10.3	11.4	38.8	47.8	43.1
Portugal	1999	31.8	42.3	36.8	14.0	11.4	12.8	45.8	53.7	49.6
République slovaque	2002	27.9	43.9	35.2	25.4	18.8	22.4	53.3	62.7	57.6
République tchèque	2002	30.7	42.5	36.2	16.1	13.4	14.8	46.7	55.9	51.1
Royaume-Uni[a]	2003	33.4	44.4	39.0	23.4	22.9	23.0	56.8	67.3	62.0
Suède	2003	26.8	39.4	33.1	9.4	10.0	9.7	36.2	49.4	42.8
Suisse	2002	21.8	37.5	29.4	7.5	7.9	7.7	29.3	45.4	37.1
Turquie	2003	28.9	33.6	31.6	14.5	9.7	12.0	43.4	43.3	43.4

Note : Les taux d'obésité correspondent au pourcentage de la population avec un indice de masse corporelle supérieur à 30. Les taux de surpoids correspondent au pourcentage de la population avec un indice de masse corporelle compris entre 25 et 30. L'indice de masse corporelle est un chiffre rapportant le poids d'un individu à sa taille (poids/taille^2, le poids étant exprimé en kilogrammes et la taille en mètres).

a) Pour l'Australie, la Nouvelle-Zélande, le Royaume-Uni et les États-Unis, les données sont basées sur des examens de santé, plutôt que sur de simples déclarations des répondants. Les estimations provenant d'examens sont généralement supérieures et plus fiables que celles provenant de déclarations, puisqu'elles excluent la possibilité de fausses déclarations, mais seulement quelques pays mènent régulièrement des enquêtes par examen.

Source : Eco-Santé OCDE 2005.

Tableau A.5.1. **Population totale en milieu d'année, en milliers, 1960 à 2003**

	1960	1970	1980	1990	2000	2003
Allemagne[a]	55 433	60 651	61 566	63 254	82 212	82 534
Australie	10 275	12 507	14 695	17 065	19 153	19 873
Autriche	7 048	7 467	7 549	7 678	8 012	8 121
Belgique	9 153	9 656	9 859	9 967	10 251	10 376
Canada	18 180	21 682	24 516	27 701	30 689	31 660
Corée	25 012	32 241	38 124	42 869	47 008	47 849
Danemark	4 580	4 929	5 123	5 141	5 340	5 391
Espagne	30 455	33 753	37 439	38 850	40 169	41 874
États-Unis	180 671	205 052	227 727	249 623	282 178	290 810
Finlande	4 430	4 606	4 780	4 986	5 176	5 220
France	45 684	50 772	53 880	56 709	58 896	59 768
Grèce	8 332	8 793	9 643	10 157	10 917	11 006
Hongrie	9 984	10 337	10 707	10 374	10 211	10 130
Irlande	2 829	2 957	3 413	3 514	3 805	3 996
Islande	177	204	228	255	281	290
Italie	50 200	53 822	56 434	56 719	56 949	57 605
Japon	94 302	104 665	117 060	123 611	126 926	127 650
Luxembourg	314	339	364	382	436	450
Mexique	38 579	52 775	68 348	84 914	99 927	103 718
Norvège	3 581	3 876	4 086	4 241	4 491	4 565
Nouvelle-Zélande	2 377	2 820	3 144	3 363	3 859	4 009
Pays-Bas	11 487	13 039	14 150	14 952	15 926	16 225
Pologne	29 637	32 664	35 574	38 111	38 454	38 205
Portugal	8 858	8 680	9 766	9 945	10 226	10 441
République slovaque	4 068	4 538	4 980	5 299	5 389	5 380
République tchèque	9 602	9 858	10 304	10 333	10 272	10 207
Royaume-Uni	52 377	55 663	56 313	57 572	59 743	59 554
Suède	7 485	8 043	8 310	8 559	8 872	8 958
Suisse	5 328	6 181	6 319	6 716	7 184	7 339
Turquie	27 368	35 162	44 484	56 124	67 417	70 713
Total OCDE	**757 806**	**857 732**	**948 885**	**1 028 984**	**1 130 369**	**1 153 917**

a) Les chiffres de la population allemande représentent les chiffres de l'Allemagne de l'Ouest avant 1991.

Source : Eco-Santé OCDE 2005.

Tableau A.5.2. **Part de la population âgée de 65 ans et plus, 1960 à 2003**

	1960	1970	1980	1990	2000	2003
Allemagne[a]	..	..	..	15.0	16.4	17.7
Australie	8.5	8.3	9.6	11.1	12.4	12.8
Autriche	12.2	14.1	15.4	14.9	15.4	15.5
Belgique	12.0	13.4	14.3	14.9	16.8	17.1
Canada	7.5	7.9	9.4	11.3	12.6	12.8
Corée	..	..	..	..	7.2	8.3
Danemark	10.6	12.3	14.4	15.6	14.8	14.9
Espagne		9.6	11.0	13.6	16.8	16.9
États-Unis	9.2	9.8	11.3	12.5	12.4	12.4
Finlande	7.3	9.1	12.0	13.4	14.9	15.6
France	11.6	12.9	13.9	14.0	16.1	16.3
Grèce	8.1	11.1	13.1	13.8	16.6	17.4
Hongrie	9.0	11.6	13.4	13.4	15.1	15.4
Irlande	11.1	11.1	10.7	11.4	11.2	11.1
Islande	8.2	8.8	10.1	10.6	11.7	11.7
Italie	9.3	10.9	13.1	14.9	18.3	19.1
Japon	5.7	7.1	9.1	12.1	17.4	19.0
Luxembourg	..	12.6	13.7	13.4	14.0	14.0
Mexique	..	..	3.8	4.0	4.9	5.3
Norvège	11.0	12.9	14.8	16.3	15.2	14.8
Nouvelle-Zélande	..	..	..	11.2	11.7	11.9
Pays-Bas	9.0	10.2	11.5	12.8	13.6	13.8
Pologne	5.9	8.4	10.1	10.1	12.2	12.9
Portugal	7.9	9.4	11.3	13.4	16.2	16.7
République slovaque	6.8	9.1	10.5	10.2	11.4	11.5
République tchèque	..	..	13.5	12.6	13.8	13.9
Royaume-Uni	11.7	12.8	14.9	15.6	15.6	16.0
Suède	11.7	13.7	16.3	17.8	17.3	17.2
Suisse	10.2	11.4	13.8	14.6	15.3	15.7
Turquie	..	..	..	..	..	3.9
Moyenne la plus récente[b]	**..**	**..**	**..**	**..**	**..**	**14.1**
Moyenne cohérente (24)[c]	**..**	**10.8**	**12.4**	**13.4**	**14.7**	**15.0**
Médiane	**9.1**	**11.0**	**12.6**	**13.4**	**14.9**	**14.9**

a) Les données de l'Allemagne en 1990 se réfèrent à l'année 1991.
b) La moyenne comprend la dernière donnée disponible pour les 30 pays de l'OCDE.
c) Exclut l'Allemagne, la Corée, le Mexique, la Nouvelle-Zélande, la République tchèque et la Turquie.

Source : Eco-Santé OCDE 2005.

PANORAMA DE LA SANTÉ : LES INDICATEURS DE L'OCDE 2005 – ISBN 92-64-01264-8 – © OCDE 2005

Tableau A.5.3. **Part de la population âgée de 80 ans et plus, 1960 à 2003**

	1960	1970	1980	1990	2000	2003
Allemagne[a]	..	..	..	3.8	3.7	4.1
Australie	1.2	1.4	1.7	2.2	2.9	3.3
Autriche	1.8	2.1	2.7	3.6	3.5	4.0
Belgique	1.8	2.1	2.6	3.5	3.6	4.0
Canada	1.2	1.5	1.8	2.3	2.9	3.3
Corée	..	..	..	..	1.0	1.2
Danemark	1.6	2.0	2.8	3.7	4.0	4.0
Espagne	..	1.5	1.8	2.9	3.8	4.1
États-Unis	1.4	1.8	2.3	2.8	3.3	3.5
Finlande	0.9	1.1	1.8	2.8	3.4	3.7
France	2.0	2.3	2.8	3.7	3.7	4.3
Grèce	1.3	2.0	2.3	3.0	3.1	3.2
Hongrie	1.1	1.5	2.0	2.5	2.6	3.2
Irlande	1.9	2.0	1.8	2.2	2.5	2.6
Islande	1.6	1.5	2.2	2.4	2.8	3.1
Italie	1.4	1.8	2.1	3.2	4.0	4.7
Japon	0.7	0.9	1.4	2.4	3.8	4.4
Luxembourg	..	1.8	2.2	3.1	3.0	3.1
Mexique	..	..	0.8	0.8	1.0	1.1
Norvège	2.0	2.2	2.9	3.7	4.3	4.5
Nouvelle-Zélande	..	..	..	2.3	2.8	3.0
Pays-Bas	1.4	1.7	2.2	2.9	3.2	3.4
Pologne	0.7	1.0	1.4	2.0	2.0	2.3
Portugal	1.1	1.4	1.6	2.5	3.3	3.6
République slovaque	1.0	1.1	1.5	2.0	1.9	2.2
République tchèque	..	..	1.9	2.5	2.4	2.8
Royaume-Uni	1.9	2.2	2.7	3.6	4.0	4.3
Suède	1.9	2.3	3.1	4.3	5.0	5.3
Suisse	1.5	1.7	2.6	3.7	4.0	4.3
Turquie	..	..	..	..	..	..
Moyenne la plus récente[b]	..	..	..	..	..	**3.5**
Moyenne cohérente (24)[c]	..	**1.7**	**2.2**	**3.0**	**3.4**	**3.7**
Médiane	**1.4**	**1.8**	**2.2**	**2.9**	**3.3**	**3.5**

a) La donnée de l'Allemagne en 1990 se réfère à l'année 1991.
b) La moyenne comprend tous les pays pour lesquels des données pour 2003 sont disponibles.
c) Exclut l'Allemagne, la Corée, le Mexique, la Nouvelle-Zélande, la République tchèque et la Turquie.

Source : Eco-Santé OCDE 2005.

Tableau A.5.4. **Taux de fécondité, enfants par femme âgée de 15-49 ans, 1960 à 2003**

	1960	1970	1980	1990	2000	2003
Allemagne	2.4	2.0	1.6	1.5	1.4	1.3
Australie	3.5	2.9	1.9	1.9	1.8	1.8 (2002)
Autriche	2.7	2.3	1.7	1.5	1.4	1.4
Belgique	2.6	2.3	1.7	1.6	1.7	1.6
Canada	3.9	2.3	1.7	1.7	1.5	1.5 (2002)
Corée	6.0	4.5	2.8	1.6	1.5	1.2
Danemark	2.6	2.0	1.6	1.7	1.8	1.8
Espagne	2.9	2.9	2.2	1.4	1.2	1.3
États-Unis	3.7	2.5	1.8	2.1	2.1	2.0
Finlande	2.7	1.8	1.6	1.8	1.7	1.8
France	2.7	2.5	2.0	1.8	1.9	1.9
Grèce	2.3	2.4	2.2	1.4	1.3	1.3
Hongrie	2.0	2.0	1.9	1.9	1.3	1.3
Irlande	3.8	3.9	3.3	2.1	1.9	2.0
Islande	4.2	2.8	2.5	2.3	2.1	2.0
Italie	2.4	2.4	1.6	1.3	1.2	1.3
Japon	2.0	2.1	1.8	1.5	1.4	1.3
Luxembourg	2.3	2.0	1.5	1.6	1.8	1.6
Mexique	7.3	6.8	4.7	3.4	2.4	2.2
Norvège	2.9	2.5	1.7	1.9	1.9	1.8
Nouvelle-Zélande	4.2 (1962)	3.3	2.1	2.1	2.0	1.9 (2002)
Pays-Bas	3.1	2.6	1.6	1.6	1.7	1.8
Pologne	3.0	2.2	2.3	2.0	1.3	1.2
Portugal	3.1	2.8	2.2	1.6	1.6	1.4
République slovaque	3.1	2.4	2.3	2.1	1.3	1.2
République tchèque	2.1	1.9	2.1	1.9	1.1	1.2
Royaume-Uni	2.7	2.4	1.9	1.8	1.6	1.7
Suède	2.2	1.9	1.7	2.1	1.5	1.7
Suisse	2.4	2.1	1.6	1.6	1.5	1.4
Turquie	6.4	5.1	4.2	2.9	2.6	2.5 (2002)
Moyenne (30)	**3.2**	**2.7**	**2.1**	**1.9**	**1.6**	**1.6**
Médiane	**2.8**	**2.4**	**1.9**	**1.8**	**1.6**	**1.6**

Source : *Eco-Santé OCDE 2005*. (Pour les 22 pays européens, la base de données *Eurostat NewCronos* est la principale source de données.)

Tableau A.5.5. **Produit intérieur brut (PIB) par habitant en USD PPA (parité de pouvoir d'achat), 2003 et taux moyen de croissance annuelle, 1970 à 2003**

	PIB par habitant USD PPA	Taux moyen de croissance annuelle			
	2003	1970-1980	1980-1990	1990-2000	2000-2003
Allemagne	27 094	2.6	2.0	0.1	0.1
Australie	30 297	1.4	1.5	2.4	2.4
Autriche	30 550	3.5	2.1	2.1	0.4
Belgique	29 513	3.2	1.9	1.9	0.6
Canada	30 445	2.9	1.5	1.9	1.3
Corée	19 274	5.6	7.4	4.9	4.0
Danemark	30 733	1.5	1.5	1.9	0.7
Espagne	23 889	2.5	2.6	2.3	1.1
États-Unis	37 658	2.2	2.3	2.0	0.9
Finlande	28 455	3.3	2.6	1.5	1.6
France	28 645	2.7	1.9	1.5	0.8
Grèce	20 292	3.7	0.2	1.6	3.9
Hongrie	15 166	. .	. .	. .	3.7
Irlande	33 162	3.2	3.3	6.3	3.6
Islande	29 716	5.2	1.6	1.6	1.0
Italie	26 792	3.1	2.2	1.6	0.4
Japon	28 395	3.3	3.4	1.2	0.7
Luxembourg	53 828	1.9	4.5	4.1	1.3
Mexique	9 451	4.0	–0.1	1.8	–0.6
Norvège	37 017	4.2	2.2	3.1	1.0
Nouvelle-Zélande	23 394	0.7	1.2	1.4	2.6
Pays-Bas	30 315	2.1	1.7	2.3	–0.3
Pologne	11 524	. .	. .	3.5	2.3
Portugal	18 725	3.5	3.1	2.5	–0.4
République slovaque	13 117	. .	. .	. .	4.3
République tchèque	17 222	. .	. .	0.3	2.8
Royaume-Uni	29 826	1.8	2.4	2.0	2.2
Suède	28 881	1.6	1.9	1.6	1.2
Suisse	32 803	1.0	1.6	0.4	–0.4
Turquie	6 946	. .	. .	1.7	0.2
Moyenne la plus récente[a]	**26 104**	. .	. .	. .	**1.4**
Moyenne cohérente (25)[b]	**28 766**	**2.8**	**2.3**	**2.2**	**1.2**
Médiane	**28 550**	**2.9**	**2.0**	**1.9**	**1.1**

a) La moyenne comprend la dernière donnée disponible pour les 30 pays de l'OCDE.
b) Exclut la Hongrie, la Pologne, la République slovaque, la République tchèque et la Turquie.
Source : Eco-Santé OCDE 2005.

ANNEXE B

Définition des dépenses de santé et notes méthodologiques sur la comparabilité des données

Définition des dépenses de santé

Les dépenses totales de santé mesurent la consommation finale de produits et de services de santé et l'investissement en capital lié aux infrastructures de soins. Elles incluent les sommes dépensées par les acteurs publics et privés (y compris les ménages) au titre des produits et des services médicaux, des programmes de santé publique et de prévention et de l'administration. Les dépenses connexes comme la formation, la recherche et la santé environnementale sont exclues. Les dépenses totales de santé n'incluent pas non plus l'indemnisation de la perte de revenu due à des problèmes de santé (congés maladie et allocations d'invalidité). Pour une définition plus détaillée, consulter *Système de comptes de la santé* (OCDE, 2000a).

Le tableau qui suit présente les grandes catégories de dépenses utilisées dans *Eco-Santé OCDE 2005* et dans les tableaux de cette publication.

Code ICHA	Description
HC.1 ; HC.2	Services de soins curatifs et de réadaptation (patients hospitalisés et externes, soins à domicile)
HC.3	Services de soins de longue durée (patients hospitalisés et soins à domicile)
HC.4	Services auxiliaires de soins de santé
HC.1-HC.4	*Services médicaux*
HC.5	Produits médicaux administrés à des malades externes
HC.1-HC.5	***Dépenses totales au titre de la santé personnelle***
HC.6	Services de prévention et de santé publique
HC.7	Administration de la santé et assurance-maladie
HC.6-HC.7	*Dépenses totales au titre de la santé collective*
HC.1-HC.7	***Dépenses totales courantes de santé***
HC.R.1	Investissements (formation brute de capital) dans la santé
HC.1-HC.7 + HC.R.1	***DÉPENSES TOTALES DE SANTÉ***

Comparaison des dépenses de santé entre pays

Les pays de l'OCDE en sont à des stades variables de présentation de leurs dépenses totales de santé selon les catégories proposées dans le manuel de l'OCDE *Système de comptes de la santé*. Cela signifie que les données présentées dans *Eco-Santé OCDE 2005* ont des niveaux variables de comparabilité. La comparabilité de la ventilation fonctionnelle des dépenses de santé dans *Eco-Santé OCDE* s'est progressivement améliorée au cours des dernières années. Toutefois, elle reste limitée (même entre pays dont les dépenses totales

 PANORAMA DE LA SANTÉ : LES INDICATEURS DE L'OCDE 2005 – ISBN 92-64-01264-8 –

sont relativement comparables) du fait que la collecte des données est liée aux enregistrements administratifs des systèmes de financement. En Australie, au Canada et aux États-Unis, par exemple, les dépenses au titre des patients hospitalisés n'incluent pas la facturation indépendante (en cabinet) des honoraires des médecins pour les soins à des patients hospitalisés, alors qu'en Allemagne et aux Pays-Bas elles incluent les soins aux patients externes dispensés dans les hôpitaux. Des pratiques différentes d'inclusion des soins de longue durée dans les dépenses sociales ou de santé affectent également la comparabilité des données.

Concernant la ventilation fonctionnelle des dépenses de santé présentée dans cette publication, les dépenses de soins ambulatoires sont prises dans une acception large incluant les soins aux patients externes dans les hôpitaux, les services auxiliaires et les soins à domicile pour une meilleure comparabilité des données. *Eco-Santé OCDE 2005* présente une ventilation plus fine (comme le montre le tableau ci-avant).

Pour plus d'information, consulter la « Note sur la comparabilité générale des dépenses de santé et de leur financement » dans *Eco-Santé OCDE 2005*.

Ajustement pour prise en compte des différences dues à la monnaie nationale

Les dépenses de santé exprimées dans les monnaies nationales peuvent être utilisées pour comparer certains indicateurs tels que la part des dépenses de santé dans le PIB et les taux de progression des dépenses de santé dans le temps.

Toutefois, pour effectuer des comparaisons utiles des dépenses de santé entre pays à un instant donné, il est nécessaire de convertir les données exprimées en monnaie nationale en une unité monétaire commune, telle que le dollar américain. Il est également utile de prendre en compte les différences de pouvoir d'achat des monnaies nationales dans chaque pays. Pour calculer le taux de conversion des monnaies nationales en dollar de parité de pouvoir d'achat (PPA), on calcule le prix d'un même panier de biens et de services dans différents pays en l'exprimant dans la monnaie nationale puis on le convertit en dollars. Par exemple, si un panier identique de biens et de services coûte au Canada 140 dollars canadiens et aux États-Unis 100 USD, la parité de pouvoir d'achat sera de 1.4 CAD pour 1 USD. Les PPA du PIB sont utilisées car ce sont les taux de conversion disponibles les plus fiables. Elles sont calculées à partir d'un large panier de biens et de services choisis pour être représentatifs de l'ensemble de l'activité économique. Ainsi, les variations de dépenses de santé selon les pays reflètent non seulement les variations du niveau de consommation des services de santé mais aussi les différences de prix de ces services par rapport au PIB entre les pays.

Les dépenses de santé converties en USD PPA ne sont pas ajustées de l'inflation des prix; elles ne conviennent donc pas pour des comparaisons dans le temps des taux de croissance réels.

Correction des données pour prise en compte de l'inflation des prix

Pour effectuer des comparaisons valables dans le temps des taux réels de croissance, il faut déflater les dépenses de santé nominales par un indice des prix pertinent et les diviser par la population pour obtenir les dépenses réelles par habitant. En raison du manque d'indices de prix fiables dont on dispose dans le domaine de la santé, cette publication utilise l'indice des prix du PIB (niveaux de prix du PIB 2000). Il faut se souvenir que, dans la plupart des pays, le secteur de la santé a habituellement un taux d'inflation supérieur à celui de l'économie dans son ensemble.

ANNEXE C

Liste des variables contenues dans Eco-Santé OCDE 2005

Partie 1. État de santé
Mortalité
- *Espérance de vie*
- *Causes de mortalit é*
- *Mortalité infantile et maternelle*
- *Années de vie potentielle perdues*

Morbidité
- *Perception de l'état de santé*
- *Santé du nourrisson*
- *Anomalies congénitales*
- *Santé buccale*
- *Maladies transmissibles (VIH/SIDA)*
- *Cancer*
- *Accidents*
- *Absentéisme au travail pour cause de maladie*

Partie 2. Ressources en santé
Emploi dans le secteur de la santé
Lits d'hôpitaux
Ratio emploi/lits
Technologie médicale
Formation des professions de santé

Partie 3. Utilisation des ressources en santé
Prévention (Vaccination)
Consultations
Utilisation des ressources hospitalières
Durée moyenne de séjour
- *Durée moyenne de séjour : hospitalisation et soins aigus*
- *Durée moyenne de séjour par catégories de diagnostic*

Taux de sortie
- *Taux de sortie par catégories de diagnostic*

Procédures chirurgicales
- *Nombre total d'actes chirurgicaux*
- *Procédures chirurgicales par CIM-MC*
- *Greffes et dialyses*

Partie 4. Dépenses de santé
Dépenses nationales de santé
- *Dépenses totales de santé*
- *Dépenses en soins de santé individuels*
- *Dépenses de santé pour la collectivité*
- *Prévention et santé publique*
- *Dépenses d'administration de la santé et assurance-maladie*
- *Dépenses liées à la santé*

Dépenses en services médicaux
- *Dépenses en services médicaux par fonctions*
- *Dépenses en soins en milieu hospitalier*
- *Dépenses en soins ambulatoires*
- *Dépenses en soins à domicile*
- *Dépenses en services auxiliaires*

Biens médicaux dispensés aux patients ambulatoires
- *Dépenses totales en biens médicaux*
- *Produits pharmaceutiques et autres biens médicaux non durables*
- *Appareils thérapeutiques et autres biens médicaux durables*

Dépenses courantes de santé par prestataires de soins
Indices de prix

Partie 5. Financement du système de santé
Dépenses de santé par sources de financement

Partie 6. Protection sociale
Dépenses sociales
Couverture médicale

Partie 7. Marché pharmaceutique
Activité de l'industrie pharmaceutique
Consommation de médicaments
Ventes de médicaments

Partie 8. Déterminants non médicaux de la santé
Mode de vie et environnement
- *Alimentation*
- *Consommation d'alcool*
- *Consommation de tabac*
- *Masse pondérale*

Environnement : qualité de l'air

Partie 9. Références démographiques
Données démographiques générales
Population par structure d'âge
Population active
Niveau d'éducation

Partie 10. Références économiques
Références macro-économiques
Taux de conversion monétaire

Autres tableaux
Degré de satisfaction à l'égard du système de santé
Espérance de vie en bonne santé
Espérance de vie sans incapacités
Population couverte par l'assurance-maladie privée
Rémunération des professionnels de santé
Autres tableaux sur les dépenses de santé

Plus d'information sur *Eco-Santé OCDE 2005* est disponible sur *www.oecd.org/sante/ecosante*.

ANNEXE D

Catégories de maladies et blessures et codes CIM

Les causes de décès présentées dans *Eco-Santé OCDE 2005* sont répertoriées dans la liste ci-dessous en fonction des codes de la 10e et 9e révisions de la Classification internationale des maladies (CIM).

	Catégories de maladies et blessures	CIM-10	CIM-9
0	Toutes catégories	A00-R99, V01-Y89	001-799, E800-E999
1	Maladies infectieuses, parasitaires	A00-B99	001-139, 042-044
2	Maladies dues au VIH	B20-B24	042-044
3	Tumeurs malignes (cancer)	C00-C97	140-208
4	Tumeurs malignes du gros intestin, du rectum et du canal anal	C18-C21	153-154
5	Tumeur maligne de la trachée, des bronches et du poumon	C33, C34	162
6	Tumeur maligne du sein	C50	174
7	Tumeur maligne du col de l'utérus	C53	180
8	Tumeur maligne de la prostate	C61	185
9	Maladies du sang et des organes hématopoïétiques	D50-D89	279-289
10	Maladies endocriniennes, nutritionnelles et métaboliques	E00-E89	240-279
11	Diabète	E10-E14	250
12	Troubles mentaux et du comportement	F01-F99	290-319
13	Maladies du système nerveux et des organes des sens	G00-H95	320-389
14	Maladies de l'appareil circulatoire	I00-I99	390-459
15	Cardiopathies ischémiques	I20-I25	410-414
16	Infarctus aigu du myocarde	I21,I22	410
17	Maladies cérébro-vasculaires	I60-I69	430-438
18	Maladies de l'appareil respiratoire	J00-J98	460-519
19	Grippe et pneumonie	J10-J18	480-487
20	Bronchite, asthme et emphysème	J40-J43, J45, J46	490-493
21	Maladies de l'appareil digestif	K00-K92	520-579
22	Hépatite chronique et cirrhose du foie	K70, K73, K74, K76	571
23	Maladies de la peau et des tissus sous-cutanés	L00-L98	680-709
24	Maladies du système ostéo-musculaire	M00-M99	710-739
25	Maladies du système génito-urinaire	N00-N99	580-629
26	Grossesse, accouchement et puerpéralité	O00-O99	630-676
27	Pathologies périnatales	P00-P96	760-779
28	Malformations congénitales	Q00-Q99	740-759
29	Symptômes, signes, états morbides mal définis	R00-R99	780-799
30	Causes externes de mortalité	V01-Y89	E800-E999
31	Accidents de transport	V01-V89	E810-E829
32	Chutes accidentelles	W00-W19	E880-E888
33	Lésions auto-infligées (suicides)	X60-X84	E950-E959
34	Agressions (homicides)	X85-Y09	E960-969
35	Effets indésirables des médicaments	Y40 -Y59	E930-E949
36	Complications dues à un acte médical ou chirurgical	Y60-Y84	E870-E879

BON DE COMMANDE

Eco-Santé OCDE 2005 – Statistiques et indicateurs pour 30 pays

OUI ! Je souhaite recevoir le CD-ROM Eco-Santé OCDE

1. Indiquez les détails de votre adresse

Titre (Prof./Dr./Mr./Ms.).......... Nom .... Prénom ....
Organisation ....
Addresse .... Code postal ....
Pays .... Tél. : .... Fax .... E-mail...

2. Choisissez la versions que vous souhaitez recevoir

Version utilisateur unique (81 2005 07 3 C 1) ISBN 92-64-00876-4
Organisations à but lucratif .... € 325 US$423 £ 219 ¥ 43 600
Organisations à but non-lucratif .... € 225 US$293 £ 151 ¥ 30 200

Version en réseau (81 2005 07 3 C 5) ISBN 92-64-00877-2
Organisations à but lucratif .... € 1 050 US$1 365 £ 707 ¥ 140 800
Organisations à but non-lucratif .... € 895 US$1 164 £ 602 ¥ 120 000

3. Quel est votre mode de paiement

✎ Chèque/Eurochèque inclus dans cet envoi (indiquez OCDE comme bénéficiaire)
✎ Merci de me facturer. Facture n°
✎ Merci de débiter ma carte de crédit : ❑ AMEX ❑ VISA ❑ MASTERCARD
Numéro de carte .... Date d'expiration ....

Date du jour .... Signature ....

✎ Merci de me faire parvenir des détails sur les autres publications

4. Poster, faxer ou envoyer votre commande par e-mail à :

Turpin Distribution Services Limited
Stratton Business Park, Pegasus Drive
Biggleswade, Bedfordshire SG18 8QB - UK
Tel.: +44 (0)1767 604960 – Fax: +44 (0)1767 604640
E-mail : *oecdrow@turpin-distribution.com*

La base de données Eco-Santé OCDE 2005 est également disponible en ligne : se reporter à SourceOECD (*http://new.sourceoecd.org/*) pour de plus amples informations

Les titres de l'OCDE sont consultables en ligne sur *www.oecdbookshop.org*
Pour plus d'informations, contacter *sales@oecd.org*
Pour en savoir plus sur les études sur la santé menées au sein de l'OCDE, visiter le site *www.oecd.org/sante/ecosante*

Organisation de coopération et de développement économiques
2, rue André-Pascal, 75775 Paris Cedex 16, France
www.oecd.org

LES ÉDITIONS DE L'OCDE, 2, rue André-Pascal, 75775 PARIS CEDEX 16
IMPRIMÉ EN FRANCE
(81 2005 17 2 P) ISBN 92-64-01264-8 – n° 54262 2005